供针灸、骨伤、针刀专业用

全国高等中医药院校创新教材

水针刀微创技术
·骨筋伤病

主编　吴汉卿

人民卫生出版社

图书在版编目（CIP）数据

水针刀微创技术·骨筋伤病 / 吴汉卿主编 . —北京：人民
卫生出版社，2013.11
ISBN 978-7-117-18077-1

Ⅰ.①水…　Ⅱ.①吴…　Ⅲ.①针刺疗法-医学院校-教材②骨
损伤-针灸疗法-医学院校-教材③筋膜疾病-针灸疗法-医学
院校-教材　Ⅳ.①R245.31②R246.2

中国版本图书馆 CIP 数据核字（2013）第 230627 号

人卫社官网　www.pmph.com	出版物查询，在线购书	
人卫医学网　www.ipmph.com	医学考试辅导，医学数 据库服务，医学教育资 源，大众健康资讯	

水针刀微创技术·骨筋伤病

主　　编：吴汉卿
出版发行：人民卫生出版社（中继线 010-59780011）
地　　址：北京市朝阳区潘家园南里 19 号
邮　　编：100021
E - mail：pmph @ pmph.com
购书热线：010-59787592　010-59787584　010-65264830
印　　刷：三河市宏达印刷有限公司（胜利）
经　　销：新华书店
开　　本：787×1092　1/16　印张：13
字　　数：324 千字
版　　次：2013 年 11 月第 1 版　2018 年 7 月第 1 版第 4 次印刷
标准书号：ISBN 978-7-117-18077-1/R·18078
定　　价：34.00 元
打击盗版举报电话：010-59787491　E-mail：WQ @ pmph.com
（凡属印装质量问题请与本社市场营销中心联系退换）

全国高等中医药院校创新教材
《水针刀微创技术》编审委员会

参 编 单 位

1. 北京中医药大学
2. 南京中医药大学
3. 上海中医药大学
4. 南方医科大学
5. 河南中医学院
6. 广州中医药大学
7. 河南省中医院
8. 湖北中医药大学
9. 河南中医研究院
10. 广州中医药大学第二附属医院
11. 广州华侨第二医院
12. 郑州大学第二附属医院
13. 郑州大学第五附属医院
14. 长春中医药大学
15. 辽宁中医药大学
16. 浙江中医药大学
17. 成都中医药大学
18. 中国中医科学院骨伤研究所
19. (台湾)中国中医药大学
20. 陕西中医学院
21. 广西中医学院
22. 安徽中医药大学
23. 贵阳医学院
24. 宁夏中医学院
25. 云南中医学院
26. 内蒙古民族大学医学院
27. 河南新乡医学院
28. 河南理工学院张仲景国医学院
29. 南阳医学高等院校
30. 河南南阳水针刀新针法研究院

编写说明

　　水针刀微创技术是吴汉卿教授经过三十年的临床潜心研究,在传统九针与现代水针疗法基础上,创新发明的一种中医微创针法。该技术以松解、注药、注氧三位一体,治疗骨筋伤病,同时可以在脊柱九大诊疗区松解留线,治疗脊柱相关病及临床疑难病。该技术在临床应用、科研、教学推广过程中,经过国内外两万余名医务工作者的临床实践应用,水针刀针法理论不断完善,诊疗技术不断规范化、系统化,临床疗效得到了充分的验证。

　　为了使全国高等中医药院校的学生及临床医务工作者,能够学习、掌握这门微创技术,以吴汉卿教授所编著的《中医微创解剖入路彩色图谱》作为蓝本,由近三十所高等中医药院校三十余名专家教授组成了编委会,编写了这套教材。

　　本教材分《骨筋伤病》与《脊柱相关病》两册:《骨筋伤病》上篇详细介绍了水针刀微创技术的历史背景,学术创新及影响,技术特点,治病原理,三针法定位,针法要领,操作规程,针法技巧,十大针法,经筋学说,人体软组织立体三角平衡学说等内容;下篇详细介绍了水针刀微创技术临床治疗的六十多种骨筋伤病的概述,局部解剖,病因病理,临床表现与诊断,水针刀技术的详细操作程序等内容。

　　本教材可供中医药院校教学使用,也可以供西医院校开设本门课程教学使用。同时也可作为针灸推拿、针刀、骨伤专业及其他各科临床医师参考使用。因为水针刀微创技术以中医理论为指导,又具有西医学的诊疗标准,对学生学习掌握这门新的中医微创技术,开拓新的医学思路模式提供指导与帮助。

　　由于本教材为第一版教材,编写时间短,不足之处在所难免,恳请各院校及广大临床医师,在使用过程中提出宝贵意见和建议,以便修订再版,使本教材进一步完善,更适用于教学、科研与临床应用。

全国高等中医药院校《水针刀微创技术》创新教材编委会

2013 年 7 月 6 日

目　录

上篇　总　论

下篇　论　治

上篇　总　论

第一章 概 述

第一节 水针刀微创技术的历史背景

水针刀微创技术作为传统九针与现代水针疗法有机结合的中医微创针法,是介于针灸与手术之间的注射性松解术,以中医经筋学说、软组织立体三角平衡原理学说为理论基础。该针法不仅具有针刀的松解分离功能,而且可以介入药物和三氧,对治疗软伤病、疼痛病及脊柱相关病具有确切疗效。

针灸疗法从远古时期的砭针疗法,到商代冶金术时期的古九针;由砭石针—铜针—金针—银针及合成银针;从九针—新九针—特种针疗法—水针—针刀—水针刀微创技术—微创针法的发展至今,经历了几千年漫长的坎坷历程,大致经历了以下几个阶段。

一、砭石针阶段

自从有了人类,就伴随着各种各样的疾病发生,为了繁衍生息,从生命开始,就注定了同大自然与疾病作斗争。原始人类没有任何医治疾病的方法,在与大自然与疾病斗争的同时,发现了砭石锥刺具有镇痛、疗疾的作用,于是远古时期砭石疗法就诞生了。这个时期大约在一万四千年前的旧石器时代。到了新石器时代,砭石已成为专门的医疗器具,其形状有圆形、尖锥形,还有能够切割的刀状砭石等。到了商代在现今河南流行了玉质砭石针的剑形玉石刀,它与古九针中的铍针相似。

二、九针阶段

商代时冶金术出现,砭石针具进一步发展为金属针具。春秋战国时期,九针针具已经形成。《黄帝内经》的《灵枢》中记载了九种针具的长短、形状及用途。此时我国的九针疗法已经日臻完善。到了清朝中期,古九针发展为新型九针,收藏于河南南阳张仲景医圣祠清朝年间的"刀针",就有用于中医外科治疗的斜刃形刀针,用于刺血疗法的棱形刀针;广泛用于"中医筋结症"治疗的带刃形刀针。所谓筋结症是指结于经筋腧穴之病,现代软组织损伤学指的是筋膜结节。

三、毫针阶段

九针疗法在长期的临床应用过程中,逐渐发展演变为两个方面:一方面发展为毫针针具,主要以中医经络学为主导,辨证施治、选经取穴,根据临床症状,采用提插捻转、补法泻法等灵活多变的针法,用于治疗内科疾病具有确切的疗效,其功能主要是疏通经络,调节阴阳;

另一方面九针发展为中医外科手术刀具,广泛流传于民间,主要用于疖痈、丹毒的治疗。

四、各种针法发展阶段

新中国成立以后,尤其是1950年以来,在党和政府的关怀下,针灸学伴随着自然科学的进步,得到飞跃式的发展,我国广大针灸临床工作者及学术人员,在临床适应证及针灸治疗机制方面进行了广泛深入的研究,在传统的针灸学基础上,发明了头针、眼针、手针、腕针、体针、足针、踝针等。针灸针由原来的金属针器发展到磁针、电针、激光针等。

五、水针疗法形成阶段

水针疗法的形成,也属于西方注射针与东方中医学的经络学说、西方的神经反射学说完美结合的中西医注射疗法。20世纪50年代初,中苏在多领域广泛交流合作中,前苏联巴甫洛夫的"神经反射"学说,在我国医学界产生了很大影响。1957年,蔡咸信在神经反射学说的基础上,创造了神经封闭疗法。1958年朱龙玉等人,将中医经络腧穴与巴氏学说相结合,开展了经穴注射疗法,于是中西医结合的神经封闭疗法与穴位注射疗法,在临床上被广泛应用。

20世纪60年代,日本医学博士枝川直义,开始着手使用药物体壁注射治疗内脏疾病。枝川直义先生经多年临床实践,创立了脏壁肢体学说,枝川疗法在世界医学界产生了很大影响。该学说及疗法与中医脏腑经络学说、经穴疗法相吻合。

六、针刀医学与新型针法兴起阶段

针灸疗法在长期的临床应用过程中,对许多骨伤病与软组织损伤病难以起效,随着临床医学的进一步发展,国内外骨伤科专家对慢性软组织损伤病理机制,进行了深入研究探讨。20世纪60年代初,上海软组织学科带头人宣蛰人教授首先提出了软组织损伤无菌炎症学说,其病理过程主要是由于软组织损伤后,病变部位散在出血、机化导致无菌炎症反应形成结节,对周围血管神经产生刺激压迫引起疼痛症状,因此宣蛰人教授大胆提出了治疗软组织损伤病应用开放性手术的大松解术,然而松解的结局虽然暂时缓解了软组织损伤的临床症状,而大松解术后的并发症也随之而来。尽管大松解术存在着一定的问题,但是宣蛰人教授为治疗软组织损伤的疼痛病,消除无菌炎症、松解软组织结节的诊疗思路,起到了开先河的作用。

20世纪60年代末,山西省针灸研究所所长师怀堂教授在古九针基础上,结合西医学与现代科学技术,发明研制了新九针,广泛用于治疗临床疑难性疾病;山东省黄永发先生,在九针基础上发明了小宽针,用于软组织损伤病的治疗。

20世纪70年代末期,朱汉章教授在临床实践中,经过潜心研究,将中医针刺疗法与开放性手术有机结合,发明了"小针刀疗法",该疗法在发展过程中理论不断完善,临床应用也不断发展,不仅可以用于软组织损伤病、骨伤病的治疗,而且可以用于治疗临床疑难病。随着针刀疗法的不断推广普及,逐渐形成针刀医学体系。

天津592医院任志远教授在九针基础上,以现代微型手术与经络腧穴相结合进行松解治疗,发明研制出针灸刀。

20世纪80年代,吴汉卿教授在传统九针基础上与现代水针疗法相结合,经过近30年的临床潜心研究,发明了水针刀疗法,主要用于治疗软组织损伤病、疼痛病及脊柱相关病等。

20世纪90年代初,西安黄枢教授在针刀基础上发明研制出了针法微型外科,主要用于软组织外科学的治疗;中医科学院董福慧教授在九针基础上发明了铍针疗法,主要用于皮神经卡压症的治疗;薛立功教授在九针基础上,发明研制出了长圆针疗法,传承并总结了经筋学说;田纪均教授将古代带刃针与针刀疗法结合,研究发明了刃针疗法,主要用于软组织损伤病的治疗;任月林教授在针刀基础上进一步研究总结出了神经触激术,用于治疗脑瘫患者;陈超然教授总结发明了拨针疗法,主要用于骨伤病的治疗。此期,还有符中华教授发明了浮针疗法、刘宝年教授发明了激光针刀疗法、田光亮教授发明了刀中刀疗法。21世纪初,国内新兴的针法,有魏一锁教授总结发明的钩针疗法、胡超伟主任研究发明的超微针刀等新型针法,这些针法的出现推动了中医微创事业的发展。

第二节　水针刀微创技术的学术创新及影响

一、水针刀学术创新方面

自20世纪80年代以来,吴汉卿教授经过30年的潜心研究,在河南南阳医圣祠珍藏的清朝年间刀针基础上与水针疗法相结合,研究发明出了水针刀微创技术。根据中医经筋学说及现代软组织损伤学、人体生物学、病理学,提出了"人体软组织立体三角平衡学说"。将针挑疗法、运动针法与太极针法相结合,创立了筋骨三针法。在中医经筋学说的基础上,总结完善十四经筋区带及经穴分布与三针法相结合,使微创针法入路简便易行、安全可靠。

1. 刀法创新方面　将传统的中医针灸针法的精华,与西医刀法融为一体,创立了十大针法刀法,如:将中医针灸的白虎摇头针法创新为水针刀旋转分离法,主要用于神经出口处的旋转松解;将中医针灸的青龙摆尾针法创新为水针刀筋膜弹拨分离法,主要用于四肢筋膜反射点的治疗;将传统针挑疗法创新为筋骨针经筋飞挑法,主要用于四肢麻木症的治疗等创新针法。这些创新针法进一步提高了疗效,保证了医疗安全。

2. 针法安全方面　水针刀疗法在治疗过程中能够回抽检测,比既往针法更加安全可靠,并总结出"枕下危险三角区"等九大危险区,使医生在临床治疗中,能更好地规避医疗风险。

3. 介入物方面　水针刀疗法实现了松解、注射、注氧、埋线相结合,一次完成,既提高了抗炎镇痛作用,减少了术后复发,又减轻了患者的痛苦。

4. 脊柱相关病九大诊疗区的学术创新方面　根据内脏疾病在脊柱区带的反射规律及脊柱生物全息原理等,将脊柱区带划分为脊柱相关病九大诊疗区与胸腹部筋膜九大对应诊疗区,并详细划分出了背部神经治疗线及四肢治疗点,应用水针刀埋线针具,松解筋结、注药留线,治疗脊柱相关病,取得了确切的疗效,为脊柱相关病的诊断治疗奠定了基础,使传统经络现代化、传统腧穴简易化,开创了脊柱相关病诊疗的新途径。

二、水针刀微创技术的学术影响

吴汉卿教授对水针刀微创技术及筋骨三针法的临床研究、学术创新经历了近30年的历程,取得了丰硕成果,自20世纪80年代以来,先后在国内外学术期刊上发表论文80余篇;出版了《大成水针刀疗法》、《筋骨三针法》、《脊柱相关病水针刀微创针法》等专著10余部;研究发明了"空心水针刀针具"、"多用埋线针具"、"多用微创水针刀"、"中华针刀水针刀微创治疗学挂图"、"脊柱相关病九大诊疗区挂图"等 17 项新成果,获得国家专利;"水针刀疗法临床应用"1993 年通过省级科技成果鉴定,之后与相关项目分别获得省市科研成果二等奖 3 项;2010 年出版了《中医微创解剖入路彩色图谱》,于 2011 年获得国家新闻出版总署"三个一百原创奖";2006 年作为副主编,参加了"十一·五"规划全国高等中医药教材《脊诊整脊微创技术学》的编写工作;2007 年 8 月被聘为广州中医药大学附属医院广东省中医院主任导师;2008 年 1 月,被聘任为副主编,参加全国高等中医药院校骨伤教材《软组织损伤治疗学》的编写工作。

1998 年成立了河南南阳水针刀新针法研究院及南阳水针刀专科医院,主要进行水针刀微创技术的临床应用、科研及教学;1999 年 10 月,河南南阳张仲景国医学院成立了水针刀新针法培训中心,之后成立了"中国针灸学会全国水针刀疗法培训中心";2012 年水针刀微创技术成为中医药管理局的中医医疗技术,中医特色推广技术;水针刀微创技术自 2000 年至今作为国家中医药管理局Ⅰ类教育项目,在全国进行培训推广。目前,已在中国中医科学院、河南张仲景国医学院、广州暨南大学医学院、深圳卫校、河南中医药大学、上海中医药大学、南京中医药大学、云南中医学院等地举办学习班近二百余期,参加学习的医生近两万名,来自包括中国台湾、香港,以及马来西亚、新加坡、韩国、俄罗斯等国家和地区。

在治疗骨伤疼痛病及脊柱相关病方面,中医微创技术有着广阔的前景。水针刀微创技术与筋骨针疗法,正是中医微创技术的成功范例。该针法对治疗软伤科疾病、脊柱相关性疾病,具有广阔的前景。

第三节 水针刀微创技术与针具简介

一、水针刀微创技术简介

水针刀微创疗法是在南阳张仲景医圣祠内清朝年间的"刀针"(图 1-1)基础上,经过 30 年临床经验与潜心研究,与现代水针疗法有机结合,吸收其他针法的精华,所发明的一种中医微创针法。

该针法主要用于治疗软组织损伤病、疼痛病及脊柱相关病,具有短、平、快的特点。

在治疗骨伤病方面,根据中医经筋学说及现代软组织损伤学,人体生物力学、病理学,笔者提出了"人体软组织立体三角平衡学说",总结出了动静平衡三针法。

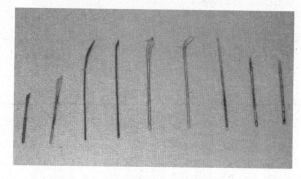

图 1-1 南阳医圣祠清朝年间刀针

在治疗脊柱相关病方面,笔者根据人体内脏疾病在脊柱区带的反射规律,创立了脊柱相关病九大诊疗区及胸腹部九大对应诊疗区,为治疗脊柱相关病开辟了新的途径。

二、水针刀微创针具简介

1. 水针刀针具 是将九针与水针针具结合研究发明的中医微创针具。该针具分为:扁圆刃、锋勾型、勺状型、剑刃型、马蹄型、埋线型(图 1-2)等,每种类型分为大中小号,长度分别为 3cm、6cm、9cm(图 1-3),水针刀针具能回抽检测,避免了对血管、神经的损伤。

筋骨三针法是笔者在水针刀微创疗法基础上,将传统九针与特种针法中的针挑疗法、运动针法与太极针法相结合,根据中医经筋学说及现代软组织损伤学、人体生物学、病理学,提出了"人体软组织立体三角平衡"学说,总结了平衡三针法,进一步研究发明的中医微创针法。

2. 微型筋骨针针具 微型筋骨针具带刃,如针灸针般粗细,微创伤,无痛苦,具有针刀的松解分离功能,又具有针灸的疏通经络功能。主要用于:软组织损伤、肌筋膜炎、小关节病变及年老体弱者、中风偏瘫后遗症,并发心脑血管病及畏惧针法患者(图 1-4)。

3. 巨型筋骨针针具 分为扁圆刃筋骨针、锋勾型筋骨针、椎间孔筋骨针、筋骨减压针、圆头筋骨针与马蹄型筋骨针等类型。主要用于骨伤科疑难病、外伤后遗症、骨坏死症、骨关节炎和筋骨减压术等(图 1-5)。

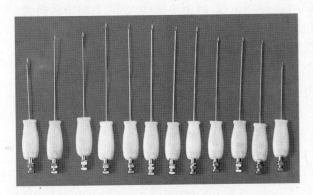

图 1-2 埋线水针刀

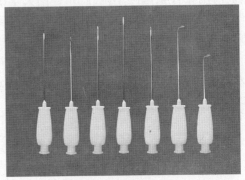

图 1-3 一次性水针刀

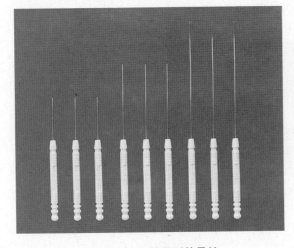

图 1-4 一次性微型筋骨针

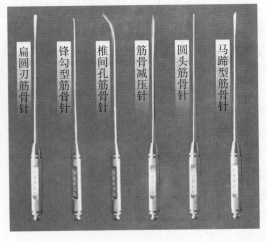

图 1-5 巨型筋骨针

第四节 水针刀微创技术的八大特点

水针刀微创技术是在传统九针疗法与水针疗法的基础之上,根据笔者 30 多年的临床经验,吸收其他特种针法特长,所研制发明的一种中医微创技术。该技术用于软组织损伤病、疼痛病及脊柱相关病的治疗,有以下八大特点。

一、针具回抽检测,规避医疗风险

水针刀针具是传统九针与现代水针针具的有机结合,研制发明的微创针具,该针具中空,可以回抽,所以在水针刀松解前,先回抽检测,然后松解、注射药物或氧气,避免了对神经、血管的损伤,提高了安全性。

二、三针定位法,直达病灶区

在多年临床、教学、科研过程中,笔者结合人体生物力学、病理学及筋膜学说的原理,提出了"人体软组织立体三角平衡学说",创立了"三针法定位",该针法定位准确、入路安全,规范了微创技术的进针点,提高了疗效。在临床诊疗中,操作简便、安全有效,对于微创技术治疗骨伤病具有一定的指导意义。

三、划分危险区,提高安全性

微细解剖是微创水针刀的基础。作为中医微创医师,如果没有扎实的解剖基础、雄厚的理论知识、娴熟的针法技巧,易造成神经血管或内脏的损伤。笔者通过多年的临床实践与教学,结合三维解剖,总结出了安全治疗点及"危险治疗区"。危险区的划分与规范的入路点,是规避风险的保障。

四、中西融合针法,技术传承创新

水针刀微创技术的技术核心部分,重在针法的技巧。笔者将中医针法与西医刀法融为一体,创立了十大针法。针灸的操作技巧在指尖的灵活变化,水针刀的针法技巧着重在手腕部。水针刀吸收了传统针灸针法的精华,如:水针刀旋转分离法,传承于中医针灸中的白虎摇头针法;水针刀弹拨分离法,传承于传统针法的青龙摆尾针法;筋膜结节切割法,传承于传统针灸的苍龙探穴针法;刀静患动法,传承于传统的运动针法;筋膜扇形分离法,传承于传统的太极针法。

五、松解注射同步进行,提高治疗效果

在治疗软组织损伤、骨伤病方面,水针刀微创技术不仅能够松解软组织结节,而且直接在病变疼痛部位注射药物及三氧,不仅见效快,而且疗效确切。

六、药氧并用,提高止痛疗效

水针刀微创技术在治疗疼痛性疾病时,不仅可以松解神经卡压及粘连,而且可以注射抗炎药、有色制剂及医用三氧,达到止痛目的。同时,三氧的应用,一方面可以激活脑啡肽的释放,具有镇痛作用,另一方面可以消除无菌性炎症而具有镇痛作用。水针刀微创技术在治疗软组织损伤引起的疼痛病方面,药氧并用,疗效显著。

七、首创九大诊疗区,规范脊柱病诊疗

在脊柱相关病诊疗方面,笔者根据内脏疾病在脊柱区带的反射规律,依据人体脊柱生物

全息学原理,划分了脊柱相关病九大对应区与胸腹部筋膜九大对应诊疗区,脊柱神经治疗线与四肢治疗点,根据不同疾病,在不同的诊疗区内,应用水针刀微创技术松解、注射、留植磁线,不仅方法简便,而且安全有效。脊柱相关病九大诊疗区的划分,规范了脊柱相关病的诊断与治疗方法,填补了国内外医疗界对脊柱相关病的诊断和治疗空白,开拓了新的诊疗思路。

八、抗复发抗粘连,远期疗效突出

水针刀微创技术临床治疗时,不仅可以松解病变结节,而且可以注射抗炎止痛的松解药物及三氧制剂,不仅可以快速消除无菌性炎症,增强疗效,而且具有抗粘连、抗复发作用。

对于临床上慢性、顽固性疾病,水针刀法不仅可以松解、注射,而且可以在病灶区留置磁线。药磁线不仅具有内磁疗作用,而且还具有长久的留针候气作用。因此,疗效持久而具有抗复发作用。

第五节 水针刀微创技术的治疗机制

一、水针刀的松解作用

1. 在软组织损伤部位松解筋膜结节及病变组织的粘连、解除局部神经、血管的压迫症状,改善病变部位的血液微循环,恢复局部组织内力的平衡。

2. 能够在肌筋膜间室或滑囊部位松解筋膜间室,直接抽取囊腔内容物,起到减张减压作用。

3. 在皮神经卡压部位,用快速筋膜弹割分离法,松解骨神经纤维管的卡压,消除局部疼痛。

二、药物注射作用

水针刀微创技术在治疗疾病时,对病变结节松解后,可以回抽注射改善微循环、促进致痛物质吸收的药物。抑制无菌性炎症的渗出 - 粘连 - 结疤的无菌性反应,起到活血、通络、消炎、止痛作用。

三、抗炎作用

对于急性无菌性炎症,腰椎间盘突出症等疾病,在水针刀松解与注药的同时,可注入一定量的三氧,可以消除无菌性炎症,溶解椎间盘脱出物质,改善病灶区的缺氧状态,起到气体松解,解除软组织粘连的作用。

四、镇痛作用

在治疗疼痛性疾病时,水针刀不仅可以松解神经卡压及粘连,而且可以注射抗炎药、有色制剂及医用三氧。有色制剂可以阻断疼痛的向心性传导,达到止痛目的。三氧一方面可以激活脑啡肽的释放,具有镇痛作用,另一方面可以消除无菌性炎症、调整营养神经。

五、留线作用

对脊柱相关病及临床疑难病的治疗,在背部脊柱相关病九大诊疗区及胸腹部对应区,应用水针刀松解、注药、留线,一方面松解病变结节具有强烈的调整功能,药物具有调整内脏作用;另一方面,病灶内埋线可产生持久的内磁疗作用,具提高人体免疫功能,调整人体阴阳平衡作用。

第六节 常用的五种定位法

水针刀微创技术治疗点,又称为靶点,是针法疗效的关键。根据人体生物力学、生物病理学原理;三点决定一个平面、三点决定一个三角区以及人体骨骼系统的稳定结构,依靠软组织部分的肌腱、筋膜、韧带固定,维系人体骨骼框架平衡稳定的原理,总结了立体三角定位法、痛点结节定位法、扳机点定位法、骨突点定位法、滑囊张力点定位法等。

根据以上原理,水针刀的治疗点主要从以下几个部位选择:

一、立体三角定位法

对骨关节病变的治疗,根据人体软组织立体三角平衡学原理,筋骨三针法及水针刀在骨关节周围选择治疗点,一般在关节周围进行三针法定位(图1-6)。

二、痛点结节定位法

对于软组织筋膜结节处,水针刀定位一般是在阳性病灶结节处选择治疗点,可应用水针刀筋膜扇形分离法治疗,根据病变层次不同,逐层分离病变的筋膜结节(图1-7)。

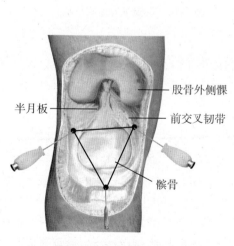

图1-6 立体三角定位法

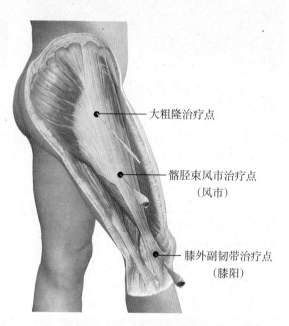

图1-7 痛点结节定位法

三、扳机点定位法

扳机点是指肌肉肌腱的移行处交叉点,是生物力学应力点,也是病理学上的损伤点,该处作为经筋交汇点,也是水针刀筋骨针法的治疗点(图1-8)。

四、骨突点定位法

全身关节骨突点是筋膜结节的附着点，大部分分布在关节的伸侧面的骨突上，为肌腱附着受力点、病理学损伤点，也是经筋腧穴的筋结点，是水针刀筋骨针法的治疗点（图1-9）。

五、滑囊张力点定位法

全身滑囊和关节囊，此部位是关节囊、滑囊炎内在的静态张力点，作为水针刀及筋骨针法的治疗点（图 1-10）。

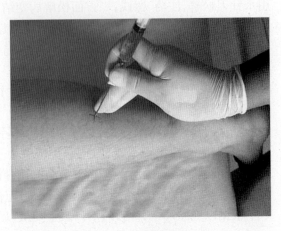

图 1-8　扳机点定位法

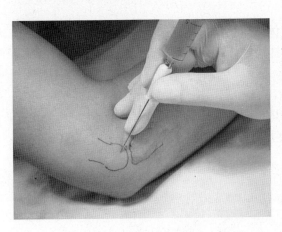

图 1-9　骨突点定位法

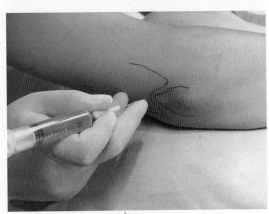

图 1-10　滑囊张力点定位法

第七节　水针刀微创技术针法要领

一、天人合一、医患共鸣

阴阳平衡乃是宇宙万事万物稳定发展的自然规律，"天人合一"为《易经》的基础纲领，强调了人生处事原则要得天时、占地利、修人和，古有医易同源之说，中医整体观念与易经的天人合一互为一体。《易经》主有"天、地、人"三元互为一体。人体作为自然的生物载体，生活在天地之间大的自然氛围之中，自然界季节更替、气候变化、环境区域改变，无不影响着人体的各个脏器生理病理功能，同时，与人体疾病的临床诊断息息相关。因此，水针刀法以中医整体观念与辨证施治作为诊疗纲领，提出了**天人合一、医患共鸣；中西合参、辨证要领；内外兼治、筋骨并重；针法松解、三针平衡；药氧配合、手法辅助；三杯饮水，平衡环境；音乐结合，安全为宗**的总要领。

二、针法要领

针法是疗法的灵魂、是疗效的保障。定位准确，手势端正，稳准施压，动作灵巧，慢注药，细松解,快进速拔。

三、微创治疗与季节环境因素

从整体观念出发,强调自然界季节更替、气候的变化、环境区域的改变,这些无不影响着人体的各个脏器生理病理功能,而针法也随之调整变化,因而提出了"天人合一、医患共鸣"的总要领。

1. 进针方面　冬季人体的脂肪组织即浅筋膜相应要增厚,到了夏季,由于人体能量的大量消耗代谢加快,脂肪纤维组织相应变薄。所以说水针刀冬季进针深,夏季时节进针浅,冬季比夏季要深 0.3~0.5cm。

2. 针法方面　因为冬季人体神经周围的鞘膜增厚,夏季人体能量的大量消耗代谢加快,神经周围的鞘膜变薄。针法分离在冬季要比夏季针法重,松解的力度大,反之,夏季松解分离要轻。

水针刀微创技术在阴雨季节治疗后,要应用红外线照射,以促进炎性物质的吸收,驱除寒冷因素的侵袭,晴天术后则可以不用红外线照射。

就地域而言,水针刀进针时,北方人比南方人要深,从刀法上说,北方人比南方人刀法重,分离手法力度要大。因为南方人脂肪层较薄,神经根鞘膜周围脂肪保护层少,所以痛觉神经较北方人敏感。

治疗效果是否显著,与临床医师针法操作是否规范、准确到位,有着直接关系。

四、诊疗原则与针法歌诀

水针刀微创技术以中医的经筋学说及现代软组织立体三角平衡学说、三维解剖学为理论基础,以中医的整体观念即天人合一为纲领,以辨病施治为原则,临床治疗以筋骨并重,内外结合为宗旨,其诊疗原则概括起来为:

水针刀微创技术诊疗原则

中西合参,整体纲领。
辨病施治,保守微创。
内外结合,筋骨并重。
局部病变,全身追踪。

水针刀微创技术针法歌诀

九针水针术,中西融合成。
筋骨三针法,平衡为要领。
脊柱九大区,前后相对应。
解剖为基础,临床下苦功。
指下动静合,定点少而精。
交叉附着点,上下相呼应。
无痛进针法,安全为其宗。
进针先回抽,深浅心如镜。
稳妥持针法,方向要分明。

进针轻巧快,刀法随病症。
病变结节点,松解层次清。
神经卡压处,刀法旋转松。
骨内高压征,钻孔疗效明。
四肢干性点,针法弹拨轻。
痛则用药氧,麻木飞挑明。
针随心神走,松解筋骨中。
针随手腕转,效从指下生。
针法稳准活,灵活去顽症。

第八节 操作规程、触诊法与常用持针法

一、水针刀微创技术具体操作规程

1. 一明 明确诊断,对治疗的疾病要明确诊断。
明确诊断要根据四步规程,即症状 + 体征 + 动静触诊 + 影像及辅助。
2. 二严 ①严格掌握适应证;②严格无菌操作。
3. 三选择
(1) 体位选择:根据不同部位疾病选择不同体位。如:骨伤病根据软组织立体三角平衡原理学说,按三刀法定位,如颈三刀、腰三刀等。脊柱相关病根据脊柱区带九大诊疗区定位。
(2) 治疗点选择:即筋骨三针法治疗点为病变阳性反应点、压痛点、酸胀点。即肌腱起止点、交叉点、骨端附着点、骨性隆突起点、相邻点、经络穴位交会点、内脏疾病的反射点等。
(3) 进针方向选择:首先要避免损伤血管、神经及内脏。进针方向与血管、神经与肌腱走向平行一致。
(4) 定位方法:在不同部位选择治疗点,采用不同定位方法。通常采用的定位法有:扇形定位法、一点三针法等。

二、常用的触诊方法

水针刀疗法在临床诊断治疗时,首先要寻找治疗点,定点决定疗效,为疗效的三大要素之一,只有定点准确才能有效地治疗疾病。水针刀疗法触诊方法是动态触诊和静态按压相结合,即动痛点和静痛点有效的相结合,才是真正的治疗点。常用的触诊方法:
1. 单指触诊法 以拇指指腹为着力点,在局部组织进行滑动触诊,观察局部组织有无紧张、压痛、结节、条索等。主要用于诊断软组织损伤性疾病。如:肩胛提肌损伤、菱形肌损伤、腰三横突综合征等(图 1-11)。
2. 三指触诊法 以示指、中指和环指指

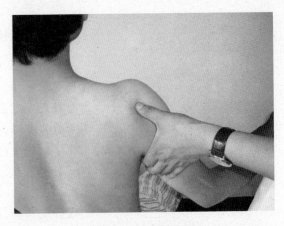

图 1-11 单指触诊法

腹尖端分别按压在脊柱三突上，上至寰枕关节，下至尾骨尖端，外至竖脊肌外缘，由上向下、由内向外触诊。主要用于诊断脊柱病变及脊柱相关性疾病。如：颈椎病、胸椎病、脊柱炎、腰椎病等（图1-12）。

　　3. 双手合诊法　一手单指触诊，另一手主动运动患者关节，以此诊断病变所在。主要用于四肢关节疾病的诊断。如：肩关节、肘关节、腕关节、髋关节、膝关节等（图1-13）。

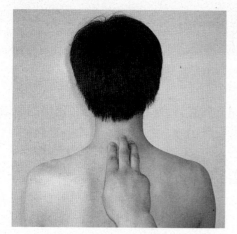

图 1-12　三指触诊法

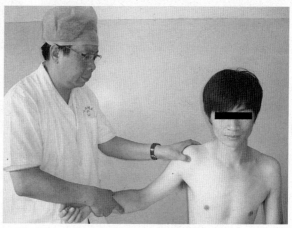

图 1-13　双手合诊法

三、常用的持针法

　　水针刀微创技术在临床应用过程中，根据针具不同、疾病不同采用不同的持针方法。

　　1. 执笔式持针法　如写毛笔字的握笔姿势。拇指、示指紧捏针柄，中指为调控指，可掌控进针深度，环指和小指为杠杆支点。多选用扁圆刃、马蹄型、鹰嘴型等针具，广泛用于治疗软组织损伤病等（图1-14）。

　　2. 杠杆式持针法　选用鹰嘴水针刀，用拇指、中指捏持针柄，示指卡压在针背末端，依靠手腕部力量快速弹压透皮进针。此持针法主要用于治疗四肢末端病变，如屈指肌腱鞘炎、类风湿关节炎、肌筋膜炎等（图1-15）。

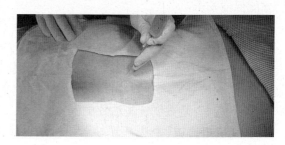

图 1-14　执笔式持针法

　　3. 掌握式持针法　选用巨型筋骨针或埋线水针刀，用四指及拇指握持针柄，依靠手腕部力量快速弹压透皮进针。此持针法主要用于治疗脊柱相关病、骨伤疑难病，如颈源性哮喘、强直性脊柱炎等（图1-16）。

四、常用的进针方法

　　1. 快速纵行进针法　选用扁圆刃水针刀，在脊柱棘突上、关节囊或四肢关节周围，沿神经血管走向采用快速进针，逐层松解分离筋膜结节。

　　2. 快速斜行进针法　选用埋线型水针刀或巨型筋骨针，在胸背部肩胛骨内上角、内缘、下角、胸腔下缘、以及髌骨下缘等处快速透皮进针，达筋膜层采用斜刺方法进行治疗。

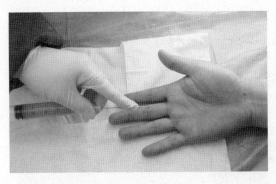
图 1-15 杠杆式持针法

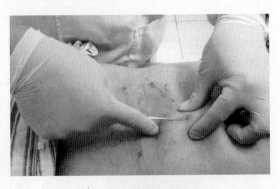
图 1-16 掌握式持针法

3. 慢性摇摆进针法 选用圆刃水针刀或巨型圆头筋骨针,在神经血管分布密集的肌肉丰厚处,应用慢性摇摆进针法,以避开神经血管,进针松解治疗。

第九节 疗效四大要点与针法技巧

一、疗效四大要点

水针刀微创技术在治疗过程中,总结出了一套无痛治疗方法,不仅能够快速治疗患者疾病,而且减轻了患者痛苦。无痛针法要领主要有以下四个方面:

1. 定位准确,方向正确 准确的定位是疗效的保证,因此在骨关节病治疗前必须按三刀法定位,脊柱相关病按九大诊疗区定位。只有定位准确,才能保证疗效。只有手势端正,才能保证安全。

2. 针法稳妥,松解适当 水针刀刀法不仅强调定点准确,无痛进针,而且在治疗疾病时,针法灵巧、松解适当,是水针刀微创针法疗效的有效保障之一。

3. 缓慢注药,精细松解 在进行注射时,速度不应过快,以免患者疼痛,针法松解要精细,逐层松解分离。针刀达骨膜面,宜中病即止,不应过多分离,以免损伤健康骨膜。缓慢注药、精细松解,是微创针法治疗的保障。

4. 快进速拔,手法恢复 水针刀微创针法治疗时,进针及出针时速度要快,以减轻疼痛。诊疗后配合手法治疗,促进局部炎性物质吸收,松解肌肉,提高疗效。

二、针法技巧

针灸的操作技巧多在指尖的灵活变化,水针刀微创技术的技巧着重在手腕。在临床治疗中,不仅强调刀法技巧轻巧、灵活,根据不同疾病、不同部位,应用不同针法,还强调了动静结合法,中医针法与西医刀法有机结合,创立了"刀静患动法"、"双手动静刀法"等灵活多变的十大针法。如:水针刀治疗弹响指和腰椎间盘突出症应用的是"刀静患动法"等。水针刀在针刀分离时强调了"内动外不动"的刀法要领。在针法技巧方面要做到:"**手中无刀,心中有刀。刀随心走,刀随意转,刀随神行。刀随心神走、游离筋骨间,刀随手腕转、效从指节生。**"

1. 水针刀微创技术无痛进针法技巧

快速进针→缓慢松解→回抽注药→快速出针。

2. 水针刀微创技术治疗针法技巧

根据病变组织:

(1) 有压痛有响声结节→逐层切开→逐层分离。

(2) 有压痛无响声结节,可应用筋膜远端分离法不透病区。

第十节 医师针感与患者自身感觉

水针刀临床医师,在临床治疗中,要用心去感悟和体会手下的针感,用心辨别和体验进针过程中,针下每一层次的正常组织与病变组织的不同感觉,仔细感悟和观察患者的自身感觉,对于防止、规避医疗风险,提高治疗效果具有决定性作用。

一、医师针感

1. 水针刀透过皮层　医师针下有穿透感或突破感。

2. 水针刀透过浅筋膜层　医师针下有松动的脂肪感;穿过深筋膜时有弹性阻力感。

3. 水针刀穿过肌肉层　医师针下有柔性感。

4. 水针刀穿过病变结节　医师针下有弹性阻力感,切割分离时有嚓嚓的弹响声,此处为针法重点切割松解部位。

5. 水针刀进入关节腔内　医师针下有突破感,髌骨软化症的关节腔内,如胶着样感。

6. 水针刀触及椎间盘　医师针下有弹性阻力感,如扎在汽车内胎上的感觉。破裂的髓核处有胶着样感。

7. 水针刀进入颈椎间孔外口　医师针下有两次突破感,第一次是突破颈部封套筋膜进入斜角肌间隙,第二次是突破椎间孔外口的纤维隔组织。

8. 水针刀达骨膜面　医师针下有骨性感。水针刀筋骨减压针进入骨髓腔时有落空感。

二、患者自身感觉

1. 水针刀透过皮层　患者感觉到锐性疼痛,因此无痛进针法提倡快速透皮法。

2. 水针刀达浅筋膜脂肪层　患者疼痛减轻,分离时患者感觉到轻度的酸沉感。

3. 水针刀达病变结节　患者无疼痛感,切割分离时有响声,患者感觉到欣快感,部分有酸胀感。

4. 水针刀达肌肉层　患者疼痛减轻,甚至消失。

5. 水针刀触及血管　患者突然感觉疼痛或疼痛加重,一定要回抽。

6. 水针刀触及神经　患者触电感,放射麻木(如果在神经出口处,触及神经鞘,离得远,会有感觉)。

第十一节 针法传承创新与常用十大针法

一、针法传承与创新

水针刀微创技术与筋骨三针法的技术核心部分,重在针法的技巧。在针法创新方面,笔者经过长期的临床潜心研究,将传统中医针灸针法的精华,与西医刀法融为一体,创立了十

大针法,如:

将中医针法的白虎摇头针法再创新,总结出了水针刀旋转分离法,主要用于神经出口处的针法。如臂丛神经出口处,椎间孔的内、外口神经血管密集部位的微创刀法治疗,这种针法安全可靠。

将中医针法的青龙摆尾针法再创新,总结出了水针刀筋膜弹拨分离法,主要用于四肢筋膜反射点的治疗。

将中医针法的苍龙探穴针法再创新,总结出了水针刀筋膜结节切割法,主要用于软组织结节的治疗。

将传统的运动针法再创新,总结出了水针刀刀静患动法,主要用于腰椎侧隐窝的治疗。

将传统的太极针法再创新,总结出了水针刀筋膜扇形分离法,主要用于筋膜结节的治疗。

将传统针法的挑法再创新,总结出了水针刀经筋飞挑法,主要用于神经根型颈椎病、腰椎管狭窄症、末梢神经炎引起的四肢麻木病症的治疗。

将传统的刺血疗法再创新,总结出了末端筋膜叩刺法,主要用于四肢末端病变、中风后遗症的治疗。

二、常用十大针法

(一) 筋膜扇形分离法

传承于传统的斜刺针法,可选用扁圆刃水针刀,在病变结节处进针,扇形分离软组织结节,对于病变点有压痛无结节者,可在疼痛点远端,快速斜行进针达浅筋膜层、进行扇形分离,主要用于治疗软组织损伤疾病(图 1-17)。

(二) 筋膜弹割分离法

选取鹰嘴型水针刀,应用筋膜弹割松解、摇摆注药的针法,治疗四肢末端病变及胸腹部软组织损伤,如屈指肌腱鞘炎、类风湿关节炎等(图 1-18)。

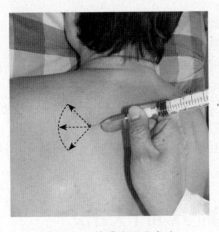

图 1-17 筋膜扇形分离法

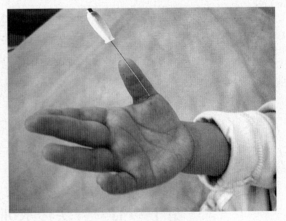

图 1-18 筋膜弹割分离法

(三) 筋膜弹拨分离法

传承于传统针法的青龙摆尾针法,选用樱枪型或扁圆刃水针刀,在筋膜结节点及筋膜间室高压点,快速纵行进针达肌筋膜层,进行快速纵横弹拨分离,若有结节,可轻快纵切3刀,回抽注药 2~3ml（图 1-19）。

（四）一点三针分离法

选取樱枪型水针刀，采用一点进针进入囊腔后回抽滑液，注射磁化松解液，然后向三维方向通透分离，主要治疗滑囊炎、滑膜炎及滑膜积液（图 1-20）。

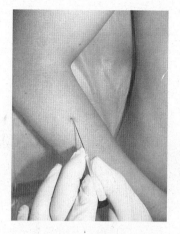

图 1-19 筋膜弹拨分离法

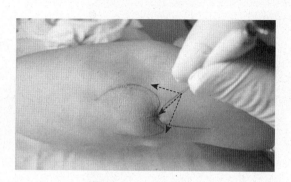

图 1-20 一点三针分离法

（五）双手针法

双手针法是指水针刀在治疗脊柱病变及脊柱相关病时，要求双手同时快速进针、同时松解分离脊柱两侧的病变组织（图 1-21）。

（六）刀静患动松解法

刀静患动法是指水针刀不动患者动，如腰椎间盘突出症，水针刀针体进入患者侧隐窝后，医者左右推动患者，从而起到微创松解功能（图 1-22）。

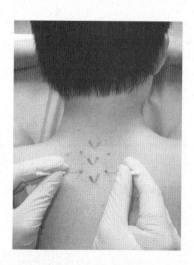

图 1-21 双手针法

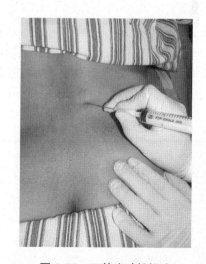

图 1-22 刀静患动松解法

（七）旋转分离法

传承于中医针灸中的白虎摇头针法，选用勺状水针刀或扁圆刃水针刀，在颈椎或腰椎椎间孔外口、骶后孔等神经根出口处，透过皮层达神经出口处，进行旋转分离（图 1-23）。

（八）经筋飞挑法

传承于传统针法的挑法,选用小号樱枪水针刀或微型筋骨针,沿四肢及躯干部筋膜分布区或神经线路反射点,轻快飞挑。针法要点为:有响声、皮不破、不出血。

主要适用于神经根型颈椎病、腰椎间盘突出症、椎管狭窄症所引起的上肢或下肢疼痛、麻木症(图 1-24)。

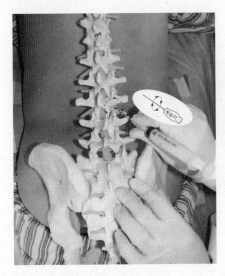

图 1-23 旋转分离法

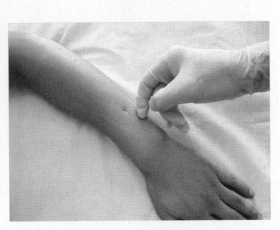

图 1-24 经筋飞挑法

（九）骨膜扇形分离法

主要用于治疗增生退变性疾病,取扁圆刃水针刀或巨型筋骨针,沿骨刺增生部位肌腱牵张点、筋膜结节粘连部位,快速斜行进针达筋膜层,进行扇形分离、松解硬化的筋膜结节,主要用于增生退变性疾病(图 1-25)。

（十）骨膜交叉叩刺法

传承于传统的刺血疗法,选用小号樱枪水针刀,在病变关节的交叉对应关节部位,左手配右足,右手配左足。快速进针达骨膜层,进行骨膜快速叩击法,每分钟 80~100 次,主要用于治疗类风湿关节炎或顽固性疼痛疾病(图 1-26)。

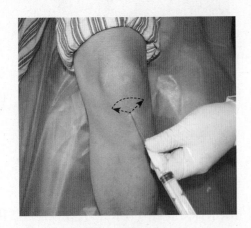

图 1-25 骨膜扇形分离法

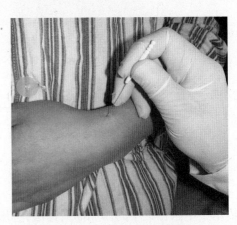

图 1-26 骨膜交叉叩刺法

第二章　经筋学说及筋膜组织

第一节　中医经筋学说

经筋学说来源于《灵枢经》,与经络学说并列成篇,历代医家均有著述。传统中医经筋部分包括了十二经筋和任脉经筋与督脉经筋,合称十四正经筋脉。

十二经筋是十二经脉之气结聚于肌腱筋膜交汇的区带线,重要的腧穴次为经筋交汇点或关节周围骨突的筋膜结节点体系,是十二经脉外周连属部分。其功能活动有赖于经络气血的濡养,并受十二经脉调节,故将其划分十二个经筋系统,称为"十二经筋"。经筋的作用主要是约束稳定骨骼,牵动关节屈伸活动,以保持人体正常的运动功能。

任脉经筋腧穴次主要分布于胸前筋膜中心区带和腹前腹直肌中心筋膜区带,上连于颈前筋膜区带,下络于会阴筋膜区带,主要约束保护胸腹部的运动功能,调整人体内脏功能。

督脉经筋腧穴次主要分布于背部脊柱棘突与夹脊间筋膜区带,上连于头部帽状筋膜区带,下络于会阴筋膜区带,主要容纳和穿越脑与脊髓中枢神经和周围神经,调整和维持人体的运动功能和内脏功能。

一、十四经筋区带与主要腧穴次的分布

1. **足太阳经筋区带**　起于足小趾背侧面经筋区带筋膜结节处**至阴次**,经第五跖趾关节经筋区带筋膜结节处**束骨次**。上行于外踝尖直下外踝下陷**申脉次**,经外踝后侧方处筋膜结节点**昆仑次**。上行小腿后方经过内、外**承山次**,沿小腿后外侧经筋区带于内、外**合阳次**,经腘后侧经筋交汇处**委中次**。向上至大腿后侧筋膜区结于内、外**直立次**、**殷门次**,直行臀沟筋膜中点处**承扶次**。经外侧**环跳次**,上行骶髂筋膜区带结于**秩边次**,内行**白环俞次**。上至骶髂筋膜区的**八髎次**,直行骶髂筋膜区的髂后上棘结于**膀胱次**。沿足太阳经筋区带至筋膜结节**腰 3 横突**。向上至于第五腰椎横突旁结于**关元俞次**,直行胸旁筋膜区至第十二胸椎横突旁**胃俞次**,直行至胸旁筋膜区第九胸椎横突旁**肝俞次**,沿脊柱区带至第六胸椎横突旁**督俞次**,经第三胸椎横突旁**肺俞次**。挟脊足太阳经筋区带外线到达项部,上行颈旁筋膜区第七颈椎横突旁,经第四横突旁直行者结于枕骨下方经筋交汇点**天柱次**,经**风池次**(分支入结入舌根)。沿颈后筋膜膀胱经区带结于**颈 1 横突次**。上行枕后筋膜区**玉枕次**至头顶,经额前筋膜区下行,结于鼻旁筋膜区;分支形成"目上网"(即上睑),下结于鼻旁筋膜区,上行额中筋膜区**额中次**。背部分支从腋外筋膜区带结于经筋区带筋膜结节处**肩髃次**。一支进入腋下,向上从缺盆出,上方结于耳后筋膜区乳突内下筋结处**完骨次**。分支从缺盆出,斜上结于鼻旁筋膜区。

2. **足少阳经筋区带**　起于第四趾筋膜结节的**窍阴次**,上结于外踝前下凹陷处筋膜结

点的**丘墟次**,上行沿胫外筋膜经筋交汇处的**悬钟次**,经腓骨小头前下缘经筋区带筋膜结节处的**阳陵次**,结于膝外侧间隙经筋区带筋膜结节处的**成腓次**,上行于股骨外髁经筋区带筋膜结节处的**膝阳关次**;其分支起于腓骨部。上行大腿外侧髂胫束筋膜区经筋交汇处的**风市次**,上行于股骨粗隆经筋区带筋膜结节处的**髀枢次**,斜向后上臀后筋膜区结于经筋交汇处的**环跳次**,向前经经筋区带筋膜结节处的**居髎次**,上行于髂骨翼外经筋区带筋膜结节处的**五枢次**,向后沿骶骨外侧腰骶筋膜区结于**腰眼次**。外经腰肋筋膜区 11 季肋端经筋区带筋膜结节处的**章门次**,行 12 季肋端经筋区带筋膜结节处的**京门次**,上行经筋交汇处的**日月次**,走腋前经筋交汇处的**渊腋次**,系于胸肋筋膜区的乳根部,络于经筋交汇处的**缺盆次**。直行者,上出腋部,通过缺盆,行于太阳经筋的前方,沿耳后汇于颞部筋膜区的**率谷次**,上额角交于筋膜结节**颔厌次**,交会于头顶,向下经下颌,上结于鼻旁筋膜。分支结于目外眦的**瞳子髎次**,成"外维"。

3. 足阳明经筋区带 起于足三趾的**厉兑次**,上结于足背筋膜区的距舟和舟楔经筋区带筋膜结节处的**冲阳次**,向上行于足前筋膜区正中趾长伸肌筋膜交汇处的**解溪次**,斜外上盖于腓骨上方胫腓间隙经筋交汇处的**足三里次**,上结于膝外侧筋膜区结节处的**犊鼻次**,外行于髌外筋膜区中点结于**髌外次**,上经于髌上经筋区带筋膜结节处的**鹤顶次**,直上经经筋交汇的**髀枢次**,直行者,沿伏兔次,向上结于股骨前经筋交汇处的**髀关次**,聚集于阴部经筋区带筋膜结节处**阴廉次**,向上分布于腹部,上行腹外筋膜区结于**天枢次**,上行经筋交汇处**关门次**,经胸前筋膜区的**乳根次**结于**缺盆次**,经**气舍次**上**人迎次**,挟口旁,会合于鼻旁,上方合于足太阳经筋——太阳为"目上网"(下睑)。其中分支从面颊结于筋膜结节的**颊车次**,上行耳前下颌骨后缘经筋区带筋膜结节处的**牵正次**,上行颞前鬓颞经筋区带筋膜结节处的**头维次**。

4. 足太阴经筋区带 起于足大趾内侧端筋膜经筋区带结节处的**隐白次**,向上行于第一跖楔关节内侧经筋区带筋膜结节处的**公孙次**,向内上行于内踝经筋区带筋膜结节处的**商丘次**;上经胫骨后筋膜经筋区带交汇处**三阴交次**,直上络于膝内筋膜经筋区带结节处**阴陵泉次**,向上沿大腿内侧筋膜经筋区带交汇处的**血海次**,结于股骨小转子经筋区带筋膜结节处**髀关次**,聚集于阴部,上经腹股沟部经筋区带筋膜结节处**府舍次**,上行结于脐旁经筋区带筋膜结节处**腹结次**,沿腹外筋膜上行,结于胸肋经筋区带筋膜结节处的**腹哀次**,上布于胸中筋膜的**天溪次**,上行至**周荣次**,外下至腋下经筋区带筋膜结节处**大包次**,其在里的,附着于脊椎。

5. 足少阴经筋区带 起于足底前中点经筋区带筋膜结节处的**涌泉次**,向后上行足内侧经筋区带筋膜结节处的**然谷次**,同足太阳经筋并行斜向内踝下方经筋区带筋膜结节处的**照海次**,结于足跟底中心的**失眠次**,与足太阳经筋汇合,向上结于胫骨内踝后经筋区带筋膜结节处的**太溪次**,上行于胫骨后缘经筋交汇处的**三阴交次**,同足太阴经筋并行向上,沿膝内侧经筋交汇处的**阴谷次**,经大腿内侧,结于阴部耻骨结节外上方经筋区带筋膜结节处的**横骨次**,上行脐外经筋区带筋膜结节处的**肓俞次**,经胸肋筋膜处的**幽门次**,上行锁骨中下经筋交汇处的**俞府次**,沿脊里挟膂,向上至项,结于枕骨,与足太阳经筋汇合。

6. 足厥阴经筋区带 起于足大趾末端的**大敦次**,行至一二跖骨间的筋膜结节**太冲次**,向上结于内踝前侧经筋区带筋膜结节处的**中封次**。沿胫骨内侧上行经筋交汇处的**蠡沟次**,上至膝关节内侧经筋结节的**曲泉次**,沿大腿内侧经筋交汇处的**阴廉次**,结于阴部筋膜结节处的**急脉次**,外上交于胸肋筋膜处的**章门次**,内上络于胸前经筋区带筋膜结节处的**期门次**。

7. 手太阳经筋区带 起于手小指尺侧的经筋区带筋膜结节处的**少泽次**,结于腕背尺侧筋膜结节的**阳谷次**,上沿前臂内侧缘,结于肘内肱骨内上髁后缘经筋区带筋膜结节处的**小海**

次,并结于腋下,其分支向后走腋后侧缘当大小圆肌与肱三头肌长头交错处的**肩贞次**,上行肩上经筋区带筋膜结节处的**臑俞次**,向内下络于肩胛骨经筋区带筋膜结节处的**天宗次**,向外上结于经筋区带筋膜结节处的**秉风次**,向内上结于经筋区带筋膜结节处的**肩外次**,内上络于经筋区带筋膜结节处的**肩中俞次**,沿颈旁出走足太阳经筋的前方,结于耳后乳突;分支进入耳中;直行者,出耳上,向下结于下颌,上方连属目外眦。还有一条支筋从颌部分出,上下颌角部经筋区带筋膜结节处的**天容次**,沿耳前,连属目外眦,上额,结于额角。

8. **手少阳经筋区带**　起于环指末端的**关冲次**,结于腕背侧横纹中点处筋膜结节处的**阳池次**,向上沿前臂结于肘部尺骨鹰嘴处的**肘尖次**,上绕上臂外侧缘上肩部经筋区带筋膜结节处的**肩髎次**,走向颈部经筋区带筋膜结节处的**天髎次**,合于手太阳经筋。其分支当下颌角经筋区带筋膜结节处的**翳风次**进入,联系舌根;另一支从下颌角上行,沿耳前,连属目眦经筋区带筋膜结节处的**丝竹空次**,上额,结于额角。

9. **手阳明经筋区带**　起于示指末端的**商阳次**,结于腕背侧横纹桡侧端经筋区带筋膜结节处的**阳溪次**,向上沿前臂外侧结于经筋区带筋膜结节处的**曲池次**,向上结于经筋区带筋膜结节处的**肩髃次**;其分支,绕肩胛,挟脊旁;直行者,从**肩髃次**上颈达经筋;分支上面颊,结于鼻旁**迎香次**;直行的上出手太阳经筋的前方,上额角,络头部,下向对侧下颌。

10. **手太阴经筋区带**　起于手拇指的**少商次**,结于鱼际后的**鱼际次**,行于寸口动脉外侧桡骨粗隆处的**列缺次**,上沿前臂络于中点经筋交汇处的**孔最次**,向上结于肘中经筋区带筋膜结节处的**尺泽次**;再向上沿上臂内侧经筋交汇处的**天府次**,进入腋下,络**云门次**,至**中府次**,出缺盆,结于**肩髃次**前方,上面结于缺盆,下面结于胸里,分散通过膈部,到达季胁。

11. **手厥阴经筋区带**　起于手中指**中冲次**,与手太阴经筋并行,结于腕掌侧筋膜结节中点处的**大陵次**,向上经经筋交汇处的**内关次**,结于肘内侧尺桡骨间经筋区带筋膜结节处的**曲泽次**,中上1/3处的**天泉次**,上行小结节嵴经筋区带筋膜结节处的**举肩次**,经上臂内侧,结于胸前经筋区带筋膜结节处的**天池次**,向下散布于胁的前后;其分支进入腋内,散布于胸中,结于膈。

12. **手少阴经筋区带**　起于手小指内侧**少冲次**,结于经筋区带筋膜结节处的**神门次**,向上结于肘内侧屈面,肘横纹尺侧端的**少海次**,再向上进入腋内经筋区带筋膜结节处的**极泉次**,交手太阴经筋,行于乳里,结于胸中,沿膈向下,系于脐部。

13. **任脉经筋区带**　起于小腹内胞宫,下出会阴处筋膜结节的**会阴次**,经耻骨经筋区带筋膜结节处的**阴阜次**,沿腹正中筋膜区带上行经筋交汇处的**关元次**,经筋区带筋膜结节处的**神阙次**,上行经筋交汇处的**中脘次**,上达胸腹筋膜交汇处的**鸠尾次**,经过胸前筋膜区带的经筋交汇点的**膻中次**,达胸上部经筋区带筋膜结节处的**天突次**,经颈前筋膜区带喉上经筋区带筋膜结节处的**廉泉次**,上行下唇内经筋交汇点的**承浆次**,左右分行绕唇周筋膜,交于任督脉经筋交汇处的**龈交次**,再分别经鼻翼两侧经筋区,上至眶下经筋交汇点**承泣次**,交于足阳明经筋。

14. **督脉经筋区带**　起于小腹内胞宫,下络于会阴处经筋区带筋膜结节处的**会阴次**,沿尾骨尖的**穷尾次**,上行于骶4嵴经筋区带筋膜结节处的**凤凰台次**,于背正中线脊筋膜区带,达腰四棘下夹脊间筋膜区带的**腰阳关次**,上行至腰2棘夹脊筋膜区带下的**命门次**,胸11棘下夹脊间筋膜区带的**脊中次**,胸9棘下夹脊间筋膜区带的**筋缩次**,胸7棘下夹脊间筋膜区带的**至阳次**,胸3棘下夹脊间筋膜区带的**身柱次**;沿脊柱上行,颈7胸筋膜结节交汇处下方的**大椎次**,颈4棘下夹脊间筋膜区带的**颈中次**,颈2棘下夹脊间筋膜区带的**哑门次**,上行至枕后骨膜结节处的**脑户次**,经头部中线经筋交汇处的**后顶次**,上行至巅顶经筋百脉交汇处的**百会次**,经前额筋膜交界处的**额中次**,下行至鼻尖中点的**素髎次**,过**人中次**,至上齿正中的**龈交次**。

现代软组织损伤学所指的经筋部分,是指肌膜、肌腱、筋膜、韧带及关节周围处的结缔组织筋膜结节的系统总称。其中包括人体肌筋膜组织与骨关节周围肌腱韧带结缔组织两部分。

二、人体筋膜高发病变区与经筋区带腧穴次的分布与治疗要点

人体筋膜高发病变区分为头颈部筋膜高发病变区、胸背部筋膜高发病变区、腰骶部筋膜高发病变区、胸腹部筋膜高发病变区、肩部筋膜高发病变区、肘部筋膜高发病变区、手腕部筋膜高发病变区、臀髋部筋膜高发病变区、膝周围筋膜高发病变区、足踝部筋膜高发病变区等。这些不同的筋膜结节病变区,大部分分布在人体关节周围,筋膜肌腱的应力损伤处、筋膜间隙处、肌腱韧带交叉处,是传统经筋区带腧穴次的分布处,也是筋膜结节点的病理损伤点,还是水针刀筋骨三针法的治疗点。

第二节　人体筋膜的组成

人体筋膜分为浅筋膜和深筋膜。

一、浅筋膜

人体浅筋膜是由疏松结缔组织脂肪构成,该层位于全身皮肤层下,覆盖于肌肉、肌腱和深筋膜上层,主要分布在关节周围,如人体的背部、臀部等部位。具有保护人体的肌肉、内脏,缓冲外界撞击力的功能(图 2-1、图 2-2)。

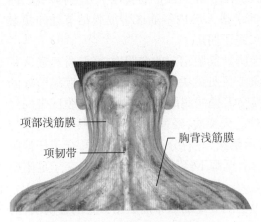

图 2-1　颈部浅筋膜示意图

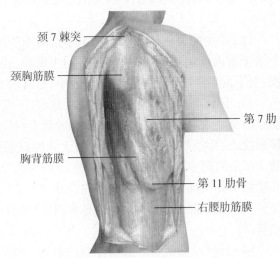

图 2-2　胸背部浅筋膜示意图

浅层筋膜结构又是皮下脂肪组织的支架,此层筋膜内富有脂肪组织,浅筋膜主要分布在人体的面部、腹壁、臀部,长期受到挤压的部位形成较厚的"筋膜脂肪垫",比如人体颈胸棘突周围、臀部坐骨结节周围、髋部的大粗隆周围、足部的跟下结节周围。因此水针刀法及筋

骨三针法治疗时,应用筋膜扇形分离法松解"筋膜脂肪垫组织",也可用于减肥的治疗促进脂肪组织的吸收。

浅筋膜内纤维束的强弱、松紧,关系到皮肤连接深部结构的紧密程度,其他部位的浅筋膜较疏松并有弹性;筋膜延续形成鞘。浅筋膜内有浅动、静脉、淋巴管及皮神经分布。浅动脉一般细小不明显,浅静脉则较显著,有的相当粗大,浅静脉一般不与动脉伴行,循行中相互吻合,并常与深静脉相交通,浅静脉最后穿深筋膜注入深静脉。

二、深筋膜

人体的深筋膜又称固有筋膜,是位于浅筋膜下层,并包裹着肌肉、肌腱纤维组织及骨关节周围,由致密结缔组织构成。覆盖在肌浅面者为深筋膜浅层,包被深层肌者为深筋膜深层(图 2-3)。四肢的深筋膜还深入肌群之间,深部连于骨骼,称肌间隔。肌间隔是包绕着一块或一群肌肉的结缔组织,如"刀入鞘",故称之"肌鞘",在人体关节周围的筋膜结节点及筋膜间隙点,是肌腹、肌腱移行处的筋膜损伤点,也是中医经筋系统所指腧穴次的经筋交汇处和筋膜结节点,也是水针刀法及筋骨针法的治疗点。

人体各部的深筋膜,其厚薄强弱分布不

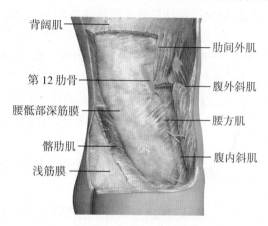

图 2-3　腰背部深筋膜示意图

同,人体躯干部及四肢关节的背侧面筋膜分布较厚,屈侧面筋膜分布薄弱,如人体腕踝部的深筋膜浅层分布增厚,形成支持带。人体活动的力学应力部位深筋膜为肌腱的起止点,形成腱样结构,如胸腰筋膜、髂胫束等,也是人体经筋部分的筋结处。在人体四肢末端关节的屈伸肌肌腱上包绕两层筋膜,形成筋膜鞘,保护肌腱,参与和维持关节的活动,在人体躯干部和四肢肌肉与肌肉、肌肉与骨骼之间,深筋膜包绕并分隔和固定软组织,并由疏松结缔组织充填,称筋膜间隙或筋膜间室。这些部位是筋膜容易损伤处,也是酸性代谢物容易聚集的部位、临床引起疼痛的部位,也是水针刀法和筋骨针的治疗点。

第三节　筋膜病变治疗点的分布

根据《灵枢·经筋》"结者皆痛、以痛为腧",传统的中医筋伤学,针法有九针中的铍针,清朝年间又称为刀针,分离人体病灶区的"筋结症"点,其实就是现代软组织病理学的损伤点,也就是水针刀法与筋骨三针法的治疗点,这些治疗点有以下几方面特点:

1. 软组织筋膜损伤点　软组织筋膜损伤以后局部散在出血、激化粘连形成无菌性炎症结节,触诊按之有压痛、局限性僵硬结节,活动时有明显的牵涉痛,这些部位为水针刀微创技术的治疗点。

2. 肌肉肌腱的起始点、终止附着点　为软组织的应力点、病理损伤点及针法的治疗点。如肩胛提肌终止受力点在 C_{1-4} 横突点及肩胛骨内上角点;跟骨骨刺在跖长韧带、跖腱膜附着处。

3. 扳机点　又称为肌筋膜激痛点,是肌筋膜的高张力点,一块肌肉的治疗点,其主要的三针法入路点,即起点、止点及扳机点。扳机点主要分布在每块肌肉的肌腹肌腱交汇处,两块筋膜的间隙点、两层筋膜的间室点及肌腱韧带的交叉点。

扳机点引起疼痛的因素主要有以下点:一是由于肌肉筋膜超负荷劳损,张力增高,引起局部的酸胀沉痛及压痛、扳机痛。二是由于支配肌肉、筋膜的神经根部受到卡压或炎性物质刺激,反射性地引起肌肉筋膜痉挛收缩,造成筋膜间室及肌肉肌腱交汇处张力增高,代谢物质的蓄积,出现扳机点疼痛反应。

临床检查时扳机点出现软组织异常改变,张力增高,局部区域弥漫性胀痛明显,按压时筋膜酸胀压痛或牵涉性疼痛,但没有明显的局限性僵硬结节。更不会有软组织损伤后形成的局限性僵硬结节或外伤后遗症的条索状结节。

4. 骨突治疗点　如颞乳突骨,枕骨粗隆,C_1横突,C_2棘突,C_7棘突,L_3横突,十二肋游离端,尾骨尖,肩胛上下角,肱骨内外上髁,股骨内外侧髁,股骨大粗隆,坐骨结节,髂嵴及髂前上棘、髂后上棘等。

5. 内脏疾病反射点　如右肩胛下区为胆囊炎反射点,剑突下腹部为胃溃疡反射点。肋脊角为肾病反射点;右下腹部麦氏点为阑尾炎反射点。

第四节　软组织筋膜病变诊断思路

一、肌筋膜病变诊断时应明确以下几个方面

1. 明确肌筋膜病变的部位　明确筋膜病变属于哪些部位、哪些经筋系统。如:颈部筋膜损伤,是属于后颈部、颈侧方还是颈前方;要分清病变是在筋膜层、肌肉层还是韧带肌腱组织。

2. 明确肌筋膜病变的性质　明确引起筋膜病变疼痛的性质,是属于损伤、炎症、畸形还是肿瘤;对肌筋膜损伤性质,要分清是急性外伤还是慢性劳损;炎症要分清无菌性炎症还是感染性炎症;对肿瘤还要分清是良性还是恶性。

3. 明确病程的长短　发病的急缓、病程的长短不同,与治疗方法的选择有密切关系。如急性腰肋韧带损伤伴有小关节错位,用水针刀松解配合手法复位可起到立竿见影的效果。

4. 明确患者体质　在疼痛的诊断过程中,应始终强调,对全身状态即患者体质和重要生命器官功能的判定。

二、诊断方法

1. 性别和年龄　许多疼痛病症有明显的性别、年龄差异,如肋软骨炎多发生在20岁左右的青年女性;丛集性头痛初发多是20~30岁的青年男性。同是腰背痛,腰椎管狭窄症多见于中老年人;椎间盘突出症、筋膜综合征多见于中年人。

2. 疼痛特点

(1) 疼痛的性质:对诊断具有重要的意义。如:软组织内血肿、脓肿、外伤后水肿为局部胀疼或跳痛;酸痛多为肌肉组织的功能性疼痛;神经炎或病变侵及神经多为灼痛或切割痛;神经根或神经干受压常引起放射痛;晚期肿瘤疼痛多呈部位固定、持续性且逐渐加重;风湿痛多为游走性;神经痛为阵发性剧痛;血管痉挛或肌痉挛性疼痛常有间歇期,有时呈波浪形

即时轻时重,大多数与诱发因素有关等。

(2) 疼痛伴随症状:了解疼痛的伴随症状,在疼痛疾病诊断与鉴别诊断中是非常重要的,如关节疼痛伴有肿胀、晨僵者多为类风湿关节炎;疼痛伴有发热者考虑感染性疾病,风湿热等;丛集性头痛的特征为:头痛伴痛侧流泪,睑结膜充血,鼻塞流涕。

(3) 疼痛的部位:反复询问疼痛的部位对疼痛的诊断非常重要,除分清头面、颈项肩臂、胸、腹、背、腰骶、臀髋、下肢等躯体部位外,要问清是哪一侧。

(4) 临床常见疼痛性质分类

1) 压痛:是慢性软组织损伤最常见的症状,压痛点主要是由于原发灶接受物理、化学因素刺激而产生的电信号。当受到外力压迫时,使原来的刺激量增加而产生更为显著的定位疼痛感觉,称为压痛点。该点为水针刀法最常用治疗点。

2) 动痛:是指急慢性软组织损伤引起软组织无菌性粘连或关节移位、增生、退变等各种原因导致神经根部或神经末梢受到刺激、粘连、压迫所致,使患者活动时,躯干或四肢某些受力点、软组织粘连点、神经纤维的牵拉点出现敏感的疼痛点,该点为水针刀法常用治疗点。

3) 激痛:肌筋膜疼痛可诱发整块肌肉痛,并扩散到周围或远隔部位的激惹感应痛,称为激痛。激痛点的形成,起初是神经、肌肉功能失调,继之出现组织营养不良,局部代谢增加,而血流却相对减少,这些局部反应通过中枢或交感神经的反射作用,使肌束紧张出现感应痛区,并伴有局部结节。

4) 放射痛:周围神经干、神经根或中枢神经系统的感觉传导通路遭受某种病变刺激时,疼痛可沿受累的神经向末梢方向传导,至远离病变的部位,即其分布区内,称为放射痛。例如:神经根受刺激,疼痛放射肢体相应的根区。

三、临床检查方法

在详细询问病史的基础上,应养成全面系统地检查患者的习惯,因某一部位的疼痛,病因未必在疼痛的局部,可能来自其他部位或内脏。因此,应尽可能避免遗漏而贻误诊治,临床体格检查在望、触、叩及测量的基础上,重点突出神经功能的检查,即感觉、肌力、反射以及自主神经功能的测定等。

第五节　水针刀微创技术治疗肌筋膜损伤机制

肌筋膜损伤病变在传统中医经筋学称为"筋结症",属于现代慢性软组织损伤疾病,病因包括慢性劳损症、外伤后遗症、术后综合征以及风寒湿邪侵袭等因素。《素问·缪刺论篇》有"人有所堕坠,恶血留内……此上伤厥阴之脉,下伤少阴之络"的记载,记述了用针灸治疗急性软组织损伤。而在《素问·生气通天论篇》中,则有"因于湿,首如裹,湿热不攘,大筋软短,小筋弛长,软短为拘,弛长为痿"。而《素问·痿论篇》中将痿证分为痿躄足、脉痿、筋痿、肉痿、骨痿等证候,与目前临床上常见的软组织损伤型颈椎病、风湿性肌筋膜炎、肩周炎、腰肌劳损症等相似。

《吕氏春秋·季春纪》里有"流水不腐,户枢不蠹,动也。形气亦然,形不动则精不流,精不流则气郁"的记载,说明软组织粘连与"精不流则气郁"有关,而"恶血留内……此上伤厥阴之脉,下伤少阴之络",外伤至软组织粘连的主要病机则是"恶血"为患。同时引起功能障碍(伤脉,伤络)。"恶血留内"的结局是病变部位粘连结疤,功能障碍。

肌筋膜损伤病变的病因主要由于以下三个方面:①长期慢性过度的劳损,导致人体肌筋膜组织,包括肌腱韧带受到长期的牵拉,引起骨突附着受力点的肌筋膜组织散在出血,激化粘连形成筋膜结节,即传统中医经筋学的"筋结症"。②由于肌筋膜间的无菌性炎症反应,直接刺激软组织间的神经血管,造成临床上的疼痛症状。③由于筋膜结节的形成,使肌腱韧带筋膜挛缩,引起小关节微小的移位,造成人体的动态平衡失调。

水针刀微创技术对筋膜病变的治疗从以下三个方面入手:①水针刀法根据临床症状不同,受累组织不同,应用的针法和药物也不同,对肌筋膜病变结节,应用筋膜扇形分离法分离病变结节;②注射松解液,消除无菌性炎症,改善微循环;③水针刀松解切割挛缩的肌腱韧带,恢复机体的动静态平衡。

一、水针刀微创技术的松解作用

各种原因的软组织损伤(外因、风湿与类风湿),无论是直接作用还是慢性劳损,其理化因素引起肌肉纤维、肌腱、肌筋膜、腱鞘、滑囊、韧带及血管、神经等软组织撕裂出血,人体在修复过程中,由于充血、水肿、渗出、纤维组织增生,最后形成肌筋膜结节粘连。

由于肌筋膜结节粘连后致使骨关节周围的肌肉、筋膜、韧带变性,原有位置和运动的方向发生改变,破坏了原有的动静态平衡,引起疼痛和功能障碍。

1. 水针刀法直接松解软组织筋膜结节、分离粘连,解除了局部血管、神经的卡压症状,改善了病变部位的微循环,恢复了局部组织内力平衡。

2. 水针刀微创技术同时能够在肌纤维、肌筋膜间室和肌肉起止点的炎性粘连处,切开粘连、松解肌肉。

3. 能切开筋膜间室或滑囊、囊肿,直接抽取囊腔内容物起到减张、减压作用,减轻了局部组织内的压力和静态张力。

4. 松解骨神经纤维管的卡压症状,从而恢复了局部组织内的生物力学平衡。

二、三角平衡功能

人体动静态的平衡,是依靠骨骼框架的平衡稳定系统的肌腱、韧带及筋膜等软组织,构成许多立体三角区,维持人体的动静态平衡稳定,人体的骨骼框架以脊柱为中轴,上承头颅部,贯通胸廓,下连骨盆,构成了头颈部、胸腔部、骨盆立体三角区。其次颈肩部、臀髋部及四肢连带骨构成了大小不等的立体三角区,这些三角是生物力学的凝力点,也是软组织病理损伤点及无菌性炎症的粘连点,为水针刀筋骨针法的治疗点。

水针刀微创技术进入软组织三角区的筋膜结节点,松解粘连,恢复肌腱韧带的功能,达到机体内在三角平衡的功能。

第六节 骨质增生症与骨内高压症的治疗机制

一、骨质增生症的治疗机制

随着中国老龄化的日益加重,骨质增生症及骨关节退行性病变发病率越来越高。引起骨质增生症的主要病因有两个方面:

1. 由于骨关节的受力点、骨突点受到长期超负荷的挤压力作用造成骨膜面的代谢障碍,引起软骨化肌炎,形成骨膜面软组织筋膜结节,如跟痛症、跟下骨刺。

2. 由于骨关节的受力点受到肌腱韧带筋膜长期超负荷的牵拉作用,造成附着在骨突点的肌腱韧带筋膜散在的出血劳损,形成无菌炎性肌筋膜结节,导致骨突受力点的代谢障碍,造成增生硬化。如髌骨上下缘骨刺,同时,骨关节的受力点受到肌腱韧带筋膜长期超负荷的牵拉力作用,引起关节动态失衡,造成小关节微小的错位,出现临床综合征。如:颈腰椎的棘突偏歪、韧带钙化。

水针刀微创技术治疗骨质增生症的作用机制有以下两个方面:①治疗骨质增生症,首先松解分离骨突受力点,切开筋膜结节,消除无菌性炎症,如治疗颈椎病项韧带钙化,水针刀透皮后首先切开附着在棘突上的韧带筋膜结节,注射骨康宁药物及三氧,消除无菌性炎症。然后松解挛缩的韧带牵拉力作用,恢复颈部的动静态平衡。②松解附着在骨关节受力点、受到肌腱韧带筋膜长期超负荷的牵拉力作用,恢复骨关节力的动静态平衡,如治疗跟痛症,水针刀透过跖腱膜后,首先切开附着在跟骨结节上的筋膜结节,然后松解跖长韧带,解除牵拉力,恢复足底部的动静态平衡。

二、骨内高压症的治疗机制

骨内高压症属于中医学骨痹证的范畴,其中包括退行性骨关节病、骨坏死症、骨质疏松症等。早在两千多年前的《素问·长刺节论篇》中就有关于骨痹的记载:"病在骨,骨重不可举,骨髓酸痛,寒气至,则痛,名曰骨痹。"证见骨节疼痛,四肢沉重难举,有麻冷感。治宜补肾祛邪,用安肾丸、附子独活汤加减等方。在中医"肾主骨"的理论指导下,历代医家对骨痹相关疾病,在治疗原则上主张"从肾论治",并取得了显著的临床疗效。

近年来,国内外骨内高压学说作为东西方骨伤科医学基础理论和临床的研究,越来越受到广大骨科微创临床医师的高度重视。

20世纪60年代,不少国内骨伤科专家、学者开始关注与研究骨内高压症退行性骨关节病的病理机制:骨内高压症的病因主要由于长期应用激素、骨关节的外伤、长期酗酒、血液病、减压病等所致。骨内高压症的病理改变主要由于各种原因引起的骨关节损伤、骨内结构改变:一方面是由于骨内血流淤滞、组织损伤、骨间质水肿、骨松质内静脉窦样扩张、静脉回流受阻、血管内压升高、炎性渗出,骨代谢障碍的恶性循环,导致骨小梁的坏死,骨质内的无菌性炎症,而致骨内及软骨内高压症。另一方面,由于骨关节损伤后的炎性渗出、代谢物质浸润、血运障碍及组织压迫,形成骨关节囊的无菌性炎症不断加剧,引起骨关节的囊内压升高。因此,引起骨股头坏死类疾病所导致的病理生理改变,基本是骨内高压和囊内高压。

骨性关节炎造成的高压症主要是由于人体进入中老年后,骨关节的缺血缺氧,引起关节软骨的退行性变,继而引起骨质的增生硬化,部分伴有软骨下囊性改变。其主要原因是骨质内的静脉回流受阻、代谢障碍、血管内压升高,一方面刺激新骨的形成,导致骨质硬化及骨关节炎的病理变化;另一方面引起骨内高压症。

骨内高压症多见于髋关节的股骨头无菌性坏死症的疼痛期;退行性骨关节炎的急性疼痛肿胀期;肥胖型跟痛症人群的发作期;类风湿关节炎的疼痛肿胀期等疾病。一般疼痛越严重,骨内压越高。骨内潜在性高压引起膝关节活动时疼痛,由于骨关节静脉回流障碍,引起骨关节休息时疼痛。许多疼痛性骨关节疾病与骨内高压有关,尤其是骨关节的休息性疼痛与其有直接关系。

筋骨针旋转减压术配合放血疗法、三氧介入,在骨关节炎静止时疼痛症状的治疗中,部分骨质疏松患者伴有关节骨端囊性变。筋骨减压术可直接解除骨内高压，缓解骨关节疾患的休息性疼痛，如治疗骨股头坏死症、骨性关节炎的炎性疼痛期、骨髓炎肿胀疼痛期、肥胖人的跟痛症等。

　　骨伤微创临床治疗骨痹证，即现代骨关节病的骨内高压症时，主要采取的是"**中西结合、辨证施治、筋骨并重、内外兼顾、保守微创、局部病变、全身追宗**"的原则。筋骨减压针骨膜旋转减压术，可直接减低骨内压、囊内压，改善骨内与关节内的血液循环，增加骨内、囊内的血氧量，有利于骨关节病变的恢复。治骨病分急性疼痛期和慢性恢复期：①急性疼痛期以水针刀松解关节周围的筋膜结节为主。切开骨关节长期牵拉的韧带，恢复关节的动态平衡。骨内高压胀痛症，应用筋骨减压针三针法旋转减压术。②慢性恢复期以中医中药的补肝肾、强筋骨治疗为主，配合内外结合为辅，如应用筋骨针大粗隆三针法骨膜旋转减压术、水针刀三氧消融术结合中药强筋壮骨汤加减治疗股骨头坏死症；应用筋骨针胫骨粗隆三针法骨膜旋转减压术、水针刀三氧消融术结合中药筋骨康治疗膝关节骨性关节炎；应用筋骨针跟后结节三针法骨膜旋转减压术、水针刀三氧消融术结合中药活血软骨汤加减治疗跟痛症。

第三章 水针刀三针法定位理论

第一节 人体肌筋膜三角区的划分依据

人体动静态的平衡稳定,是依靠骨骼框架的平衡稳定系统——肌腱、韧带及筋膜等软组织,构成许多立体三角区,维系人体的动态与静态平衡稳定。人体软组织立体三角平衡学说,自春秋战国时期,我国的建筑学鼻祖——鲁班将三角平衡原理,运用到古建筑领域,其建筑三角结构的平衡稳定功能,是根据科学的生物力学特点创造发明的,比欧洲建筑三角结构的运用,早一千七百多年,充分体现了我们祖先的聪明智慧,而人体骨骼框架的稳定结构,正是依赖软组织立体三角生物力学的平衡功能而达到人体的动静态稳定,人体软组织自然的立体三角结构,其受力点为人体骨关节周围肌腱、韧带、筋膜的起点,少部分在终止点,这些软组织立体三角区的每个角,为生物力学的凝力点,也是软组织病理损伤点及无菌性炎症的粘连点,为水针刀筋骨三针法的治疗点。

人体的骨骼框架由两百多块骨构成,从头颈部、肩部、肘腕部、胸背部、胸腹部、腰骶部、臀髋部、膝踝部等关节部位,由筋膜、肌腱、韧带相互交叉构成了许多肌筋膜三角区,如枕下三角区,颈旁三角区,颈前三角区,肩胛上三角区,肩胛三角区,胸背三角区,腰肋三角区,腰骶三角区,骶髂三角区,臀髋三角区等,以上这些三角区的三个角,大都是软组织生物力学的凝力点,是软组织病理学损伤点,依照中医经筋区带的走向及腧穴次分布规律,人体骨关节周围的筋膜结节点,软组织损伤点,四肢的筋膜间隙点,肌肉扳机点正是经筋交汇处的腧穴次和关节周围的腧穴次,也是水针刀三针法的治疗点。

根据人体软组织损伤的分布规律,人体软组织肌筋膜三角区,构成了规律性立体三角致痛区,这些致痛区主要分布在人体的颈、肩、腰、背骨突的受力点及四肢关节周围筋膜肌腱韧带的扳机点及起止点等,因此根据软组织立体三角区的病理损伤特点,可以把颈、肩、腰、背、胸、腹及四肢关节的软组织损伤,大致分为几个软组织立体三角区,这些三角区的三个角,为水针刀筋骨三针法的治疗点。

第二节 人体肌筋膜立体三角区的具体划分

一、颈部肌筋膜立体三角的生理病理特点

颈部肌筋膜三角区分为颈后方、颈侧方与颈前方肌筋膜三角区。

颈部筋膜结构复杂、立体三角前后交叉、神经血管交错分布,颈后筋膜损伤最大,三点针

法疗效最佳。

1. 颈后部肌筋膜三角区　主要由颈后浅深筋膜、项筋膜、寰枕后膜、项韧带构成的项部筋膜三角区,浅层肌肉主要为斜方肌在颈背部构成的肌筋膜三角区,三角区应力点为三针法治疗点。主要由颈部浅深筋膜及后群浅层的斜方肌三角区,其应力点在枕外隆突与双侧的肩胛冈中外点构成的肌筋膜三角区;中层肌肉由头夹肌构成的三角区,其应力点在双侧颞骨乳突与颈七棘突构成的倒置三角区;深层肌肉由椎枕肌构成的颈上肌筋膜三角区,三角区的三个点,为后颈力学的应力点、病理学的损伤点,是传统经筋区带的腧穴次点,也是水针刀筋骨三针法的治疗点(图 3-1)。

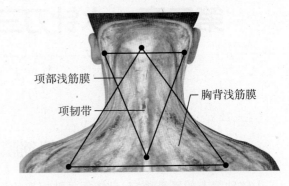

图 3-1　项筋膜三角区

颈部上段深层肌肉主要由椎枕肌构成的肌筋膜三角区,其应力点位于双侧枕骨腱弓与颈二棘突构成的肌筋膜三角区,为水针刀筋骨三针法的治疗点。

2. 颈前部肌筋膜三角区　主要由颈前部浅深筋膜及浅层的颈阔肌、中层的胸锁乳突肌构成了颈前肌筋膜三角区,三角区的三个点由双侧的颞骨乳突和前方胸锁关节胸骨头中点构成;中层是由胸骨舌骨肌、肩胛舌骨肌构成的肌筋膜三角区;颈前上方三角区是由甲状舌骨肌、颏舌肌、二腹肌构成颈前舌骨上肌筋膜三角区;深层软组织区是由颈前直肌、颈前侧肌构成的颈前深层肌筋膜三角区,这些肌筋膜三角区维系了头颈部前方的动静态平衡,同时颈前肌筋膜三角区的三角点为病理学的损伤点,也是颈前三针法治疗点。

3. 颈侧方肌筋膜三角区　主要由颈侧部浅深筋膜、浅层的颈阔肌斜方肌前缘与胸锁乳突肌构成的浅层肌筋膜三角区,三角区的三个点主要应力在颞骨乳突的前下方、肩峰端与胸锁关节的锁骨头;颈侧方肌筋膜三角区由肩胛舌骨肌与胸骨舌骨肌构成,其三角应力点在肩胛骨、肩峰端的前缘与舌骨外下方,颈侧方深层的软组织立体三角区由前、中、后斜角肌构成,达到颈部侧方的动静态稳定,在 $C_{1\text{-}3}$ 横突前结节,颞骨乳突与胸锁关节的锁骨头三角区应力点,为水针刀筋骨三针法的治疗点(图 3-2)。

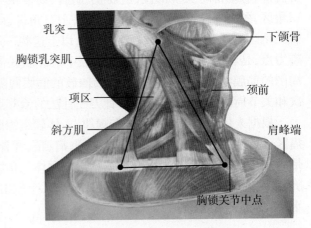

图 3-2　颈侧方中层肌筋膜三角区

二、肩部肌筋膜立体三角区及三针法定位

浅层的肌筋膜三角区,由肩部的浅深筋膜,部分胸外筋膜与部分肩胛背筋膜构成肩胛筋膜三角区。

肩部肌筋膜外层三角区主要由三角肌、肩前肱二头肌、喙肱肌、肩后肱三头肌长头、小圆肌构成。应力点:前方为喙突骨,外侧方为三角肌粗隆,后方为盂下结节,这些点为水针刀筋骨三针法治疗点(图3-3)。

肩部肌筋膜小三角区,由大圆肌、背阔肌、上方的肱二头肌腱止点、后方的冈上肌及冈下肌构成,肌筋膜三角区的应力点为前方的肱骨小结节、上方的肩峰端、后方的肱骨大结节,这些点为水针刀筋骨三针法治疗点。

三、肘部肌筋膜立体三角区及三针法定位

肘部肌筋膜三角区,主要由肘部外侧方伸指肌的附着点外上髁、肘部内侧方屈指肌总腱的附着点内上髁、与肘后方肱三头肌附着点尺骨鹰嘴构成的肌筋膜三角区,其中肱骨外上髁、肱骨内上髁与尺骨鹰嘴为肘关节生物力学的应力点、病理学的损伤点,也是水针刀筋骨三针法的治疗点。

其次是肘前肌筋膜三角区,由肘前筋膜及肱二头肌腱的应力点,肱桡肌与旋前圆肌、肘横韧带构成的肘前上下两个筋膜三角区,为水针刀筋骨三针法的治疗点(图3-4)。

内侧尺副韧带呈三角形,分成前、后、斜三部,分别起自肱骨内上髁前下和尺骨鹰嘴。三部分的纤维互连,成为尺侧的保护网。

肘部外侧方肌筋膜三角区,主要由肘关节外上方的肱骨外上髁(手阳明经筋)、桡侧的腕伸肌、旋后圆肌桡骨上方止点与肱桡肌肱骨上方的起点构成。

四、手腕部肌筋膜立体三角区及三针法定位

手腕部肌筋膜三角区可分为腕前方手掌部与腕后手背部两部分肌筋膜三角区。

腕前手掌部分为两个肌筋膜三角区,主要由桡侧腕屈肌、大鱼际构成手掌桡侧三角区。其次是掌长肌、屈指肌肌腱与小鱼际构成手掌部肌筋膜三角区,为水针刀法及筋骨三针法治疗点(图3-5)。

腕后手背部肌筋膜三角区,主要由拇长伸肌和伸指肌肌腱两群构成。

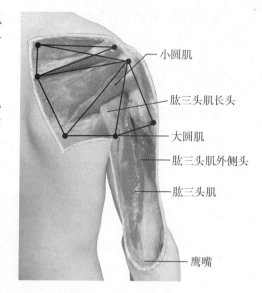

图3-3　肩外筋膜三角区

小圆肌
肱三头肌长头
大圆肌
肱三头肌外侧头
肱三头肌
鹰嘴

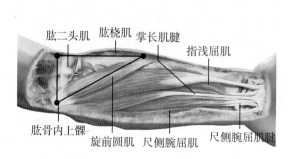

肱二头肌　肱桡肌　掌长肌腱　指浅屈肌
肱骨内上髁　旋前圆肌　尺侧腕屈肌　尺侧腕屈肌腱

图3-4　肘前肌筋膜三角区

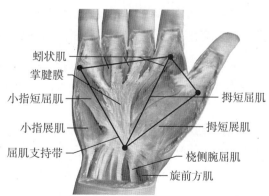

蚓状肌
掌腱膜
小指短屈肌
小指展肌
屈肌支持带
拇短屈肌
拇短展肌
桡侧腕屈肌
旋前方肌

图3-5　手掌部肌筋膜三角区

腕伸肌群:腕关节的主要伸肌为桡侧腕长伸肌、桡侧腕短伸肌和尺侧腕伸肌,其次是指总伸肌。

腕外展(桡侧倾)肌群:腕外展运动主要靠桡侧腕屈肌、桡侧腕长伸肌和桡侧腕短伸肌,其次是拇长展肌、拇短伸肌和拇长伸肌。

五、胸背部肌筋膜三角区及三针法定位

胸背部肌筋膜三角区,筋膜层由项筋膜和颈胸筋膜构成的肌筋膜三角区,其应力点及病理损伤点在颈七棘突与双侧肩胛内上角,为水针刀筋骨三针法的治疗点(图 3-6)。

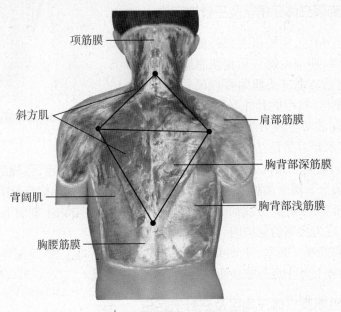

项筋膜

斜方肌

肩部筋膜

胸背部深筋膜

背阔肌

胸背部浅筋膜

胸腰筋膜

图 3-6　胸背部肌筋膜三角区

浅层肌肉主要由斜方肌下部肌层构成的肌筋膜三角区,双侧肩胛冈中外点与胸十一棘突为应力点及病理损伤点,为水针刀筋骨三针法的治疗点。

胸背部双侧外下方由背阔肌、肋间外肌肋脊角构成的胸背左右外下筋膜三角区,其应力点在肩胛下角第十肋软骨与第十二游离肋尖,为生物力学的应力点及生物力学的损伤点,为水针刀筋骨三针法的治疗点。

六、胸部肌筋膜三角区及三针法定位

胸部筋膜三角区:分为左右两个筋膜三角区,由左右浅深筋膜构成,其生物力学应力点及病理损伤点,主要在胸骨柄上缘、剑突点与肋弓下缘,为水针刀筋骨三针法的治疗点(图 3-7)。

胸部浅层肌层三角区由双侧胸大肌构成,其附着点主要在胸骨柄上缘、剑突根部与小结节嵴构成的筋膜三角区,为水针刀筋骨三针法的治疗点(图 3-8)。

中层主要由胸小肌构成肌筋膜三角区,其应力点、病理损伤点在胸1~4肋软骨点与喙突骨,为水针刀筋骨三针法的治疗点。

深层主要由前锯肌、肋间外肌构成肌筋膜三角区,其应力点、病理损伤点在肋弓下缘与

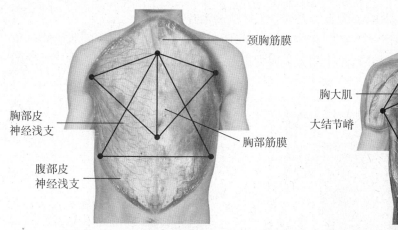
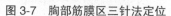

图 3-7　胸部筋膜区三针法定位

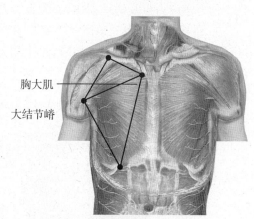

图 3-8　胸大肌筋膜三角区

肩胛骨的前下角,为水针刀筋骨三针法的治疗点。

七、腹部肌筋膜三角区及三针法定位

腹部筋膜三角区分为:腹上筋膜三角区、双侧腹外筋膜三角区及腹下筋膜三角区。

1. 腹上筋膜三角区　由腹直肌、腹外斜肌起止点构成,其应力点、病理损伤点在剑突根部左右游离肋弓中点,为水针刀筋骨三针法的治疗点。

2. 双侧腹外筋膜三角区　主要由左右的腹外斜肌起止点构成,其应力点、病理损伤点在髂嵴、髂前上棘与第10肋软弓下缘,为水针刀筋骨三针法的治疗点。

3. 腹下筋膜三角区　由腹直肌、腹外斜肌起止点构成,其应力点、病理损伤点在双侧髂前上棘与耻骨联合处,为水针刀筋骨三针法的治疗点。

八、腰部肌筋膜立体三角区及三针法定位

1. 腰部筋膜三角区　由腰部浅深筋膜构成,左右十二肋尖与第一骶嵴构成的筋膜三角区,是生物力学应力点及病理损伤点,为水针刀筋骨三针法的治疗点。

2. 腰部外侧肌筋膜三角区　由左右的背阔肌构成,在十二肋尖、腰三横突及髂嵴最高点,是生物力学应力点及病理损伤点,为水针刀筋骨三针法的治疗点。

九、骶部肌筋膜立体三角区及三针法定位

骶部筋膜三角区,由腰骶部浅深筋膜、左右髂嵴最高点与第四骶嵴构成,是生物力学应力点及病理损伤点,为水针刀筋骨三针法的治疗点。

骶部的筋膜三角区是由骶棘肌起点与骶尾韧带附着点构成的肌筋膜三角区,左右髂后上棘与尾骨尖端,是生物力学应力点及病理损伤点,为水针刀筋骨三针法的治疗点(图3-9)。

十、臀肌筋膜立体三角区及三针法定位

1. 臀部筋膜三角区　由臀部浅深筋膜构成,在髂嵴上方、大粗隆与坐骨结节构成的筋膜三角区,是生物力学应力点及病理损伤点,为水针刀筋骨三针法的治疗点。

2. 臀大肌构成的肌筋膜三角区　在骶骨背面、髂嵴上方与大粗隆构成的筋膜三角区,

是生物力学应力点及病理损伤点,为水针刀筋骨三针法的治疗点。

3. 臀部深层肌肉三角区　主要是由臀中肌、梨状肌与深层的臀小肌构成的肌筋膜三角区,髂后上棘、尾骨尖端与大粗隆,是生物力学应力点及病理损伤点,为水针刀筋骨三针法的治疗点(图 3-10)。

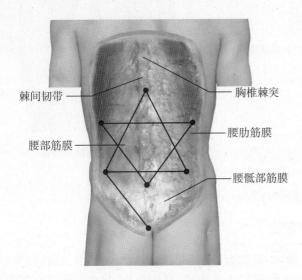

图 3-9　骶尾部三角区

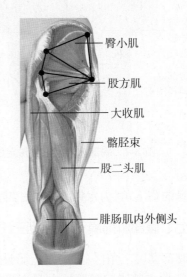

图 3-10　臀后深层肌筋膜三角区

十一、髋部筋膜立体三角区及三针法定位

髋部肌筋膜三角区由股前肌筋膜三角区和股外肌筋膜三角区构成。

1. 股前肌筋膜三角区　由股前内收肌、股四头肌腱与缝匠肌构成,在髂前上棘、耻骨结节及股骨内侧髁上缘,是生物力学应力点及病理损伤点,为水针刀筋骨三针法的治疗点(图 3-11)。

2. 股前深层肌筋膜三角区　主要由髂腰肌构成,在股骨小转子、髂嵴内缘与髂前上棘,是生物力学应力点及病理损伤点,为水针刀筋骨三针法的治疗点。

3. 股外侧肌筋膜三角区　由股外侧的阔筋膜张肌、臀大肌及腹外斜肌髂后上棘构成,在髂前上棘、大粗隆及髂后上棘,是生物力学应力点及病理损伤点,为水针刀筋骨三针法的治疗点。

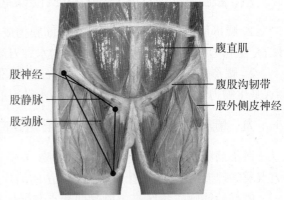

图 3-11　股前肌筋膜三角区

十二、膝关节肌筋膜立体三角区及三针法定位

1. 膝关节前方肌筋膜三角区　主要由浅深筋膜与股四头肌构成,其生物力学应力点及病理损伤点主要在髌骨上缘两侧方,钟表定位法的 3 点、9 点与髌韧带止点,髌韧带附着的胫骨粗隆 6 点构成的肌筋膜三角区,为水针刀筋骨三针法的治疗点(图 3-12)。

2. 膝关节内侧方肌筋膜三角区 主要由股薄肌、缝匠肌与内侧副韧带构成肌筋膜三角区,按钟表定位法在 3 点处,为水针刀筋骨三针法的治疗点(图 3-13)。

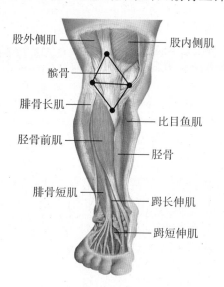

图 3-12 膝关节前方肌筋膜三角区

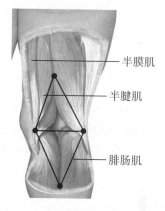

图 3-13 菱形腘窝筋膜三角区

3. 膝关节外侧方肌筋膜三角区 主要由髂胫束与外侧副韧带构成肌筋膜三角区,按钟表定位法在 9 点处,为水针刀筋骨三针法的治疗点。

4. 膝关节后方肌筋膜三角区 主要由外侧的股二头肌与内侧的半腱肌、半膜肌构成的肌筋膜三角区,为水针刀筋骨三针法的治疗点。

十三、踝关节肌筋膜立体三角区及三针法定位

踝关节筋膜三角区 主要由内踝、外踝、跟后结节三点构成,为浅深筋膜、韧带、踝横韧带、分裂韧带及周围肌腱的附着点。三针点:内踝前下方,松解分裂韧带、关节囊;外踝后下 1.5cm,松解关节囊扭伤,跟后筋膜结节,治疗跟腱挛缩症、跟后滑膜炎,构成了踝关节肌筋膜立体三角区,也是踝三针法治疗点。

十四、足底肌筋膜立体三角区及三针法定位

足底筋膜三角区 又称为足跖腱膜韧带三角区,由跖长韧带及跖腱膜起于根骨下结节、止于第一趾骨至第五趾骨,构成跖腱膜韧带三角区。三角区的三个应力点为跟后结节、第一跖趾结节与第五跖趾结节,是生物力学应力点及病理损伤点,为水针刀筋骨三针法的治疗点(图 3-14)。

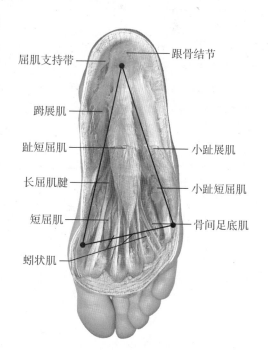

图 3-14 足掌腱膜韧带三角区

第四章 水针刀三氧消融术的临床应用

缺氧乃许多疾病之源,日本医学权威野口英世博士早在 20 世纪 60 年代就着手于临床研究氧气与健康,证明临床上许多疾病大部分是机体组织内氧气缺乏所造成。

应用水针刀在病灶区内注入三氧治疗软组织损伤,治疗脊柱相关性疾病取得了满意效果。

一、概述

三氧(强氧化剂、氧气、臭氧),是一种活性氧,由三个氧原子组成,故称之为 O_3,是一个强氧化剂,常温下半衰期为 20~30 分钟,易分解,比氧气易溶于水。自 1857 年"西门子"发明第一台三氧发生器以来,就开始被用于疾病药疗和保健,到今天已经有一百三十多年的历史。20 世纪 90 年代,三氧治疗颈肩腰腿疼痛性疾病在国外医学界普遍推广,总有效率达到 75%~80%。目前,在德国、法国、意大利、俄罗斯等国,三氧治疗和三氧保健已经成为一个十分兴旺的产业,三氧治疗设备、三氧保健设备等应用非常普遍。2000 年初,三氧疗法在国内逐步推广应用,主要用于颈腰椎间盘突出症的保守治疗,取得了确切的疗效。

水针刀三氧消融术,是笔者应用水针刀三针法,配合腰痛宁松解液结合三氧消融,研究出来的一种微创治疗技术。三氧消融术可以消除无菌性炎症,达到松解椎体周围的软组织结节,针对治疗各种软组织损伤疾病。三氧消融术可以快速溶解椎间盘脱出的胶原物质,以促进炎性物质吸收。腰痛宁松解液具有止血、止痛,改善微循环的作用。配合水针刀的微创三针法定位、八字入路法及旋转分离法,安全有效。因此,水针刀三氧消融术是目前治疗腰椎间盘突出症、软组织损伤病疗效显著的微创技术。

二、作用机制

三氧治疗椎间盘突出症、软组织损伤、颈肩腰腿痛的作用机制主要有以下几个方面:

1. 氧化分解髓核内的蛋白多糖 三氧是一种活性氧,具有强氧化作用,它的氧化能力仅次于氟,常温下其半衰期为 20~30 分钟,注入椎间盘后能迅速氧化髓核内的蛋白多糖,使髓核渗透压降低,水分丢失,发生变性、干涸、坏死及萎缩,使突出的髓核回缩、解除神经根的压迫。

2. 抗炎作用 三氧的抗炎作用则是通过拮抗炎症物质的释放;同时三氧注射在炎性水肿部位具有扩张微血管,改善静脉回流,促进炎性物质的吸收,减轻神经根水肿及粘连,从而达到消除病变组织周围的无菌性炎症的作用。

3. 三氧的抗感染抗病毒作用　三氧通过与体液反应产生过氧化氢,防御并杀死细胞及病毒。过氧化氢可穿透细菌和病毒的蛋白质膜,破坏膜的保护,导致细胞膜变硬易碎;还可穿过细胞膜,破坏病毒和细菌的 DNA;通过它的强氧化作用断裂细胞膜来杀灭细菌及病毒。另外,三氧能刺激机体白细胞增殖,增强粒细胞的吞噬功能,刺激单核细胞的形成,激发其免疫细胞发挥作用,并能促进白细胞产生干扰素,产生杀菌抗炎作用。

4. 镇痛作用　三氧的镇痛作用类似于"化学针灸"的作用,能刺激中间神经元释放脑啡肽等物质,从而达到镇痛目的,同时三氧注射在病变部位后,短时间内快速促进炎性物质吸收,达到治疗疼痛的作用。

5. 三氧能够调节免疫系统　激活免疫活性细胞,促进细胞因子的释放,增强机体免疫力。而干扰素和肿瘤坏死因子是抗感染和肿瘤的重要因子。

6. 抗粘连、抗复发作用　三氧具有快速分解吸收突出髓核胶原蛋白物质,促进椎间孔神经根周围炎性脂肪组织及椎周软组织炎性物质的吸收。因而,具有抗粘连、抗复发作用。

7. 水针刀的松解分离功能　水针刀对软组织损伤及颈腰椎病变治疗,按三点安全入路法,可直接松解分离病变软组织结节,解除神经根的压迫,消除疼痛,恢复机体动态平衡。

8. 注射磁化松解液　系列磁化松解液,不仅具有止血镇痛,消除无菌炎症作用,而且还有抗过敏、抗粘连、抗复发作用。

三、水针刀三氧消融术与其他脊柱微创技术入路定点与适应证对比

水针刀三氧消融术与其他脊柱微创技术的对比见表 4-1。

表 4-1　水针刀三氧消融术与其他脊柱微创技术入路定点与适应证对比

	颈椎穿刺部位	腰椎穿刺部位	适应证
水针刀三氧消融术	侧方:间孔外口 前方:鞘膜间隙	侧隐窝;安全三角区;骶后孔	轻中度间盘突出、术后综合征
胶原酶溶核	鞘膜间隙、硬膜后间隙入路	小关节内侧缘入路,间孔外口安全三角入路(盘内)	轻中度间盘突出对部分髓核脱出者有效
椎间盘镜	鞘膜间隙入路	棘突旁患侧入路	重度椎间盘突出症、轻度脱垂、根管、椎管狭窄症
经皮切吸	鞘膜间隙入路	间孔外口 安全三角入路	包容性轻中度椎间盘突出症
PLDD	鞘膜间隙入路	间孔外口安全三角入路	包容性、高张力性轻中度椎间盘突出症
全纤维环成型术	未开展	侧隐窝,间孔外口安全三角入路	椎间盘源性腰痛
射频消融髓核成型术	鞘膜间隙入路	间孔外口安全三角入路	轻中度包容性间盘突出症
IDET	鞘膜间隙入路	间孔外口安全三角入路	盘源性腰痛
射频热凝疗法	鞘膜间隙入路	侧隐窝入路	包容性、高张力性轻中度椎间盘突出症

四、氧气注射的注意事项

1. 必须严格无菌操作。
2. 注氧前必须回抽看有无回血,严防将气体注入血管内。
3. 严格掌握水针刀的深度,严防刺入胸腔,造成气胸。
4. 必须熟悉内脏的解剖部位,防止刺伤内脏。

五、水针刀三氧融盘术注射要领

适应软损颈腰痛,无菌注射为要领。
定位浓度量选准,三点椎管入路清。
注前回抽防栓塞,注后按揉去病宗。

六、主要适应证

1. 颈、腰椎间盘突出症。
2. 颈、腰椎术后综合征。
3. 颈椎病、肩周炎、各种软组织损伤、颈肩腰腿痛。
4. 四肢关节疼痛、外伤后遗症、脊柱炎、风湿性关节炎等。
5. 股骨头坏死症。
6. 妇科盆腔炎、妇科阴道炎、产后盆腔综合征等疑难病。
7. 慢性肠炎、结肠炎、肛肠病。
8. 前列腺炎、膀胱炎等。
9. 带状疱疹、褥疮、皮肤溃烂。

七、禁忌证

1. 全身感染发热。
2. 凝血功能障碍如血有病、血小板减少症。
3. 严重心脑肾病变。
4. 甲状腺功能亢进。

水针刀三氧消融微创新技术,具有微创伤、痛苦小、抗复发的优点,对急性腰腿痛患者,这是目前国内外腰椎间盘突出症、颈肩腰腿疼痛,具有临床应用价值,安全可靠的保守疗法。

第五章 用药原则与常用药物

一、药物选择条件

1. 易吸收且无毒、副作用。
2. 选择相应药物治疗相应疾病。

二、用药原则

合理用药,配伍简练,用量适当,注射轻巧。

三、药物配方

临床上常用的注射配方为:

软组织损伤配方:利多卡因 2~3ml、三七针 2~4ml、麝香针 2~4ml、维生素 B_{12} 注射液 1000μg。

风湿病配方:利多卡因 2~3ml、雪莲针 2~4ml、维生素 B_{12} 注射液 1000μg。

骨性关节炎配方:利多卡因 2~3ml、复方骨肽针 2~4ml、胎盘组织液 2~4ml。

疼痛病配方:利多卡因 2~4ml、亚甲蓝 2mg、维生素 B_{12} 注射液 1000μg。

四、常用药物

(一)局麻类药

1. 利多卡因

成分:本品主要成分为盐酸利多卡因。辅料为:氯化钠、注射用水。

功能:局麻药,具有起效快,弥散广,穿透性强,安全范围较大,在不加肾上腺素时,其最大安全剂量是 200mg。

用途:用于局部麻醉、神经阻滞、星状神经节阻滞、硬膜外阻滞、骶管疗法等。

用法用量:水针刀疗法,每次 5~10ml,一般不超过每次 30mg。

注意事项:孕妇、乳母慎用。心、肝功能不全者,应适当减量。

2. 罗哌卡因

成分:本品主要成分为盐酸罗哌卡因。本品使用的辅料包括:氯化钠,盐酸 / 氢氧化钠和注射用水。

功能:外科手术麻醉和急性疼痛控制。

用法用量:0.5%~1% 用于区域阻滞麻醉和硬膜外麻醉,常用浓度为 0.75%,一次最大剂量为 200mg。

(二) 软组织损伤常用药

1. 透明质酸酶

规格：每支 1500U。

功能：能暂时降低细胞间质黏性，使局部渗出液或漏出液易于扩散吸收。

用途：用于皮下注射，加速局部麻醉药吸收，治疗脑血管缺血性疾病，促进外伤及手术后水肿或血肿的吸收，促进尿路造影对比剂的吸收等。

用法用量：水针刀微创技术，每次 500~1000U。

注意事项：本品不能做静脉注射，水溶液不稳定，需临用前配制，感染及肿瘤部位禁用。

2. 透明质酸钠

主要成分：从鸡冠中提取的物质，也可通过乳酸球菌发酵制得，为白色或类白色颗粒或粉末，无臭味，干燥时，氮含量为 2.8%~4.0%，葡萄糖醛酸含量为 37.0%~51.0%。

功能：抑制疼痛，润滑保护骨膜、解痉消肿。

用途：用于润滑及保护软骨面等，治疗老年变形性膝关节病。

用法用量：每次 0.2~0.5ml，缓慢注入关节囊。

注意事项：本品勿与含苯扎氯铵（洁尔灭）的药物接触，以免产生浑浊。遮光密闭、2~8℃下保存。

3. 胎盘组织液

主要成分：人胎盘组织经酸水解后的混合物。

功能：能刺激并增强网状内皮系统功能，提高抗体白细胞。

用途：用于治疗虚证、视神经萎缩等。骨伤科应用可消除肌纤维粘连、软化瘢痕组织，具有确切疗效，内含有未提取现有丙种球蛋白。

用法用量：水针刀微创技术，每次 1~2ml，每日 1 次，12 次 1 个疗程。

4. 肌生注射液

主要成分：红参、麦冬、五味子。

功能：滋补强壮，镇静、镇痛、活血通络。

用途：主要用于各种软组织损伤，各种肌腱炎、颈肩腰腿痛；风湿、类风湿关节炎等。

用法用量：水针刀微创技术，每次 2~4ml。

(三) 维生素类及神经营养类

1. 维生素类

(1) 维生素 B_1 注射液

主要成分：维生素 B_1。

功能：能维持心脏、神经及消化系统的正常功能，促进碳水化合物在人体内的代谢。

用途：用于多发性神经炎、周围神经炎、中枢神经损伤、心肌炎、营养和消化不良、遗精、阳痿及直肠脱垂等。

用法用量：水针刀微创技术，每次 50mg 或 100mg。

注意事项：过敏性体质者慎用。

(2) 维生素 B_{12} 注射液

主要成分：维生素 B_{12}。

功能：参与核蛋白合成、甲基的转换、保持 -SH 基的活性，髓鞘脂蛋白的合成及保持功能的完整性。具有营养神经,减少神经根部的有害刺激,促使局部病灶区水肿及炎症吸收,其色素具有一定的局麻作用,主要与影响钠通道作用有关。

用法用量:水针刀微创技术,每次 0.5~2ml。

注意事项:可致过敏反应,甚至过敏性休克,不宜滥用。痛风患者使用本品可能发生高尿酸血症。治疗巨细胞贫血,在起始 48 小时宜查血钾,以防止低钾血症。

(3)醋酸维生素 E 注射液

主要成分:本品为醋酸维生素 E 的灭菌油溶液,每 1ml 内含 5mg。

功能:抗氧化作用。

用途:用于治疗肌营养不良,肌萎缩性脊髓侧索硬化,水针刀微创技术,用于治疗颈椎骨质增生型为主的颈椎病、腰腿痛。

用法用量:醋酸维生素 E1ml 加电兴奋感应电流,强度为 10~20V,水针刀微创技术,每次 20~40mg。

注意事项:大量维生素 E 可致血清胆固醇及血清甘油三酯浓度升高。对维生素 K 缺乏而引起的低凝血酶原血症及缺铁性贫血患者,应谨慎用药,以免病情加重。

(4)维丁胶性钙

主要成分:本品为维生素 D_2(骨化醇)油的胶性钙混合的一种乳白色无菌乳浊液。

功能:参与钙磷代谢,促进肠道钙磷吸收,有利于骨骼形成,促进骨肌质钙化。

用法用量:水针刀微创技术,每次 1~2ml。

注意事项:维丁胶性钙注射液,还很少有口服的报道,也无科学的理论依据,不宜口服。

2. 神经营养类

(1)神经妥乐平注射液

主要成分:牛痘疫苗接种家兔炎症皮肤提取物。

功能:营养神经,改善微循环,缓解疼痛。

用途:腰痛痛、颈肩腕综合征、症状性神经痛,皮肤疾病(湿疹、皮炎、荨麻疹)伴随的瘙痒、过敏性鼻炎。

用法用量:水针刀治疗每次注射 3.6~7.2U(1~2 支)。

注意事项:与安定注射剂或盐酸阿米替林注射剂混合时,会产生沉淀,故不宜混合配伍。

(2)神经生长因子注射液

主要成分:本品主要成分系从小鼠颌下腺中提取的神经生长因子,是一种分子量为 26.5kD 的生物活性蛋白。

功能:可促进神经细胞的生长和分化成熟,促进受损伤的神经纤维再生和神经元突起的再生,提高神经细胞的代谢水平,促进受损伤神经细胞和神经纤维的功能恢复。

用法用量:每次 30μg,每日 1 次,3~6 周为 1 个疗程。

(四)抗炎镇痛药及其他镇痛药

1. 抗炎镇痛药

(1)吡罗昔康注射液

主要成分:吡罗昔康。辅料为 EDTA-2Na、硫代硫酸钠、活性炭、注射用水。

功能:镇痛、消肿等,治疗关节炎时,疗效与吲哚美辛、阿司匹林、萘普生相似。

用法用量:水针刀治疗,每次注射,成人一次 10~20mg,一日 1 次。

不良反应:恶心、胃痛、食欲缺乏及消化不良等胃肠反应最为常见。对本品过敏、消化性溃疡、慢性胃病患者禁用。

注意事项：对阿司匹林或其他非甾体抗炎药过敏的患者，对本品也可能过敏。下列情况应慎用：①有凝血机制或血小板功能障碍时；②哮喘；③心功能不全或高血压；④肾功能不全；⑤能抑制血小板聚集，作用比阿司匹林弱，但可持续到停药后2周，术前和术后应停用。

（2）美索巴莫注射液

主要成分：美索巴莫。

功能：中枢性肌肉松弛剂，对中枢神经系统有选择作用，特别对脊椎中神经元作用明显。抑制与骨骼痉挛有关的神经突触反射，有抗士的宁和电刺激所致惊厥的作用，并有解痉、镇痛和抗炎作用。

功能：用于关节肌肉扭伤、肌肉劳损、坐骨神经痛等症。

用法用量：肌肉缓慢注射。一次0.3~0.5g。

2. 其他镇痛药

（1）盐酸曲马多注射液

用途：用于骨折或术后疼痛等各种急、慢性疼痛，癌症疼痛。

用法用量：可静注、缓慢注射或稀释于输液中滴注、肌注或皮下注射给药，每次50~100mg，必要时可重复给药。每日剂量不得超过400mg。

不良反应：偶见出汗、嗜睡、头晕、恶心、呕吐、眩晕、口麻、食欲缺乏及排尿困难等。肾、肝功能不全者慎用。

注意事项：肾、肝功能不全者、心脏疾患者酌情减量使用或慎用。须特别注意：如果用量大大超过推荐剂量时，则呼吸抑制的可能性不能排除。合并应用其他中枢抑制药物时亦可发生这种情况。长期使用不能排除产生耐药性或药物依赖性的可能。

（2）亚甲蓝

主要成分：3,7-双(二甲氨基)吩噻嗪-5-翁氯化物，又称亚甲基蓝、次甲基蓝、次甲蓝、美蓝、品蓝，是一种芳香杂环化合物。

功能：解毒、止痛、抗肿瘤作用。

用途：用于局部止痛，治疗三叉神经痛，顽固性呃逆，神经性皮炎，口腔溃疡，高铁血红蛋白血症与氧化物中毒等。

用法用量：水针刀微创技术，每次2~5mg。

注意事项：本品不宜做蛛网膜下腔及鞘内注射，以免发生神经根损害。肝肾功能不全者慎用，因其经肝肾脏排泄。

（3）654-2

主要成分：消旋山莨菪碱。

功能：为阻断M胆碱受体的抗胆碱药，作用与阿托品相似或稍弱，可使平滑肌明显松弛，并能解除血管痉挛(尤其是微血管)，同时有镇痛作用，但扩瞳和抑制腺体(如唾液腺)分泌的作用较弱，且极少引起中枢兴奋症状。

用途：主要用于解除平滑肌痉挛，胃肠绞痛、胆道痉挛以及急性微循环障碍及有机磷中毒等。

用法用量：水针刀微创技术，每次局部注射3~5mg。

注意事项：反流性食管炎、重症溃疡性结肠炎慎用；急腹症诊断未明确时，不宜轻易使用；夏季用药时，因其闭汗作用，可使体温升高。

(五) 糖皮质激素类

1. 倍他米松注射液

功能:抗炎、抗过敏。

用途:用于治疗肌肉骨骼和软组织疾病,颈椎病、风湿、类风湿关节炎等。

用法用量:水针刀微创技术,治疗一般1~2ml。关节内注射:大关节(膝、髋、肩)1~2ml/次,中等关节(肘、腕、踝)0.5~1ml/次,小关节(足、手、胸)0.25~0.5ml/次。

注意事项:长期较大剂量应用,会出现满月脸、水牛背、向心性肥胖、皮肤菲薄而有紫纹、肌肉萎缩无力、骨质疏松、高血糖、糖尿病、高血压、低血钾、闭经,女性男性化如多毛、长胡子,诱发精神病、诱发糖尿病、诱发高血压、诱发胰腺炎,戒断综合征(肌痛、肌强直、关节痛等)。

2. 曲安奈德注射液

主要成分:醋酸曲安奈德。

功能:用于关节痛、肩周围炎、腱鞘炎、急性扭伤、慢性腰腿痛等。

用法用量:水针刀微创技术,一般2.5~5mg,一日不超过30mg,一周不超过75mg。

注意事项:遮光,密闭保存。

(六) 活血化瘀、通经活络类

1. 复方当归注射液

主要成分:当归,川芎,红花。

功能:活血化瘀、舒筋通络。

用途:用于各种急慢性劳损、关节疼痛、外伤性截瘫、小儿麻痹后遗症等。

用法用量:水针刀微创技术,每次2~4ml。

注意事项:有出血倾向者及妇女月经过多者慎用。

2. 复方川芎注射液

主要成分:川芎,秦艽,苍术。

功能:活血、化瘀、祛痰、行气、镇痛、镇静、通经。

用途:用于治疗头痛眩晕、月经不调、风湿性腰腿痛。

用法与用量:水针刀微创技术,每次2~4ml。

3. 复方三七注射液

主要成分:三七,枸杞子,当归。

功能:活血止痛。

用途:用于治疗风湿性关节炎、慢性腰腿痛、跌打损伤等。

用法与用量:水针刀微创技术,每次2~4ml。

4. 复方丹参注射液

主要成分:本品为棕色透明溶液,每ml含丹参、降香相当于生药各1g。

功能:活血化瘀、理气开窍。

用途:穴位注射用于治疗颈椎病。

用法与用量:水针刀微创技术,每次2~4ml。

5. 通络注射液

主要成分:威灵仙。

功能:活血通络。

用途:用于治疗关节炎、腰腿痛。

用法与用量:水针刀微创技术,每次 2~4ml。

(七) 醒脑开窍,通经活络类

1. 麝香注射液

主要成分:人工麝香、郁金、广藿香、石菖蒲、冰片、薄荷脑。

功能:豁痰开窍、醒脑安神。

用途:用于痰热内闭所致的中风昏迷。

用法用量:水针刀微创技术,每次 2~4ml。肌内注射,一次 2~4ml,一日 1~2 次。

注意事项:本品如产生浑浊或沉淀不得使用。本品为芳香性药物,开启后立即使用,防止挥发。

2. 脉络宁注射液

主要成分:玄参、石斛、牛膝、金银花、党参等。

功能:通经活络、活血化瘀。

用途:主要用于脑血管意外后遗症,如脑血栓形成、脑栓塞、血栓性静脉炎、动脉硬化。

用法与用量:水针刀微创技术,每次 0.5~1ml。

注意事项:静脉滴注时,初始速度应缓慢,观察 15~20 分钟,并注意巡视。临床使用发现不良反应时,应立即停药。本品出现混浊、沉淀、颜色异常加深等现象则不能使用。

3. 天麻素注射液

主要成分:天麻素。

用途:用于神经衰弱、神经衰弱综合征及血管神经性头痛等症(如偏头痛、三叉神经痛、枕骨大神经痛等),亦可用于脑外伤性综合征、眩晕症如梅尼埃病、药性眩晕、外伤性眩晕、突发性耳聋、前庭神经元炎、椎基底动脉供血不足等。

用法用量:水针刀微创技术,每次 0.2~0.6mg。

注意事项:本品易发生过敏,用时慎重,当药品性状发生改变时禁止使用。

4. 清开灵注射液

主要成分:胆酸、猪去氧胆酸、水牛角(粉)、黄芩苷、珍珠母(粉)、栀子、板蓝根、金银花。

功能:清热解毒、化痰通络、醒神开窍。

用途:用于热病神昏、中风偏瘫、神志不清,亦可用于急慢性肝炎、上呼吸道感染、肺炎、高烧以及脑血栓形成、脑出血见上述证候者。

用法用量:1 支注射剂 2ml。水针刀微创技术,每次 2~4ml。

注意事项:有表证恶寒发热者、药物过敏史者慎用。本品如产生沉淀或浑浊时不得使用。如经输液稀释后,出现浑浊亦不得使用。清开灵注射液应在使用时临时配制,必须在 4 小时以内滴注完毕。

(八) 祛风除湿、通络类

1. 雪莲注射液

主要成分:该药主要由中药雪莲内提取所制成的无色透明液体。

功能:除风湿散寒、强筋壮骨、活血通络。

用途:主要用于体质虚弱,各种软组织损伤、腰腿痛、骨质增生、风湿、类风湿关节炎、肌腱炎等。

用法用量:水针刀微创技术,每次 1~2ml。

2. 风湿宁注射液

主要成分:大风艾、马风松叶、毛麝香。

功能:祛风去湿、活血散瘀、舒筋止痛。

用途:用于风湿痛、关节炎、跌打伤痛。

用法与用量:水针刀微创技术,每次 2ml。

注意事项:过量使用可导致平滑肌松弛,心脏及呼吸肌抑制等,勿过量使用。谨慎与其他药品联合注射,如确需联合注射其他药品时,应谨慎考虑中药注射剂与其他药品注射的间隔时间以及药物相互作用。

3. 伊痛舒注射液

主要成分:细辛、当归、川芎、羌活、独活、防风、白芷。

功能:祛风散寒胜湿,活血祛瘀镇痛。

用途:用于多种原因引起的头痛,牙痛,神经痛,风湿痛及肌纤维炎,骨关节、胃肠、胆、肾疾患等引起的疼痛。按中医辨证用药,尤其对寒邪和瘀血所致的痛证有较好的效果。

用法用量:肌内注射或穴位注射,一次 2~4ml,一日 1~2 次,小儿酌减。

4. 当归寄生注射液

主要成分:当归、寄生。

功能:散风活血。

用途:治疗风湿性关节炎。

用法与用量:水针刀微创技术,每次 2~4ml,每日或隔日 1 次。

5. 威灵仙注射液

主要成分:威灵仙。

功能:祛风除湿、舒筋通络、镇痛。

用途:用于治疗各种风湿痛、腰肌劳损、急性腰损伤、风湿性关节炎、坐骨神经痛、肥大性脊椎炎、肩周炎等症。

用法用量:水针刀微创技术,每次 2~4ml。

6. 正清风痛宁注射液

主要成分:盐酸青藤碱。

功能:镇痛消炎。

用途:用于各类急、慢性关节炎及类风湿关节炎。

用法用量:水针刀疗法,每次 2~4ml。

7. 复方骨肽注射液

主要成分:有机钙、磷、无机钙、无机盐、微量元素、氨基酸等。

功能:祛风胜湿,强筋壮骨。

用途:骨折,髋关节骨关节炎,类风湿关节炎,风湿性关节炎。

用法用量:肌内注射。一次 2~4ml,一日 1 次。

注意事项:对本品过敏者、严重肾功能不全者及孕妇慎用。

8. 骨宁注射液

主要成分:多肽或蛋白质。

功能:活血化瘀、消肿止痛。

用途:用于治疗各型骨质增生和骨刺。

用法用量：水针刀微创技术，每次 4~6ml。

9. 金葡素注射液

用途：骨折、骨折愈合延迟或不愈合，骨质疏松症、骨坏死症。亦用于升高白细胞，为化疗辅助用药等。

用法用量：注射液：1~2ml。水针刀注射，每点 0.5~1ml，每次 2ml，1~6 日注射 1 次，5~6 次为 1 个疗程。

不良反应：局部肿胀感、疼痛、发热等。

注意事项：严禁静脉注射。孕妇、对本品过敏者禁用。心脏、肝肾功能损害者慎用。

10. 益赛普注射液

主要成分：含重组人Ⅱ型肿瘤坏死因子受体 - 抗体融合蛋白（rhTNFR：Fc）、三羟甲基氨基甲烷等。

功能：适用于中度及重度活动性类风湿关节炎、强直性脊柱炎患者。

用法用量：有两种规格：每支 12.5mg 和每支 25mg。水针刀注射每次 25mg，每周 2 次，每次间隔 3~4 天。注射前用 1ml 注射用水溶解，溶解后密闭环境可于 2~8℃冷藏 72 小时。

注意事项：不良反应有头痛、眩晕、皮疹、失眠、血压升高、发热、困倦、面部肿胀、转氨酶升高等。败血症、活动性结核病患者、对本品过敏者禁用。

第六章 水针刀微创技术注意事项

第一节 如何提高疗效,规避医疗风险

1. 术前医患沟通,是提高水针刀诊疗效果的保障 作为水针刀临床医师,如何消除患者的恐惧心理,取得患者的积极配合治疗。医患沟通是必须掌握的方法。沟通是医患之间的心灵桥梁,沟通是维系医患之间的纽带,成功完美的沟通是患者接受水针刀治疗的前提,是提高疗效的保障,同时也是减少医疗纠纷、规避医疗风险必要措施之一。胆大心细的诊断,幽默的谈吐,形象的比喻,完美的旁敲侧击,给患者树立治愈的信心,可以说完美巧妙的沟通与医生的诊疗技术同样重要。

2. 微细解剖是水针刀微创技术的基础 作为水针刀医师,没有扎实的解剖基础,雄厚的理论,娴熟的刀法,微创治疗等于盲人瞎马,易于造成神经血管或内脏的损伤。规范的入路点,是规避风险的保障。

3. 危险区的划分,是水针刀微创技术安全的保障 通过多年的临床实践与教学,结合三维解剖,总结出了"水针刀及筋骨三针法定位",将人体划分出了"危险区"。为规避医疗风险奠定了基础。

这些危险区大部分是关节的屈侧面,为神经血管分布密集部位或内脏解剖的体表对应部位。因此在针刀微创治疗时,要严格掌握进针的方向、角度,避免盲目的提插切割,以防止损伤神经血管及内脏。

4. 方向决定安全 明确微创水针刀进针时,不仅要避开神经血管,而且要严格掌握进针的方向、角度和深度。避免损伤内脏,尤其是在颈椎上段,颈椎侧方及前方,胸椎侧方,胸腹腔周围等。要严格掌握水针刀的方向、角度和深度。

5. 细节决定成败

(1) 进针方面:要注意季节对疗效的影响。

水针刀在进针方面,冬季进针比夏季要深 0.3~0.5cm。

在针法方面,冬季针法松解要比夏季针法重,松解的力度大。因为冬季人体的脂肪组织即浅筋膜相应要增厚,夏季,人体能量的大量消耗代谢加快,脂肪纤维组织相应变薄。

气候对疗效的影响:水针刀在阴雨季节治疗后,要应用红外线照射,以促进炎性物质的吸收,驱除寒冷因素的侵袭,晴天术后就不一定要应用红外线照射了。

客观环境(因素)对疗效的影响:水针刀微创针法治疗时,北方人比南方人刀法重,进针深、分离力度大。因为南方人脂肪层较薄,神经根鞘膜周围脂肪保护层少,所以痛觉神经较北方人敏感。

治疗效果是否显著,与临床医师针法操作是否规范、灵活、准确,有着直接关系。

(2) 音乐疗法的应用:音乐与水针刀筋骨针法相合,多年来,在水针刀治疗学领域被广泛应用。音乐不仅有助于减轻患者的紧张状态,消除恐惧心理,而且能够减轻患者肌筋膜紧张,具有镇痛镇静、调解中枢神经作用,从而提高了治疗效应,能够有效地防止各种并发症的出现,规避医疗风险。

(3) 三杯水疗法的应用:水是生命之源,中国水文化历史源远流长,中国人背山面水而居,遇水而安,水能修身养性、万物遇水而平。水能镇静镇痛,多年来水针刀针法结合三杯水疗法,既提高了治疗效应,又大大降低了医疗风险。治疗前饮一杯,治疗中饮一杯,治疗后饮一杯,尤其对老年体弱合并心脑血管病及术前精神紧张的患者,可以稳定内环境,改善微循环,增加脑部血流量及冠状动脉血流量。

第二节 治疗危险区的划分

方向决定安全,明确微创水针刀进针时,不仅要避开神经血管,而且要严格掌握进针的方向、角度、深度、刀法及药物用量。为避免内脏及神经血管损伤,水针刀微创技术将人体重要的内脏对应部位及神经血管密集部位划分治疗危险区。如寰枕关节、椎板间隙、颈前三角区、颈旁三角区、肺尖投影区、肾脏投影区、肘前三角区、股前三角区等。

一、颈部危险区

1. 颈上危险区 颈上危险区位于寰枕间隙,颈二棘突与枕外隆突连线的中点,深在结构是颈、髓交接处。该区禁止垂直进针,垂直提插、切割(图 6-1)。

2. 颈中危险区 又称椎板间隙。位于棘突旁开 1.5cm 至关节突关节。该区禁止向内上进针,防止伤及颈髓。

3. 颈下危险区 位于颈七棘突下水平线旁开 3cm 以外至 6.5cm 以内的三角区内。该区内分布有肺尖部、副神经、迷走神经。该区禁止向内下进针过深,防止损伤肺尖部及神经血管丛(图 6-2)。

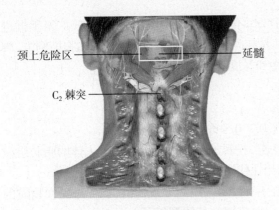

图 6-1 颈上危险区

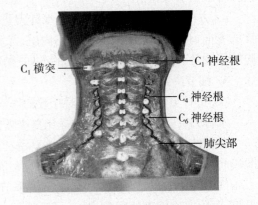

图 6-2 颈下危险区

4. 颈旁危险区 位于棘突旁开 3.5cm 以外的横突旁,颞乳突与下颌角连线的纵行带状区,该区主要分布有颈丛神经、臂丛神经及椎旁动静脉。该区慎重提插、切割,防止损伤神经血管丛;该区椎间孔旋转入路时,按水针刀三点安全定位法入路(图6-3)。

5. 颈前危险区　上至舌骨水平线,下至胸锁关节中点,外至胸锁乳突肌肌内缘的倒置三角区。该区主要分布有内脏鞘及动脉鞘,还有气管、食管、颈总动脉、颈内静脉、迷走神经、膈神经、喉返神经等。该区禁止提插、切割;进针时可用双指弹拨分离法入路(图6-4)。

6. 枕下危险三角区　由头后大直肌、头上斜肌、头下斜肌围成的三角区,内有枕大神经、枕小神经、椎动脉。该区禁止向内上进针。禁止提插、切割(图6-5)。

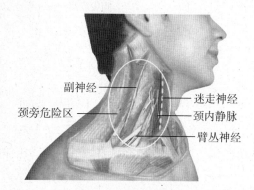

图6-3　颈旁危险区

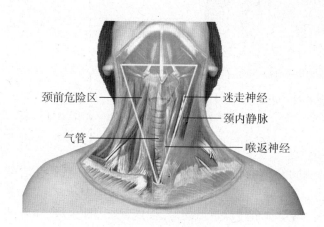

图6-4　颈前危险区

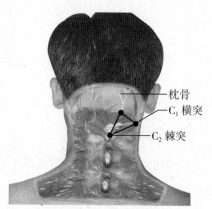

图6-5　枕下危险三角区

颈部危险区歌诀

颈上寰枕莫直穿,枕下三角宜向前。
椎板间隙莫内上,关节纵切是关键。
颈下前下是肺尖,向后进针最安全。
颈旁神经与血管,三点针法宜旋转。
颈前治疗危险区,内脏动脉鞘之间。
弹剥进针有技巧,旋转松解奇效见。

二、胸部危险区

1. 胸上危险区　背部的胸上危险区位于颈七棘突与肩峰端连线的中点,颈七棘突下旁开3.5cm~6.5cm为肺尖部的投影,内有肺尖部、副神经、迷走神经穿出,该区禁止向前内下进针过深,防止损伤肺尖部及神经血管丛。

2. 胸旁危险区　胸椎棘突间旁开3.5cm,深层结构对应上下椎肋关节线,其外侧方位于胸腔内缘,因此禁止垂直进针,宜向内上60°角进针,应用旋转分离法安全(图6-6)。

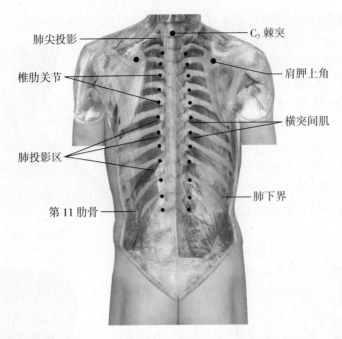

肺尖投影

椎肋关节

肺投影区

第 11 肋骨

C₇ 棘突

肩胛上角

横突间肌

肺下界

图 6-6　胸旁危险区

三、腰部危险区

1. **腰上危险区**　位于胸腰关节两侧肋脊角处,为肾脏投影区,是水针刀及筋骨针法微创入路的危险区。其定位法:左侧:T_{11}~L_2 棘突旁开 2.5~7.5cm;右侧:T_{12} 棘突上缘至 L_3 棘突上缘,旁开 2.5~7.5cm。该区微创入路时,避免垂直过深进入腹腔,损伤肾脏(图 6-7)。

2. **腰中危险区**　位于腰椎棘突旁开 1~1.5cm 以内,该区为腰椎椎板间隙线,微创入路时,避免透过竖脊肌、黄韧带,直达椎管内蛛网膜下腔,易损伤脊髓。因此微创入路时,避免向内上穿刺(图 6-8)。

3. **腰旁危险区**　位于腰椎小关节外侧方,即椎间孔外口后缘,该区是脊神经及椎间动静脉出入椎管内投影部位,水针刀微创入路时避免纵行提插切割,容易损伤脊神经及椎间动

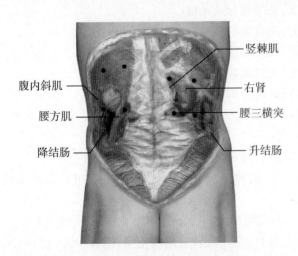

腹内斜肌

腰方肌

降结肠

竖棘肌

右肾

腰三横突

升结肠

图 6-7　腰上危险区

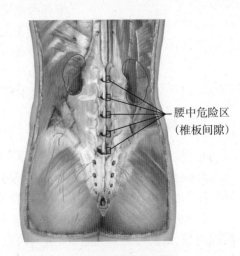

腰中危险区
(椎板间隙)

图 6-8　腰中危险区

静脉。因此,微创入路时,以内上八字入路法,以达到安全治疗目的。

第三节　适应证、禁忌证与注意事项

一、适应证

1. 各种慢性软组织损伤,如肩胛提肌损伤、菱形肌损伤、腰肌劳损等。
2. 外伤后遗症、术后综合征,如颈椎术后综合征、腰椎术后综合征等。
3. 各种肌腱炎、筋膜炎、滑囊炎。
4. 神经卡压综合征,如臀上皮神经卡压综合征、梨状肌卡压综合征等。
5. 骨关节增生性疾病、退行性病变,如膝关节骨性关节炎、跟骨骨刺等。
6. 骨关节缺血坏死性疾病,如股骨头坏死症等。
7. 风湿、类风湿关节炎、强直性脊柱炎性、痛风等。
8. 各种神经痛,如枕神经痛、肋间神经痛、坐骨神经痛等。
9. 脊柱相关性疾病,如颈源性头痛,颈源性眩晕,颈源性心脏病等。

二、禁忌证

水针刀微创技术作为一种中医微创技术,有一些原则性的禁忌证,主要有:
1. 全身感染发热性疾病。
2. 凝血机制不全者,如血友病、血小板减少症。
3. 施术部位有红、肿、热、痛或有深部脓肿。
4. 严重心、脑、肾疾患者。
5. 传染性疾病如骨结核、梅毒等。
6. 体内恶性病变,如骨癌、淋巴瘤等。

三、注意事项

1. 严格无菌操作。一次性水针刀开启即可使用;对于可重复使用水针刀针具,要高压灭菌消毒。
2. 掌握治疗点处局部血管神经的走行与分布,进针时与血管、神经平行,严格按水针刀危险区划分,严防损伤血管神经。
3. 逐层体会针刀下的感觉,鉴别是病变组织还是正常软组织,在不超过病灶范围,不超过病灶层次的要求下,进行针法松解治疗。
4. 治疗阳性结节时,应在原位按压,不可将阳性结节推到一旁,必须固定后方可进针刀。
5. 水针刀注射药物要单纯,注意药物的适应证。
6. 对于年老体弱者,取治疗点宜少而精。
7. 孕妇不宜在腹部针法治疗。
8. 个别年老体弱患者,若出现头晕、心慌、面色苍白等反应,应立即出针,按晕针处理。

第七章 水针刀微创技术专科设置与常规护理

第一节 水针刀微创技术专科的设置

水针刀微创技术专科是以水针刀专业人员为主体的临床科室,分门诊和病房两部分。

一、门诊

1. 诊室设置

(1) 门诊包括候诊室、诊察室和水针刀治疗室。每室面积以 15m² 为宜。根据医院情况,要设置诊察室,以考虑患者要求。

(2) 诊察室与水针刀治疗室应完全分开。室内光线要充足,地板不宜过于光滑,室内要清洁,每日要进行紫外线消毒,温度尽量保持在 25~28℃。

(3) 房屋位置一般设在一楼,靠近放射科、化验室。候诊室、诊察室、治疗室最好与骨科、外科相邻。

2. 设备

(1) 候诊室:候诊长凳或候诊椅、长桌、饮水机、茶杯、休息床,水针刀专科医师及医护人员介绍专栏,相关的宣传资料、宣传画册,水针刀微创治疗学挂图、脊柱相关病挂图。

(2) 诊察室:应基本具备诊察桌、椅、凳、检查床、病历柜或资料橱、阅片灯、小脉枕、血压计、听诊器、叩诊锤、软尺、手电筒、电话、洗手池等。

(3) 治疗室:应具备治疗台、办公桌、椅、阅片灯、颈椎牵引架、微波治疗仪、电子药疗仪、药品柜、药品推车、治疗椅、观察床、氧气输液架、治疗用具、消毒容器,应设有空调、呼叫装置,小无影灯,洗手池等。

二、病房

1. 根据各医院的情况和患者的多少,设置病室数和床位数。病室内设施与其他一般病房一样,唯独床应为木板床、床头应有牵引装置。

2. 治疗室

(1) 治疗室:房间大小宜在 30m² 左右,内设一个治疗台、一个观察床,一个颈椎牵引架、办公桌、椅、阅片灯、药品柜、药品车、氧气瓶、紫外线灯、水针刀微创治疗学挂图、脊柱相关病挂图。

(2) 配备理疗室:面积不小于 25m²,是用于进行推拿、针灸、真空罐、理疗、机械牵引等操作的房间。一般设备有:按摩床、电针仪、火罐、治疗床、电动牵引床、办公桌椅、药品柜、水针刀微创治疗学挂图、脊柱相关病挂图,各种理疗设备。

（3）护士配药室:药品柜、液体橱、配药台等。

3. 医生办公室　应具备办公桌、椅、资料橱、阅片灯。

4. 护士办公室　应具备办公桌、椅、病历橱或车、电话机等。

5. 男女更衣室、医护值班室、娱乐室、洗漱室等　可根据条件设置。

三、人员配备

水针刀医师,除了要熟练掌握人体解剖外,更重要的是熟练掌握人体三维解剖,即人体局部解剖、立体解剖和动态解剖。

不仅要熟练掌握人体三维解剖,还要掌握人体生物力学、生物信息学、生理病理学、中西药药理学等。

不仅要掌握中西医骨伤学、中医伤筋学,即软组织损伤学,中医针灸学、经络学,还要掌握中医正骨手法、整脊手法。

水针刀操作的主导思想要求医生手中无刀、心中有刀、刀随心走、刀随意行、刀随神转。

水针刀专科涉及多个专业,以水针刀专业人员为主,应根据各病房的专业特点,分别配有内科、外科、骨科、神经科、妇科、儿科、麻醉科等专业医生。

1. 医生配备

（1）主任医师或副主任医师 1 名。

（2）主治医师 2~3 名,门诊 1 名,病房内可根据床位数目而定,一般每 5~10 张床 1 名住院医师。

2. 护士配备　门诊护士 1 名,病房护士为医师的 2 倍。要求每个护士熟悉各种治疗操作,掌握水针刀治病特点。

3. 按摩医生配备　根据病房床位多少,设 1~2 名按摩医生。

4. 护工　病房设护工 1 名。

第二节　水针刀护理要点

一、门诊护理

1. 水针刀是一种新型微创松解技术,要跟患者做好耐心细致的沟通与解释工作,询问患者有无药物过敏史、晕针史、出凝血时间异常病史。

2. 提前做好手术器械的清洗和消毒,常用药物的配备,保持手术室室温在 25~30℃,室内紫外线消毒等。

3. 按照医生的要求,指导患者选取恰当、舒适的体位。

4. 根据患病部位,提前备皮。

5. 医生定点后,用 2% 碘酒,75% 乙醇常规消毒。递无菌手套、无菌洞巾、水针刀、无菌敷料或创可贴。

6. 注意观察水针刀微创术过程中患者的反应,配合医生使微创术顺利进行。

7. 水针刀微创术后,针孔贴创可贴,配合医生做术后手法。

8. 嘱患者术后的注意事项,2 天之内勿洗浴以防针孔感染,5~7 天后复诊。

二、住院护理

(一) 手术前的护理

1. 护士协助医生,把握水针刀适应证、禁忌证,做好术前的辅助检查。

2. 根据患者的主诉、症状、体征,首先要排除患者有无高血压、糖尿病、血友病、血小板减少症、器质性心脏病等。

3. 常规检查,如血压、血糖、出凝血时间,血、尿及便常规检查,抗"O"、免疫八项、肝、肾功能等内容。

4. 患者辅助检查要做 X 线片、CT 或 MRI 检查、心电图、肌电图等。认真做好术前检查、防止隐患,是确保治疗成功的关键。

5. 做好术前消毒准备,提前准备好针具、手术器械、药品、敷料等,根据患者病情,必要时准备好氧气袋等急救用品。

6. 护士在术前皮肤要严格无菌消毒,头、颈部治疗可先备皮。凡治疗部位在关节腔、骨髓腔者,按骨科手术要求消毒,防止感染。

7. 做好心理护理,护士要耐心地向患者介绍水针刀微创术,像针灸一样治病,无痛苦,术中应注意什么,会有什么正常感觉,鼓励安慰患者,消除其恐惧心理。

8. 住院患者的病情较重,术后要卧床休息以巩固疗效。

9. 腰椎病患者,强直性脊柱炎、外伤性驼背患者,术前学习有益于术后锻炼。术后要康复锻炼,有利于疾病的恢复。如腰椎滑脱的患者,嘱患者腰围固定,避免腰部活动,巩固疗效。

10. 根据水针刀治疗要求,为患者摆好体位,充分暴露治疗范围,治疗如需在牵引状态下或牵引后进行时,应协助医生做牵引。牵引期间不得离开患者,以免发生意外。

(二) 术中配合与护理

1. 将蘸紫药水的棉棒递给医生,医生定点后,将手术野常规消毒。按顺序将无菌手套、无菌水针刀、无菌小纱布递给医生。

2. 术中根据医生操作要求,迅速送所需型号的水针刀筋骨针具与手术器械。

3. 术后以乙醇棉球或生理盐水棉球清污,再用干纱布擦干,以创可贴或无菌纱布覆盖针孔。并压迫针孔片刻,防止出血。

4. 协助医生做手法整复,然后为患者做固定,如颈椎、腰椎病患者以颈围或腰围固定。并帮助将患者送回病房。

5. 整个治疗过程中,应密切观察患者的各种变化。医生操作时,应随时询问患者的感受,观察患者的面部表情变化。如遇晕针现象,应立即报告医生迅速出针,令患者取平卧位或头低足高仰卧位,必要时,给予氧气吸入。

6. 保持正确的体位。视患者病情而定,如颈椎病患者术后,除戴上合适的颈围之外,躺在床上,应去枕平卧,头部保持中立位。胸、腰椎病变,如椎体滑脱、腰椎间盘突出症,外伤性驼背,术后宜小重量持续牵引脊柱,根据脊柱病变需要,避免弯腰活动,给予腰围固定制动,要求腰臀水平位、肩臀水平位。

7. 对卧床的患者应定时为其做按摩或热敷,有褥疮的患者要按时翻身上药。做好床头交接班,减少并发症的发生。监督必须卧床的患者绝对卧床,并做耐心解释工作。

8. 密切观察微创术治疗效果,做肢体托板固定者,应注意患肢末梢之血运情况。对腰、下腹部治疗时,若出现尿潴留,应及时报告值班医生,给予对症处理。

下篇 论治

第一章 头颈部疾病

第一节 颅脑外伤后遗症

【概述】

颅脑外伤后遗症,是指脑部外伤后经早期临床治愈后,反复发作并出现头晕、头痛、恶心、呕吐、失眠或嗜睡,也可发生视力模糊、耳鸣等综合征。根据病程长短,又分为急性脑外伤后遗症和慢性脑外伤后遗症。水针刀微创技术治疗脑外伤后遗症,应用头三针法,松解脑功能区病变部位帽状腱膜及筋膜结节,解除后枕部神经及颅脑外神经压迫,改善局部微循环,调整大脑与机体功能。

【局部解剖】

头部层次依次可分为皮层、皮下层、深筋膜、帽状腱膜层、颅骨外膜层。浅筋膜将皮肤与枕额肌及其帽状腱膜紧密相连,其内有丰富的神经血管。如额部有滑车上血管神经,眶上血管神经,枕部有枕动静脉及枕神经。在水针刀微创治疗时,头部三针和枕部三针正好避开了神经血管(图下 1-1)。

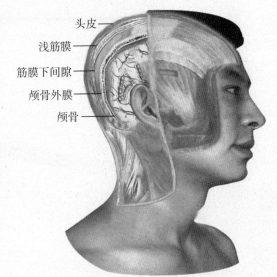

头皮
浅筋膜
筋膜下间隙
颅骨外膜
颅骨

【病因病理】

颅脑外伤时,颈部同时也受到了外力引起的扭伤或挫伤,致使上段颈椎小关节错位和颈部软组织肌筋膜损伤。当头部受到直接或间接的外力撞击后,从脊柱传导至头颈部,可引起以下几种情况。

1. 颅脑外层的筋膜、帽状腱膜损伤引起肿胀、瘀血,形成筋膜结节。

2. 头部撞击伤并发颈椎相应节段小关节错位。

3. 头部撞击伤并发颈部软组织损伤,形成肌筋膜结节。

图下 1-1 颅脑外伤后遗症解剖图

4. 脑外伤引起的脑神经、自主神经功能紊乱,引起一系列的临床综合征。

颅脑外伤易使颅骨外膜下血肿形成,经局部炎症反应吸收后形成无菌结节,可造成对周围血管神经囊的刺激压迫,从而引起头痛、头晕等症状;由于外伤引起颈椎中上段失稳,小关节紊乱;颈部椎周软组织损伤、形成肌筋膜结节,导致脊神经、交感神经、椎动脉受累,引起一系列临床综合征。

【临床表现与诊断】

患者多有颅脑部及颈部外伤史,其脑部症状多已治愈。由于颅脑部外伤病变治疗后,忽略了颈椎由于外力引起的小关节紊乱,使颈部肌肉、韧带、筋膜增生肥厚而引起一系列症状。

1. 当颅脑外伤后,头颅外枕筋膜、帽状腱膜受损,形成筋膜结节,出现头部局限性疼痛、胀痛紧束感,筋膜结节处压痛,全身困乏无力。

2. 当颅脑外伤后,颈部椎周软组织间接性损伤,引起颈部疼痛、僵硬不适、活动受限。

3. 当椎动脉痉挛引起椎动脉供血不足,表现为椎动脉型颈椎病的症状,如头晕头痛、耳聋耳鸣、听力减退、恶心、呕吐、视力障碍、眼睛干涩或流泪、眼球发胀等。

4. 当交感神经受刺激可以引起交感神经失调征,表现为烦躁易怒、精神紧张、情绪不稳、失眠多梦、咽喉部不适感、心跳心慌、血压不稳、出汗异常、肢体发凉或怕热、对疼痛过敏。部分伴有胃肠系统、泌尿系统功能紊乱。

5. 脊柱三指动静触诊法,可触及头颅外损伤部位帽状筋膜结节、枕部的筋膜结节压痛伴响声;颈椎上段在寰枕、寰枢关节周围,可触及肌筋膜结节、棘突偏歪、压痛。

6. 脑部 CT 可无异常改变,颈椎 X 线片可显示小关节错位,椎体旋转移位。

【治则治法】

松解筋结,活血通络,化瘀开窍。

【治疗步骤】

1. 松解液配方 麝香注射液 2ml、胎盘注射液 2ml、利多卡因注射液 3ml 备用。

2. 针具 选用扁圆刃水针刀。

3. 针法 筋膜扇形分离法。

4. 体位 患者取坐位或俯卧位。

5. 操作规程 根据损伤部位、临床症状不同,结合影像学诊断,按水针刀微创技术"一明二严三选择"的规程,按三针法定位,局部皮肤常规消毒后,戴无菌手套,铺无菌洞巾,具体操作如下:

(1) 头颅外损伤部位筋膜结节处、枕部筋膜结节处,可选用头三针(a 针:帽状腱膜中点,前后左右 6cm;b、c 针:双侧颞中部耳尖直上 3cm)治疗点,按压筋膜结节,纵行快速进针达浅筋膜层,由浅入深逐层松解筋膜结节,针下有松动感后,回抽无血,注射松解液 1~2ml,快速出针,贴创可贴。

(2) 如有意识障碍,可在顶三针帽状腱膜中点定位,按筋膜扇形分离法分离 3~6 针,回抽无血,注入松解液 1~2ml,快速出针,贴创可贴。

(3) 若有运动功能障碍,可在颞前三针的颞前运动区,进行筋膜扇形分离法后,回抽无血,注入松解液,快速出针,按压 1~2 分钟,贴创可贴。

(4) 伴颈部损伤可根据 CT、X 线片等影像诊断,在患节三突损伤凝力点,选取三针点,水针刀松解患节后关节囊肌筋膜结节(图下 1-2)。

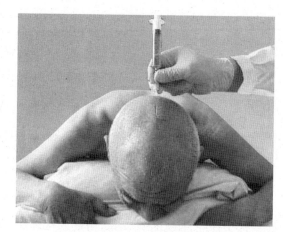

图下 1-2 颅脑外伤后遗症入路图

（5）对于四肢关节功能障碍者,水针刀可在功能障碍肢体应用三针定位法。如上肢可按肩三针、肘三针、腕三针定位法,常规消毒后,按压关节周围的筋膜结节,逐层松解关节周围的软组织结节,解除关节周围的功能障碍。

（6）在上下肢大脑功能反应点即上外关、下三里进行交叉弹拨松解。

【手法治疗】

根据脊柱三步定位诊断法,结合临床表现及影像学检查,找到头颅部的筋膜损伤点,用筋膜弹拨法手法松解,颈段三突线偏歪的棘突与横突,用整脊手法分段推扳法复位,或根据不同节段选用仰/低头摇正法给予整复,伴有椎体滑脱性脱位者,行推正类手法使其恢复原来位置,以增强疗效。

【中药方剂】

以活血醒脑,通窍益智为治法,方选醒脑开窍汤加减:

天竺黄 10g,姜半夏 6g,胆南星 9g,当归 12g,川芎 12g,红花 10g,桃仁 10g,赤芍 15g,丹参 30g,三七 10g,云苓 15g,丝瓜络 30g,益智仁 15g,甘草 6g,水煎服,日 1 剂。

【注意事项】

1. 头部治疗部位有毛发,严格消毒,防止感染。

2. 头部毛细血管丰富,针后要常规压迫针孔 1~3 分钟,防止出血。

3. 口服非甾体类抗炎药物,消除无菌性炎症。

第二节 枕性头痛

【概述】

枕性头痛是由于颈椎上段软组织损伤、枕部筋膜挛缩增厚、小关节错位等因素,刺激压迫颈部的神经、血管而引起的后枕部疼痛,向头部放射,称之为枕性头痛。本病多发于长期伏案的中青年人群。

【局部解剖】

后枕部神经主要是由颈 1~3 脊神经后支的枕下神经、枕大神经、枕小神经及耳大神经所支配。枕下神经由颈 1 后神经支构成,穿越寰枕关节外侧方的神经孔,向内上分布在寰枕关节内后方的项筋膜区;枕大神经由颈 2~3 脊神经后内支构成,从枕下三角区穿出,穿过后枕部枕腱弓中点筋膜下层,向上分布于顶部,向前与额神经支交融;枕小神经由颈 2~3 脊神经后内外侧支构成,主要穿出枕下三角区的外侧方,向上行至颞骨乳突的后内方,穿越枕腱弓外侧方的筋膜层,向外上支配于颞部（图下 1-3）。

【病因病理】

由于头颅部长期前屈后仰,致使附着在后枕部的头部携带肌筋膜,颈椎上段软组织肌筋膜受到牵拉,引起椎枕肌群及枕筋膜紧张、痉挛,形成炎性肌筋膜结节,使枕大神经、枕小神经、耳大神经受累,引起颈枕部疼痛;同时,由于颈枕部的筋膜紧张挛缩,使枕

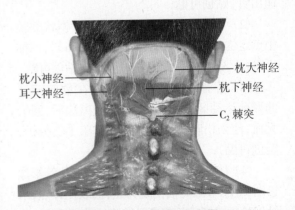

图下 1-3　枕部神经解剖图

部动静脉血管受累,引起血运障碍、正常营养物质供应受阻,酸性代谢产物聚集,导致局部炎性反应,加剧刺激了颈枕部的神经,引起头痛。

水针刀微创技术治疗枕性头痛,主要松解挛缩的椎枕肌与枕筋膜,解除枕部神经与血管压迫;注射消除无菌炎症、改善微循环、营养神经的松解液,从而达到了治疗枕性头痛的作用。

【临床表现与诊断】

1. 本病多见于 30 岁以上中青年人,以长期伏案工作者多见。

2. 疼痛部位 当枕大神经受累时,疼痛多发于后枕部,向顶部及前额部放射性疼痛;当枕小神经受累时,后枕部疼痛向颞部放射性疼痛;当枕下神经受累时,后枕部及寰枕关节局限性疼痛,部分伴有语言障碍。

3. 疼痛性质 后枕部钝痛、牵拉痛,有时为放射性疼痛。

4. 持续时间 起初是间歇性疼痛,随后可以发展为持续性疼痛。

5. 伴随症状 当椎动脉受累,可伴有头晕、恶心、呕吐、记忆力减退等症状。

6. 头痛症状常随颈部转动而加重或减轻。

7. 脊柱三指动静触诊法 C_1 横突周围、C_2 棘突、C_{2-3} 棘间隙旁,枕腱弓多有压痛。

8. X 线片 张口位片寰枕间隙左右不等,齿突偏歪;正位片可显示钩椎关节增生;侧位片可发现颈椎生理曲度变直,项韧带钙化,后关节双影征。

9. 脑血流图中椎 - 基底动脉区可见缺血改变。

10. 应排除颅内占位性病变。

【治则治法】

松解筋结,活血化瘀,通络止痛。

【治疗步骤】

1. 松解液配方 天麻素注射液 2ml、维生素 B_{12} 注射液 1000μg、利多卡因注射液 3ml 备用。

2. 针具 扁圆刃水针刀。

3. 针法 筋膜扇形分离法。

4. 体位 患者取俯卧位,头颈向患侧转动 45°。

5. 操作规程 结合临床表现及 X 线片显示,按水针刀微创针法"一明二严三选择"的操作规程,按三针法定位,局部皮肤常规消毒后,戴无菌手套,铺无菌洞巾,具体操作如下:

a 针:颞骨乳突后下方 1.5cm 处,进针方向与枕小神经走向平行,斜行进针达筋膜层,由浅入深逐层分离筋膜结节,针下有松动感,回抽无血,注射松解液 1~2ml,快速出针,贴创可贴。

b 针:枕腱弓中点,进针方向与枕大神经走向平行,斜行进针达筋膜层,由浅入深逐层分离筋膜结节,针下有松动感,回抽无血,注射松解液 1~2ml,快速出针,贴创可贴。

c 针:C_{2-3} 关节囊外侧方,进针方向与神经、血管走向平行,斜行进针达筋膜层,由浅入深逐层松解筋膜结节,针下有松动感,回抽无血,注射松解液 1~2ml,快速出针,贴创可贴。

每周 2 次,1~3 次为 1 个疗程(图下 1-4)。

对于顽固性疼痛的患者,可用小号水针刀或微型筋骨针,上肢在第五掌骨尺侧关节囊后溪穴处,下肢在外踝与跟腱的中点筋膜层昆仑穴处,行左右交叉筋膜叩刺法。

【手法治疗】

根据影像诊断及脊柱三步定位法,令患者仰卧于治疗床上,头顶靠近床头,术者立于床头。一手掌压于患者的一侧面部,另一手掌置于患者枕后,让患者离开床面成45°角,令患者头颈向一侧偏转至最大限度,两手同时用力压面部、推顶横突,部分患者可闻及关节移动弹响,推顶横突的拇指可有枢椎移动感。

若枢椎棘突向右偏歪,则头右转,手压左面,推顶左侧横突。反之,则推顶右侧横突。

【中药方剂】

以活血祛瘀,镇惊息风为治法,方选活血止痛汤加减:

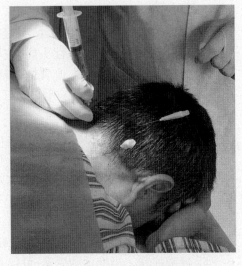

图下 1-4　枕性头痛入路图

当归 12g,川芎 10g,赤芍 15g,丹参 30g,葛根 30g,桂枝 9g,天麻 10g,钩藤 9g,菊花 9g,生龙齿 30g,姜黄 10g,青皮 10g,甘草 6g,水煎服,日一剂。

【注意事项】

1. 在寰枕间隙松解分离时,避免垂直进针提插,防止损伤延髓。
2. 在寰枢间隙两侧方治疗时,避免向内上进针,防止刺入枕骨大孔。

第三节　下颌关节紊乱症

【概述】

下颌关节功能紊乱症是头面部常见的疾病,好发于 20~40 岁的青壮年人,女性发病率较高,本病常发生在一侧,起病缓慢,病程可有几个月、几年,甚至十几年。

【局部解剖】

下颌关节是面部唯一可以活动的左右联动关节,位于齿廓前、颧弓的下后方,由颞骨的下颌窝和下颌骨的髁状突以及居于二者之间的关节纤维软骨盘所组成,主要功能是张口、闭口和咀嚼。关节的周围有关节囊包绕,关节囊大而富有弹性,关节凹又比髁突大 3 倍。在颞下颌关节的周围有许多韧带,如颞下颌韧带、茎突下颌韧带和蝶下颌韧带等,它们是悬吊下颌骨和限制下颌及其正常运动范围的结构。

下颌窝前缘有关节结节、下颌头前内面有翼外肌附着。下头起自翼外侧板的外面,两束肌纤维皆斜向外后方,止于下颌颈前面的翼肌窝、下颌骨髁突及关节囊(图下 1-5)。

【病因病理】

1. **外伤劳损性因素**　关节的慢性劳损、外伤或单侧长期用力嚼硬物,造成下颌关节囊充血水肿,炎性渗出,咀嚼肌痉挛,关节软盘磨损,关节周围韧带与关节囊粘连结

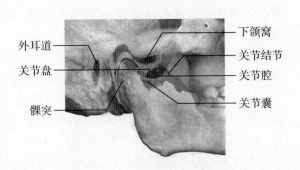

图下 1-5　下颌关节紊乱解剖图

外耳道
关节盘
髁突
下颌窝
关节结节
关节腔
关节囊

疤,关节运动时,牵扯周围病变组织而引起症状。

2. 精神神经因素及其他因素 精神紧张、寒冷刺激、先天畸形、牙齿缺损等因素,可使关节周围肌群失去平衡而引起本病。如翼外肌功能亢进出现的关节弹响,正常情况大开口的末尾,翼状肌停止收缩,如果翼状肌因上述因素损伤、痉挛,大开口末仍继续收缩,就可使关节盘和髁突拉过关节出现弹响。

上述因素可引起颞关节肿胀和松弛,从而出现一系列症状。

【临床表现与诊断】

本病分为三个阶段:早期功能紊乱阶段、中期结构紊乱阶段和后期关节器质性破坏阶段。其临床表现有以下三个主要特征:

1. 下颌运动异常 包括开口度异常(过大或过小);开口型异常(偏斜或歪曲);开闭运动出现关节绞锁等。

2. 疼痛 主要表现在开口和咀嚼运动时关节区或关节周围肌群的疼痛。一般无自发痛。一些经久不愈、病程迁延的患者,常常有关节区发沉、酸胀、咀嚼肌容易疲劳,以及面颊、颞区、枕区等慢性疼痛和感觉异常。

3. 弹响和杂音 正常关节在下颌运动时无明显弹响和杂音。本病常见的异常声音有:①弹响音,即开口运动中有"咔、咔"的声音;②破碎音,即开口运动中有"咔叽、咔叽"的破碎音;③摩擦音,即在开口运动中有连续的似揉玻璃纸样的摩擦音。

根据临床特点、疾病的部位和病理改变,颞下颌关节紊乱病在临床上可以分为4类,每一类有若干型。其诊断要点为:①受寒冷刺激史、劳损史;②颞颌关节处有轻微的肿胀,张大口略受限;③动静态动静触诊时,耳前有轻度空虚感,有时可见两侧不对称;④常见的压痛部位有颞颌关节后区、关节结节处、髁状突前斜面,有的患者局部可无明显压痛;⑤X线片可见关节骨硬化、囊性变等,经保守综合治疗仍反复发作影响功能者可采用髁突修整术或髁突高位切除术。

【治则治法】

松解结节,活血消肿,滑利关节。

【治疗步骤】

1. 松解液配方 复方当归注射液 2ml、维生素 B_1 注射液 100mg、利多卡因注射液 3ml 备用。

2. 针具 扁圆刃水针刀。

3. 针法 筋膜弹拨分离法。

4. 体位 患者取俯卧位,头颈向患侧转动45°。

5. 操作规程 结合临床表现及 X 线片显示,按水针刀微创针法"一明二严三选择"的操作规程,按三针法定位,局部皮肤常规消毒后,戴无菌手套,铺无菌洞巾,具体操作如下:

a针:下颌关节囊外侧方,快速纵行进针达筋膜层,松解筋膜结节,达关节囊松解2~3针,回抽无血,注射松解液1~2ml。快速出针,贴创可贴。

b针:颞骨乳突后下方,快速纵行进针达筋膜层,由浅入深逐层松解3~6针,回抽无血,注射松解液1~2ml。快速出针,贴创可贴。

c针:下颌角,快速向内上斜行进针达筋膜层,松解筋膜结节3~6针,回抽无血,注射松解液1~2ml。快速出针,贴创可贴。

每周 2 次,1~3 次 1 个疗程(图下 1-6)。

对于顽固性疼痛的患者,可用微型水针刀或筋骨针,上肢在桡骨茎突列缺次处,下肢在外踝与跟腱中点的筋膜层昆仑次处,行左右交叉筋膜叩刺法。每周 2 次,3~5 次 1 个疗程。

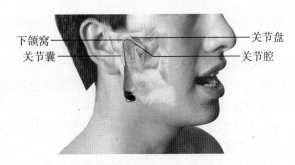

图下 1-6　下颌关节紊乱入路图

【中药方剂】

以舒筋通络,活血止痛为治法,方选桃红四物汤加减:

红花 10g,桃仁 10g,当归 10g,赤芍 15g,鸡血藤 30g,白芍 15g,郁金 12g,延胡索 12g,青皮 10g,丝瓜络 30g,甘草 6g,日一剂,水煎服。

【注意事项】

下颌关节松解时不能提插切割,避免损伤周围神经血管。

第四节　颈一横突综合征

【概述】

颈一横突综合征属于骨伤病、脊柱相关病中的常见病、高发病,以往的骨伤教材中尚未提及本病。由于颈 1 横突位于寰枕关节与寰枢关节的动静态交叉点,其上面附着的肌肉、韧带、筋膜结构复杂,神经、血管密集,当头颈部在频繁的前屈后仰、左右侧弯活动中,容易造成损伤,引起头颈部疼痛、眩晕、视力障碍等一系列临床综合征。

【局部解剖】

寰枕关节是由寰椎与枕骨构成的颅脑与脊柱顶端重要的枢纽关节。而颈 1 横突是所有颈部横突中最长的,超过其他横突的两倍,其功能是稳定寰枕关节与寰枢关节的平衡。其尖端主要附着有头上斜肌、头下斜肌、枕部筋膜、头前直肌、头前侧肌、肩胛提肌与颈夹肌。

头上斜肌起自枕骨下项线侧骨面,止于颈 1 横突尖端上缘;头下斜肌起自颈 1 横突尖端,止于枢椎棘突。肩胛提肌起于颈 1~4 横突下缘,止于颈 5~7 棘突与胸 1~3 的棘突侧方。颈夹肌起于颈 1~3 的横突下缘,止于胸 4~6 的棘突侧方,头前直肌起于枕骨大孔前缘的颅骨底嵴,止于颈 1 横突前方。

颈 1 横突尖端后上面有椎动脉孔及椎动脉沟,椎动脉由此绕屈,周围有枕大神经、枕小神经穿越,其前方主要经过的神经、血管有:颈动脉鞘、迷走神经、副神经等(图下 1-7)。

【病因病理】

由于颈 1 横突位于寰枕关节与寰枢关节的重要部位,其长度超过其他横突的两倍,其上方附着的肌肉、筋膜、韧带结构非常复杂,因而,颈 1 横突对头颅部的稳定及寰枕、寰枢关节的动静态平衡起着决定性

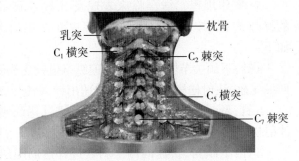

图下 1-7　颈 1 横突解剖图

作用。

当头颈部前屈后仰、左右旋转时,颈1横突受到附着其上的椎枕肌及颈部携带肌等多个肌肉筋膜的牵拉,在反复的肌张力牵拉下或突然的外力损伤下,易造成寰枕关节及寰枢关节错位,颈1横突发生移位,引起枕部神经血管受累,出现临床症状。

过度疲劳、睡眠姿势不良、感受寒湿刺激等,常可引起寰枕、寰枢关节周围的肌肉、筋膜挛缩,致使局部的血运障碍,出现炎性物质、水肿、钙化粘连等,刺激并压迫其周围的枕大神经、枕小神经、耳大神经等。一方面,出现头痛头晕;另一方面,由于椎动脉在颈1横突上面环绕两个90°弯,当局部炎性刺激充血、水肿或颈1横突旋转移位时,可使椎动脉痉挛而致血流减少,出现椎-基底动脉供血不足,出现脑缺血现象。

此外,由于颈1横突旋转移位或局部充血、水肿或炎性物质刺激等,可刺激或牵拉交感神经、副神经、迷走神经时,引起神经功能紊乱。水针刀微创针法治疗本病,直接松解挛缩的椎枕肌及枕筋膜,恢复椎体生理位置,注射抗炎药及改善循环的药物,改善头颈部血氧供应,解除神经、血管的刺激与压迫,有效地治疗临床症状。

【临床表现与诊断】

颈一横突综合征多发于长期伏案工作与头颈体位不正者。本病由于体位等原因,以左侧发病者多见。根据神经受累不同,其临床表现也不同:

1. 枕大神经受累　主要表现为后枕部疼痛,枕部中下方局部结节、压痛,伴有头顶部及前额部的疼痛、放射痛等。

2. 枕小神经受累　主要表现为后枕部疼痛,颞乳突后下方结节、压痛,向颞部放射痛。

3. 耳大神经受累　主要表现为耳廓周围的疼痛,颞乳突前缘结节、压痛,伴有耳鸣、耳聋、重听等耳部病变。

4. 枕下神经受累　主要表现为后枕部疼痛,语言功能障碍,称为颈源性语言障碍。

5. 副神经受累　主要表现为一侧肌肉功能障碍,检查时注意肌肉有无萎缩,嘱患者做耸肩及转头运动,比较两侧肌力。副神经受损时,可出现一侧肌力下降或肌肉萎缩。

6. 迷走神经受累　迷走神经是脑神经中行程最长、分布范围最广的神经。因迷走神经分支较多,部分患者表现为咽喉部不适,有异物感,称为颈源性咽喉壁综合征;部分患者表现为心悸、心慌、心律不齐等症状,称为颈源性心脏病。

7. 椎动脉受累　出现头痛、仰视转颈时眩晕、视力障碍、脑部缺血等症状。

8. X线表现　张口位片:可见寰枕间隙左右不等,寰椎侧块左右不等;侧位片:寰枕间隙变窄(图下1-8)。

【治则治法】

松解筋结,活血通络,化瘀止痛。

【治疗步骤】

1. 松解液配方　川芎嗪注射液2ml、维生素B_{12}注射液1000μg、利多卡因注射液2ml备用。

2. 针具　扁圆刃水针刀。

3. 针法　筋膜弹拨分离法、筋膜扇形分离法、浅切深转法。

4. 体位　患者取俯卧位,头颈向患

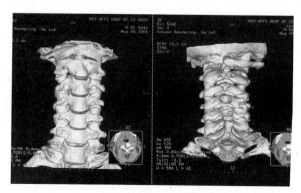

图下1-8　颈椎结构三维造影图

侧转动45°。

5. 操作规程　按水针刀法"一明二严三选择"的操作规程,按三针法定位,局部皮肤常规消毒后,戴无菌手套,铺无菌洞巾,具体操作如下:

a针:颈1横突尖端体表对应点,位于颞骨乳突内下方1.5cm处,快速纵行进针,应用筋膜扇形分离法,逐层松解分离筋膜结节,针下有松动感时,触到骨突即颈1横突尖端,旋转分离1~3针,回抽无血后,注入松解液1~2ml,快速出针,贴创可贴。

b针:于枕腱弓压痛点,头上斜肌与头下斜肌筋膜结节处,按上述体位,纵行快速进针筋膜层,应用筋膜弹拨分离法松解3~6针,回抽无血,注入松解液1ml,快速出针,贴创可贴。

c针:于患者颈2棘突,按上述体位,纵行快速进针达颈2棘突行"八"字分离法,向棘突两侧松解椎枕肌,头下斜肌受力点3~6针,回抽无血,注入松解液2ml,快速出针,贴创可贴。

每周1~2次,2~3次1个疗程(图下1-9)。

后枕部顽固性疼痛者,可选用微型筋骨针在小指关节尺侧筋膜点少溪次处,采用筋膜弹拨分离法治疗。

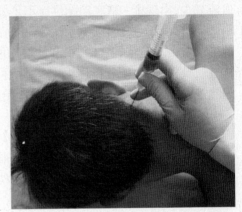

图下1-9　颈一横突综合征入路图

【手法治疗】

在患侧颈1横突后结节部位有压痛处定位。

角度:头颈后仰15°~30°。

操作:患者坐矮凳,颈部向对侧60°角侧屈,术者立于患侧,左手拇指紧贴偏移颈1横突,右手扶持左面部,向右先做摇动3~6次,待颈肌放松转到止静点,医患调息,双手协调,轻快用力稍加闪动,可闻及响声,则复位成功。

【中药方剂】

以舒筋通络,祛瘀止痛为治法,方选桃红四物汤加减:

桃仁10g,红花10g,当归12g,生地12g,白芍15g,丹参30g,葛根30g,云苓15g,姜黄10g,丝瓜络10g,甘草6g,水煎服,日一剂。

【注意事项】

1. 术中不能提插切割,只能旋转分离,避免损伤椎动脉及周围神经。

2. 手法复位时不宜用力过猛。

第五节　颈七棘突综合征

【概述】

颈七棘突综合征,是颈椎下段的常见病、高发病,是介于骨伤病与脊柱相关病之间的一类综合征,现代医学又称为亚健康综合征。属于中医微创治疗学中的一个创新课题,以往的骨伤教材及骨伤疾病治疗学中,尚未提及本病。

颈七棘突综合征是由于颈椎下段,颈胸关节急、慢性软组织损伤、小关节错位,致使附着在颈7棘突上端的筋膜、韧带、肌肉受累,从而刺激、压迫其周围的神经、血管,引起颈肩部僵硬不适、酸胀沉痛。部分患者伴有胸闷、憋气、心悸、心慌、失眠多梦、疲乏无力等亚健康综合征,在临床中多被误诊为心脏病或神经官能症。

中医认为:颈七棘突下缘为督脉线的大椎穴,该穴位为手三阳经、足三阳经与督脉线的交汇穴,水针刀针法松解颈七筋膜结节,不仅可以解除颈胸筋膜与椎前筋膜的牵拉,调整内脏神经,而且可以活血化瘀,疏通经络,宣通阳气,平衡内脏。

【局部解剖】

颈 7 棘突最长,又称为隆椎,位于颈椎下段颈胸关节处,是项韧带的起点与棘上韧带的动静交点,为颈胸筋膜高凝力点;当头颈部前屈时,颈 7 棘突受到牵拉力。颈 7 棘突位于头夹肌起点的中心应力点,因头夹肌起于颈椎 5~7 棘突旁与胸 1~3 棘突旁,止于枕骨面上项线。

颈 7 棘突位于颈胸筋膜的高应力点,掀开颈部皮层、皮下层、浅层筋膜,暴露出颈部浅层肌肉斜方肌,掀开斜方肌下层,为颈部的中层筋膜。中层筋膜覆盖在竖脊肌上层,中层部分致密纤维与椎前筋膜相联络,颈前的椎前筋膜上面覆盖的是颈旁交感神经节的上中下三节。颈下神经节即星状神经节,由颈下神经节与胸上神经节构成,位于颈 6~7 横突前方的椎前筋膜上(图下 1-10)。

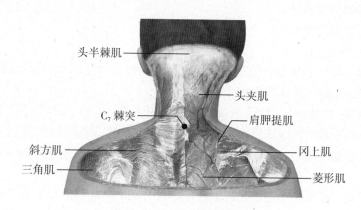

图下 1-10　颈 7 棘突解剖图

【病因病理】

1. 当颈部频繁地前屈后仰、过度地低头伏案工作或睡眠姿势不良时,附着在颈 7 棘突项韧带的颈胸筋膜受到牵拉,容易造成项韧带损伤钙化,引起局部结节,出现临床综合征。

2. 当颈部过度地转头转颈,头夹肌受到长期牵拉引起损伤,肌肉挛缩,在颈 7 棘突周围形成软组织筋膜结节,引起周围的神经血管束受累,出现临床症状。

3. 当颈部过度疲劳,寒湿刺激可引起颈胸筋膜的劳损、增厚,使颈 7 棘突周围的颈胸筋膜韧带、筋膜充血、水肿、发炎等,刺激牵拉颈 7 棘突前方的椎前筋膜,使星状神经节受刺激,引起交感神经失调征。临床上出现颈源性心脏病、颈源性血压不稳、颈源性血糖不稳、慢性疲劳综合征即亚健康综合征。

【临床表现与诊断】

本病在脊柱相关病临床中很常见,根据受累的组织、神经、血管不同,其临床症状也不同。

1. 当颈 7 棘突周围的软组织损伤、增生钙化后,首先出现颈部软组织损伤综合征,如颈胸关节周围的酸胀、沉痛、不适或颈胸关节活动受限。

2. 当颈 7 棘突周围筋膜受累、小关节紊乱时,颈椎中下段的星状神经节受累,可引起患者烦躁、易怒、失眠多梦、疲乏无力、颈源性血压不稳、颈源性血糖不稳、慢性疲劳综合征。

3. 当颈椎中下段的椎前筋膜受累后,不仅可引起颈下神经节受累,同时可刺激迷走神经,使支配心脏的电生理线路受损,从而引起类似冠心病的综合征,如:患者感觉到胸闷、憋气、心前区不适或心律不齐等病症,临床上称之为颈源性心脏病或类冠心病。

4. 副神经受累 主要表现为一侧肌肉功能障碍,检查时注意肌肉有无萎缩,嘱患者做耸肩及转头运动,比较两侧肌力。副神经受损时,可出现一侧肌力下降,或肌肉萎缩。

5. X 线表现 正位片:颈椎棘突肥大,棘突偏歪和椎体间隙不等;侧位片:项韧带钙化,钩椎关节增生,后纵韧带钙化等。

【治则治法】

松解筋结,活血化瘀,舒筋止痛。

【治疗步骤】

1. 松解液配方 三七注射液 2ml、维生素 B_{12} 注射液 1000μg、利多卡因注射液 3ml 备用。

2. 针具 扁圆刃型水针刀。

3. 针法 筋膜扇形分离法。

4. 体位 俯卧位。

5. 操作规程 按"一明二严三选择"的操作规程,按三针法定位,局部皮肤常规消毒后,戴无菌手套,铺无菌洞巾,具体操作如下:

a 针:颈 7 棘突,快速纵行进针,透皮后逐层切开分离,达颈 7 棘突韧带层,运用筋膜扇形分离法,向棘突两侧方各行筋膜扇形分离法分离 3~6 针,回抽无血,注射松解液 1~2ml,同时向 C_{6-7} 的关节囊、$C_7~T_1$ 关节囊环形撬拨 3 针,每点注射三氧 1~2ml,快速出针,贴创可贴。

b 针、c 针:上下两侧关节囊,颈 7 棘突上外侧 1.5cm 左右为颈 6、7 关节囊,于颈 7 棘突以 45° 角向外上方快速无痛进针,透皮后应用筋膜扇形分离法,充分松解筋膜结节,达关节囊,向外侧推铲 3 针,回抽无血,注射松解液 1~2ml,可以调整血压血糖不稳、亚健康综合征;颈 7 棘突下外侧 1.5cm 左右为颈 7、胸 1 关节囊,于颈 7 棘突以 45° 角向外下方快速无痛进针,透皮后应用筋膜扇形分离法,充分松解筋膜结节,达关节囊,向外侧推铲 3 针,回抽无血,注射松解液 1~2ml,可以治疗哮喘症,快速出针,贴创可贴。

术后可以重新消毒后,放血,注射三氧。

每周 2 次,1~3 次 1 个疗程(图下 1-11)。

【手法治疗】

先用三指动静触诊法查找阳性点,嘱患者俯卧位,充分松解颈胸筋膜、项韧带、头夹肌、肩胛提肌等椎周软组织,做好整脊复位准备。以颈 7 棘突偏右、胸 1 棘突偏左为例,治疗床头放一薄枕,嘱患者俯卧在治疗床上,头面转向右侧使颈 7 棘突转向左侧或正中,双手自然分开放于治疗床两侧,术者立于床头,右手掌根骨按于颈 7 棘突右侧,左手掌根豌豆骨按于胸 1 棘突左方,令患者做深呼

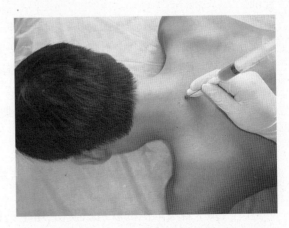

图下 1-11 颈七棘突综合征入路图

吸,等呼气末,双手同时用力冲击下按,由于术者双手用力方向不同,对错位椎体棘突有旋转冲压作用,能使旋转错位和后突关节达到复位的目的。

【中药方剂】

以舒筋活血,祛瘀止痛为治法,方选活血止痛汤加减:

当归 12g,生地 12g,白芍 15g,三七 10g,丹参 30g,血竭 6g,鸡血藤 30g,葛根 30g,片姜黄 12g,郁金 12g,青皮 10g,甘草 6g,水煎服,日一剂。

【注意事项】

1. 术前中药热敷或蜡疗,术后中频治疗,每日 1 次,每次 10~30 分钟。

2. 术中严格无菌操作,避免损伤神经、血管。

3. 在颈 7 棘突下缘关节囊外侧方进针,避免进针过深,防止出现气胸。

第六节　项韧带损伤

【概述】

项韧带损伤是软组织损伤中的常见病,影响正常的工作、生活,多见于长期伏案工作,使项韧带慢性劳损。损伤部位多在枕外隆突下缘附着点,颈 2 棘突、颈 7 棘突项韧带与棘上韧带交点。

【局部解剖】

项韧带起于枕外隆突下缘的枕骨嵴,附着于颈部的棘突,止于颈胸关节交界点的颈 7 棘突。其浅层纤维主要有颈部的浅深筋膜及竖脊肌的棘肌覆盖,上部深层附着于寰椎后结节,主要受力损伤点自上而下为:枕外隆突下缘、颈 2 棘突上方及颈 7 棘突的动静交点。项韧带两侧有颈半棘肌、头半棘肌等多块肌附着于其侧面。经生物力学研究,颈前屈以 C_{4-5} 和 C_{5-6} 为中心,颈后伸以 C_{4-5} 为中心,因此在 C_{4-5} 和 C_{5-6} 处项韧带的张力最大。

【病因病理】

多见于长期静力性损伤,如长期的伏案工作、低头看书、做工、习惯高枕睡眠,可使项韧带产生慢性劳损。项韧带损伤的部位是颈椎下位棘突上的附着点、枕外隆突下缘附着点,或在项韧带的肌附着点等。由于长期的静力性牵拉,引起项韧带局部供血障碍,缺血缺氧,造成项韧带钙化,C_{4-5}、C_{5-6} 处项韧带的张应力最大,容易损伤。由于韧带受到持续反复的牵拉性损伤,导致局部棘突周围散在出血、机化粘连,形成筋膜硬化结节,引起临床症状。

【临床表现与诊断】

1. 有长期低头工作或枕高枕的劳损、外伤史,如长时驾驶汽车,打字员,昼夜不停地打麻将等。

2. 颈部有酸胀痛的不适症状,有枕项部压迫感,病重者睡眠时亦痛,甚至辗转不安,夜不能寐。

3. 不能较长时间坚持一种姿势,甚至几分钟就要耸肩、摇头以缓解症状。

4. 项韧带分布区或附着点有压痛。头部过屈或后仰引起项部疼痛加重。

5. 动静触诊　患者棘突周围触及筋膜结节、压痛,弹拨伴有弹响声。

6. X 线片　侧位片显示,项韧带钙化,其面积小者呈大米粒状,部分有吻棘征,颈椎曲度变直。正位片椎体出现增生改变。

【治则治法】

松解筋结,活血化瘀,理筋止痛。

【治疗步骤】

1. 松解液配方　川芎嗪注射液 2ml、胎盘注射液 2ml、利多卡因注射液 3ml 备用。

2. 针具　选取扁圆刃水针刀。

3. 针法　用筋膜弹拨分离法、筋膜扇形分离法。

4. 体位　患者取俯卧位,颈部前屈。

5. 操作规程　按水针刀法"一明二严三选择"的操作规程,按三针法定位,局部皮肤常规消毒后,戴无菌手套,铺无菌洞巾,具体操作如下:

a 针:枕外隆突下缘,位于枕骨后下方的骨性隆起,快速纵行进针,应用筋膜弹拨分离法,逐层松解分离筋膜结节,分离 3~6 针,回抽无血,注入松解液 2ml,快速出针,贴创可贴。

b 针:颈 2 棘突项韧带附着点,位于后发际水平线中点,纵行快速进针,逐层松解分离,达 C_2 棘突后行筋膜扇形分离法松解 3~6 针,回抽无血,注入松解液 1ml,快速出针,贴创可贴。

c 针:颈 7 棘突项韧带及棘上韧带的动静交点,纵行快速进针,逐层松解筋膜结节,达棘突后向两侧松解 3~6 针,回抽无血,注入松解液 2ml,快速出针,贴创可贴。

每周 2 次,2~3 次 1 个疗程(图下 1-12)。

后枕部顽固性疼痛者,可选用微型筋骨针在小指关节尺侧筋膜区少溪次处采用筋膜弹拨分离法治疗。

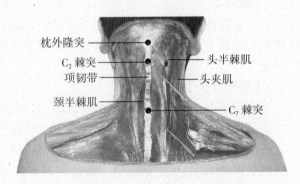

图下 1-12　项韧带损伤进针示意图

（图注：枕外隆突、C_2 棘突、项韧带、颈半棘肌、头半棘肌、头夹肌、C_7 棘突）

【中药方剂】

以舒筋通络,祛瘀止痛为治法,方选消肿化瘀汤加减:

当归 12g,桃仁 10g,赤芍 15g,三七 10g,血竭 6g,鸡血藤 30g,丹参 30g,葛根 20g,云苓 10g,制乳香 9g,制没药 9g,青皮 10g,木香 12g,伸筋草 30g,甘草 6g,水煎服,日一剂。

【注意事项】

1. 术前中药热敷或蜡疗,术后中频治疗,每日 1 次,每次 10~30 分钟。

2. 在颈 2 棘突上缘进针时不宜垂直进针过深,防止损伤颈髓。

第七节　颈型颈椎病

【概述】

颈型颈椎病也称软组织损伤型颈椎病,由于颈部的长期静力性劳损,造成椎周软组织肌腱、韧带、筋膜损伤,形成软组织结节,引起颈部疼痛、僵硬不适、活动受限的一系列综合征。本病多见于 25~35 岁之间的青壮年。近年来年龄提前,多见于 15 岁左右的青少年。

【局部解剖】

颈型颈椎病主要受损的是椎周软组织,临床上 85% 为后群肌肉,而颈后部又称为项部,揭开皮层后,首先暴露的是项筋膜,浅层筋膜覆盖在斜方肌上方,中层筋膜包绕在颈部的竖脊肌上方。颈后群肌肉的解剖层次依次为浅层的斜方肌,中层的肩胛提肌、菱形肌、头夹肌、颈夹肌、竖脊肌及上后锯肌,深层肌肉为多肋肌、回旋肌,上部深层为椎枕肌。通常颈型颈椎病三针法治疗点为:①患节棘突:其上方附着的有项韧带、棘肌、颈夹肌;②患节的横突后结节,主要附着的有颈夹肌、竖脊肌等。

肩胛内上角主要附着有肩胛提肌、冈上肌、小菱形肌等肌腱,位于头以下、胸椎以上的部位。

颈椎共由7块颈椎骨组成,除第1颈椎和第2颈椎外,其他颈椎之间都附着一个椎间盘,颈椎的椎体之间共有6个椎间盘。每个颈椎都由椎体和椎弓两部分组成。椎体呈椭圆形的柱状体,与椎体相连的是椎弓,二者共同形成椎孔。所有的椎孔相连就构成了椎管,脊髓就容纳其中。颈椎又是脊柱椎骨中体积最小,但灵活性最大、活动频率最高、负重较大的节段(图下1-13)。

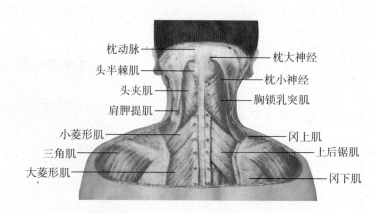

图下 1-13　颈后部肌群解剖图

【病因病理】

1. 静态失衡

(1) 静力性肌损伤:由于长期慢性劳损、头颈部体位不正,如长期伏案工作、电脑办公、夜间高枕等因素,使颈后群肌肉长期处于牵张状态,造成软组织血管受到牵拉挤压,导致局部血运障碍,而引起静力性损伤。

(2) 寒冷刺激:由于长期的寒冷刺激,使椎周肌筋膜痉挛收缩,从而导致了局部软组织血运障碍,引起临床症状。

2. 动态失衡　多见于颈部挥鞭性损伤,如坐车颠簸、颈部急性扭伤、撞击伤等均可造成颈部软组织散在出血、炎性浸润、机化、粘连形成软组织结节,引起周围的血管神经束受累,而出现临床症状。

【临床表现与诊断】

1. 本型年龄多见于25~35岁的青壮年,职业以长期伏案工作,体位不正的人群高发。

2. 主要表现为颈部疼痛、僵硬不适和活动受限三大症状。

3. 部分严重者伴有军人立整姿(颈部不能转动)。

4. 动静触诊　①患节棘突压痛;②患节横突压痛;③肩胛骨内上角出现压痛、筋膜结节,弹拨时伴有弹响声。

5. 屈颈压顶试验阳性。

6. X线片　正位片大部分为阴性,无增生退变征,侧位片部分出现曲度变直,严重者出现"反弓征"阳性。

【治则治法】

松解筋结,活血化瘀,解除压迫。

【治疗步骤】

1. 松解液配方 三七注射液 2ml、胎盘注射液 2~4ml、利多卡因注射液 3ml 备用。

2. 针具 扁圆刃水针刀。

3. 针法 筋膜弹拨分离法、筋膜扇形分离法。

4. 体位 俯卧位。

5. 操作规程 按"一明二严三选择"的操作规程,结合 X 线片所示,按三针法定位,皮肤常规消毒,戴无菌手套,铺无菌洞巾,具体操作如下:

a 针:患节棘突点,在患节棘突压痛点,快速纵行进针,由浅筋膜逐层松解筋膜结节,达棘突后向两侧分离 3 针,回抽无血,旋转注药 1ml,快速出针,贴创可贴。

注意:两棘突中央不能切割,以免损伤棘间韧带。

b 针:患节横突后结节,水针刀于棘间旁开 3~3.5cm,快速纵行进针,逐层切开分离 3~6 针,达横突后,不能提插、横切,回抽无血,旋转注药 1~2ml,快速出针,贴创可贴。

c 针:肩胛内上角,胸 2 棘突旁开 6cm 左右,在痛点内上 0.5cm,45°向外下角斜行达筋膜结节,筋膜扇形分离 3~6 针,回抽无血,扇形注药 1~2ml,快速出针,贴创可贴。

每周 2 次,2~3 次 1 个疗程(图下 1-14)。

三氧消融:对椎周软组织结节较大、疼痛严重者,水针刀松解后,可抽取中度三氧 5~10ml,按三氧操作规则注入病变点,快速出针,贴创可贴,反复按揉,让患者卧床休息 10 分钟。

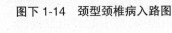

图下 1-14 颈型颈椎病入路图

术后配合口服非甾体类抗炎药,消除无菌性炎症。

牵引 10~15 分钟。重量为 3~5kg,以患者耐受为宜,每周 2 次,3~5 次一疗程。

【中药方剂】

以舒筋活血,理气止痛为治法,方选活血止痛汤加减:

当归 12g,赤芍 10g,丹参 30g,葛根 30g,片姜黄 10g,生地黄 15g,制乳香 9g,制没药 9g,木香 6g,青皮 10g,生龙骨 30g,生牡蛎 30g,甘草 6g,水煎服,日一剂。

【注意事项】

术前中药热敷或蜡疗,术后中频治疗,每日 1 次,每次 10~30 分钟。

第八节 椎动脉型颈椎病

【概述】

椎动脉型颈椎病多见于 50 岁左右的中老年人,以长期伏案工作者高发。由于颈椎上段软组织损伤、寰枕关节或寰枢关节错位,导致椎动脉及颈交感神经受累,使椎动脉痉挛收缩、管腔狭窄,造成椎 - 基底动脉供血不足,引起头晕、头痛、视力障碍等一系列临床症状。

【局部解剖】

颈椎上承头颅、下连胸廓,共由7块颈椎骨组成。颈椎上方由寰枕关节与寰枢关节构成,是整个头颈部上方前屈后仰、左右转头转颈的功能关节。寰枕关节与寰枢关节的稳定主要依靠颈1横突,颈2棘突与枕骨腱弓之间的项筋膜,椎枕肌与头部携带肌构成的软组织立体三角区,维持头颈部之间的动静态平衡。三角区的三个点:颈1横突、颈2棘突与枕骨腱弓,是生物力学的应力点,病理学的损伤点,也是水针刀微创技术的治疗点。

椎动脉属于大脑滋养动脉,起自锁骨上动脉,自颈1~6横突两侧的椎动脉孔穿过,分为椎前段、椎骨段、颅前段、颅内段(椎 - 基底动脉)四段,其中椎骨段和颅前段是椎动脉最容易受到累及发病的阶段。椎骨段是由椎动脉自颈6横突椎动脉孔,部分自颈4椎动脉孔,穿入后上行至颈1横突椎动脉孔,然后折曲90°,向内沿椎动脉沟行至寰枕关节内缘,再折曲90°弯曲上行进入枕骨大孔,构成椎 - 基底动脉(图下1-15、图下1-16)。

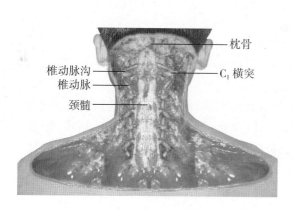

椎动脉沟
椎动脉
颈髓

枕骨
C₁ 横突

图下 1-15　椎动脉解剖图

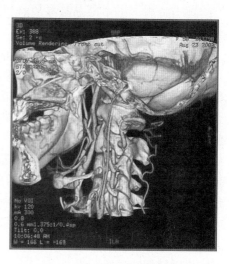

图下 1-16　椎动脉铸型标本

【病因病理】

颈椎骨性结构在长期低头转颈、慢性劳损或外伤的情况下,造成颈椎上段关节移位变形,导致椎动脉一处或多处,一侧或两侧受牵拉挤压、刺激所造成血管和血流受累,是椎动脉型颈椎病发生与发展的重要原因。其主要影响患者脑部供血,产生脑供血不足症状。

椎动脉型颈椎病主要由于椎节失稳后钩椎关节松动及变位而波及侧方上下横突孔,以致出现轴向或侧向移位而刺激或压迫椎动脉引起痉挛、狭窄或折曲改变。此种因素最为常见,多属早期轻型。

椎间隙间距改变也会对椎动脉产生影响。在诸节椎间隙退变的同时,由于各个间距变窄以致引起椎动脉相对过长,此不仅直接破坏了椎动脉本身与颈椎骨骼之间原有的平衡,且易出现折曲、增粗及弯曲等改变,以致血流受阻。

【临床表现与诊断】

椎动脉型颈椎病的临床特征,最常见的是头痛、眩晕和视觉障碍等。头痛由于枕大神经病变,常呈发作性疼痛,持续数分钟,数小时乃至更长,偶尔也可为持续性疼痛,阵发性加剧。疼痛的性质各人的情况不一样。一般称跳痛(搏动性痛)或灼热痛,而且局限于一侧颈枕部或枕顶部,同时伴有酸、胀等异常感觉。疼痛多于早晨起床后,转动头颈部或乘车颠簸时发生或加剧。少数患者呈现疼痛过敏,触及患侧不透皮时疼痛难忍,甚至触碰头发时即感剧痛,十分苦恼。疼痛发作时,常起自颈部,迅速扩展至耳后及枕顶部,或向眼眶区和鼻根部放射。有的患者在发作前有先兆,如出现"眼前发黑","闪光"等视觉症状。疼痛剧烈时常并发交感神经功能紊乱的症状,如恶心、呕吐、出汗。

1. 多发于 45 岁以上中老年人。

2. 眩晕 主要表现为仰视旋颈位性眩晕。当头部仰视时,寰枕间隙狭窄使椎动脉受压;当头部转动时,使椎动脉扭曲,血运供应障碍,因而出现眩晕症状。

3. 头痛 头痛与眩晕可同时存在,或交替性加重。早期多以头痛为主,后期则以眩晕为主。头痛多为一侧性,发生在椎动脉受累一侧。椎动脉型头痛,一般局限在枕部或顶部。头痛常伴有交感神经功能紊乱症状。

4. 视力障碍 由于椎动脉受累时,致使大脑枕部视觉中枢供血不足,引起中枢性视力障碍。

5. 猝倒症 部分严重者由于转头、仰颈过快,造成一过性大脑缺血,出现猝倒症状。

6. 鞠躬姿 由于患者仰头时,椎间隙缩小,椎动脉受压,转颈时,椎动脉扭曲,血运供应障碍,因而部分严重患者站立或行走时,出现鞠躬姿体位。

7. 休克样症 在椎动脉发生急性缺血时,可突发意识障碍,发生猝倒症。常见与颈部突然活动或姿势改变有关。

8. 神经症状 椎动脉型颈椎病因造成脑供血不足,临床有的患者可发生抑郁寡言,严重者可出现意识障碍、精神迷乱或异常兴奋,欣快或难以抑制性强笑、话多,但常缺乏逻辑性,故常有语言失误的表现,突出的表现为记忆力减退,近事遗忘。有的伴随出现暂时性失神症发作。究其病因主要为脑部部分缺血所致,也有一部分患者可能出现部分症状。

9. 椎动脉扭曲试验阳性。

10. 动静触诊 颈椎上段,寰枕间隙周围。颈 2 棘突周围、枕腱弓中点周围、颈 1 横突周围,以上 3 个相关部位进行动静触诊按压、弹拨分离,可出现压痛、结节、弹响声等阳性表现。

11. X 线片

(1) 侧位:寰枕间隙变小,一般小于 6mm;寰枕融合征。

(2) 张口位:枕枢间隙左右不等;齿突偏歪。

【治则治法】
松解筋结,活血化瘀,通络止痛。

【治疗步骤】

1. 松解液配方 天麻素注射液 2ml、维生素 B_{12} 注射液 1000μg、利多卡因注射液 2ml 备用。

2. 针具 扁圆刃水针刀。

3. 针法 筋膜弹拨分离法。

4. 体位 俯卧位、患者向患侧旋转头颈 45°。

5. 操作规程　按"一明二严三选择"的操作规程,结合 X 线片所示,按三针法定位,皮肤常规消毒,戴无菌手套,铺无菌洞巾,具体操作如下:

a 针:颈 2 棘突,快速纵行进针,由浅入深逐层松解筋膜结节,达棘突后,筋膜弹拨分离 3 针,回抽无血,旋转注药 1~2ml,快速出针,贴创可贴。

b 针:枕后腱弓中点,快速纵行进针,按倒八字法逐层切开枕腱弓,回抽无血,旋转注药 1~2ml,快速出针,贴创可贴。

c 针:颈 1 横突后结节,快速纵行进针,浅中层逐层切开分离,边进针回抽,达横突后,旋转分离 3~6 针,旋转注药 1~2ml,快速出针,贴创可贴。

每周 2 次,2~3 次 1 个疗程(图下 1-17)。

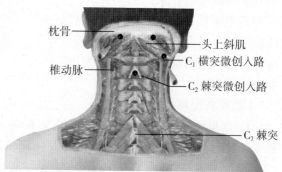

图下 1-17　椎动脉型颈椎病进针示意图

【手法治疗】

镇定震动松解手法:术后令患者俯卧于治疗台上,头部前倾位,医者先松解患者枕部的筋膜及椎周软组织 3~5 分钟,然后双手拇指与四肢张开拖住患者下颌骨,双拇指顶在患者后枕部,轻轻将患者头部牵引拔伸,轻轻用镇定手法微小幅度上下震动 6~9 次,用力要准确有弹性,既能牵张又不损伤寰枕关节,不能用扳法。

牵引时间要短,10 分钟左右,重量要轻,3~4kg 为宜。

【中药方剂】

以活血通络,镇肝息风为治法,方选复原活血汤加减:

当归 10g,丹参 30g,太子参 10g,赤芍 15g,白芍 10g,天麻 15g,白菊花 10g,决明子 15g,生龙骨 30g,生牡蛎 30g,郁金 10g,青皮 10g,丝瓜络 30g,珍珠母 30g,地龙 10g,甘草 6g,水煎服,日一剂。

【注意事项】

颈 1 横突进针时,浅层筋膜结节可以切割松解,到达横突后,使用旋转分离法,不提插,不横切。

第九节　交感型颈椎病

【概述】

交感型颈椎病症状繁多,多数表现为交感神经兴奋症状,少数为交感神经抑制症状。由于椎动脉表面富含交感神经纤维,当交感神经功能紊乱时常常累及椎动脉,导致椎动脉的舒缩功能异常。因此,交感型颈椎病在出现全身多个系统症状的同时,还常常伴有椎 - 基底动脉系统供血不足的表现。

【局部解剖】

颈部交感干神经节分布于颈椎左右侧方,有 3 对:第一对颈上椎旁神经节,分布于颈 1~2 椎前筋膜上方;第二对颈中椎旁神经节,分布在颈 4~5 椎前筋膜上方;第三对颈下椎旁神经节,分布在颈 6~7 和胸 1 椎前筋膜上方,通常颈下神经节与第 1 胸神经节融合在一起,称为星状神经节(图下 1-18)。

【病因病理】

交感型颈椎病的发生,是由于长期的头颈体位不正或枕头过高造成小关节错位、椎周软组织损伤、炎性物质刺激,刺激或压迫了椎旁交感神经节,从而引起一系列临床综合征。

由于年龄的增长,颈椎间盘组织的项韧带发生退变、老化,压迫交感神经纤维所引起一系列反射性自主神经功能紊乱的综合征。

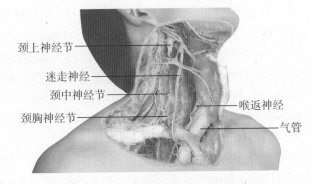

图下 1-18 颈交感神经节解剖图

【临床表现与诊断】

1. 多见于 45~50 岁女性。本病主要表现为交感神经失调征,患者多见烦躁易怒、精神紧张、情绪不稳、失眠多梦、出汗异常、肢体发凉或怕热,对疼痛过敏。

2. 五官症状,眼睑无力,瞳孔扩大,眼球胀痛与流泪,视物模糊等。

3. 颈源性心脏病 主要症状为胸闷气短、心悸心慌、心律不齐、呼吸不畅、血压不稳等。

4. 颈源性咽炎 咽喉部不适,有异物感,吐之不出、咽之不下,中医称为"梅核气"。

5. 急性期可伴有头颈侧位姿。

6. X 线片(图下 1-19)

(1)正位片:显示小关节双影双边征或间隙不一,棘突偏歪。

(2)侧位片:显示横突不在一条水平线。

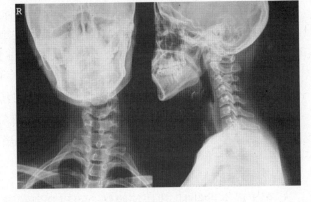

图下 1-19 X 线片

【治则治法】

松解粘连,解除压迫,通络止痛。

【治疗步骤】

1. 松解液配方 肌生注射液 2ml、维生素 B_{12} 注射液 1000μg、胎盘注射液 2ml、利多卡因注射液 2ml 备用。

2. 针具 扁圆刃水针刀。

3. 针法 筋膜扇形分离法。

4. 体位 俯卧位。

5. 操作规程 按"一明二严三选择"的操作规程,结合 X 线片所示,按三针法定位,皮肤常规消毒,戴无菌手套,铺无菌洞巾,具体操作如下:

a 针与 b 针:在颈 3~4,颈 4~5,颈 5~6 后关节囊,左右对称取点,在棘间旁开 1.5cm,纵行进针,纵横分离各 3 针,回抽无血,旋转注药 1~2ml,快速出针,贴创可贴。

c 针:颈 7 棘突,快速纵行进针达棘尖,由浅入深逐层分离 3~6 针,回抽无血,旋转注药 1~2ml,快速出针,贴创可贴。

每周 2 次,2~3 次 1 个疗程(图下 1-20)。

颈源性咽炎:a、b 针松解颈 3、4 关节囊 3~4 针,前方松解咽喉三针点,旋转注射咽炎四联针 1~1.5ml,快速出针,贴创可贴。

【手法治疗】

术后整脊手法,要根据 X 线片定位,用三指动静触诊法寻找患节的偏歪棘突及错位的小关节。根据患节椎体棘突节段,颈椎上段颈 1~2 之间应后仰位,中段颈部应前屈 40° 左右,下段前屈 45° 以上。根据棘突左右偏歪小关节错位的方位,术者立于患者患侧后侧方,左侧或右侧旋转 45°,应先松后扳,应用小角度小力

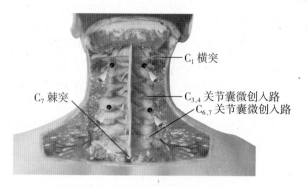

图下 1-20　交感型颈椎病进针示意图

度轻柔弹性手法进行。左手拇指触到偏移横突固定,其余四肢置于右侧头枕部,右手扶持左面部,向右旋转静止,术者调息,双手协同发力,右手向右上方旋转,左手拇指轻柔发力推横突向左前侧,可闻及响声,复位成功。

【中药方剂】

以疏肝解郁,理气止痛为治法,方选桃红四物汤加减:

桃仁 10g,红花 10g,当归 12g,赤芍 12g,葛根 30g,郁金 10g,姜黄 10g,木香 6g,青皮 10g,丝瓜络 10g,甘草 6g,水煎服,日一剂。

【注意事项】

1. 水针刀在关节囊治疗时避免向内上进针,以防进入椎管。

2. 整脊手法时,头前倾角度根据复位节段不同而不同。下颌骨转动不超过锁骨,用力要有支点,用力要柔和轻快,切忌用力过于粗暴。

第十节　神经根型颈椎病

【概述】

神经根型颈椎病,又称为颈肩臂综合征。常见于 50 岁以上中老年人,是颈椎综合征中较常见的一种类型,其发病率仅次于颈型。由于颈椎间盘、颈椎钩椎关节或关节突关节增生、肥大的骨刺向侧方突出,刺激或压迫相应水平的神经根,并出现一系列相应节段的神经根刺激或功能障碍的临床表现。其临床症状是以颈肩背部疼痛、上肢及手指的放射性疼痛、麻木、无力为主的一系列综合征。

【局部解剖】

1. 椎间孔是由相邻椎间切迹构成的骨性管道,更为确切的名称应叫"椎间管"。其前内壁为钩突的后面、椎间盘和椎体的下部,后外壁有椎间关节内侧部和关节突的一部分。

2. 椎间孔矢状切面呈椭圆形或卵圆形。孔的纵径为椎体长度的 3/5,孔的矢状径为纵径的 2/3,颈椎间孔底部有颈神经根通过,其余为血管、淋巴管的脂肪组织所占据。

3. 因颈椎的椎弓根较短,致椎间孔的前后径较小,加之颈神经根较短,离开脊髓时近乎直角,根鞘又固定于椎间孔的骨膜上,活动度有限,因而颈神经根较容易受周围病变的牵拉与压迫。

4. 各椎体后侧面的生理曲线虽无阶梯样变形,但在颈椎过度屈曲时上一椎体可较下一椎体向前突出 1~2mm。反之,过伸位则朝相反的方向移位,致椎间孔一定程度的缩小。这

也是颈神经根易受挤压的原因之一。

5. 颈脊髓呈椭圆柱形,其上端在枕骨大孔上缘和寰椎上缘水平,分出 C_1 神经根处与延髓相接。颈髓和颈椎之间的平面关系相差不大,上颈段大体一致,下颈段脊髓则仅比同节的颈椎高出一个椎体(图下 1-21)。

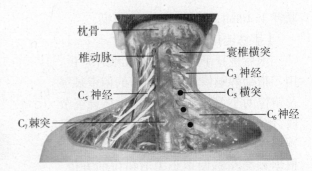

图下 1-21 颈神经根后方解剖图

【病因病理】

1. 因患椎钩椎关节处的骨质赘生物伸入椎间孔内,压迫或刺激颈脊神经根,使支配区域血运障碍,使肌张力下降,严重者持物有失落感。尤以下部颈椎 C_{4-7} 最多见。

2. 因颈肩部急慢性损伤或积累性损伤,使软组织损伤形成无菌性炎症、结疤粘连,刺激压迫颈肩部神经所致。

3. 急性外伤 坠落所致颈椎挤压伤,头部受重击所致颈椎垂直型挤压伤等。

4. 韧带和关节囊损伤 在颈椎和颈脊柱局部与全段性损伤中,必然伤及韧带、关节囊组织。

【临床表现与诊断】

1. 本病多发生于 50 岁以上老年人,按病理学划分,该型多见于颈椎骨源性结构增生退变,以椎周软组织硬化或项韧带钙化为主者。

2. 该病分为急性疼痛期和慢性麻木期两种类型。

3. 由于早期神经根周围的炎性水肿,临床上出现颈肩臂的疼痛症状。

4. 晚期由于神经根的长期受累,使支配区域血运障碍、肌力下降,严重者持物有失落感。

5. "欧式投降姿" 在急性期出现神经松弛,双手抱头症状可减轻。

6. 椎间孔挤压试验或击顶试验阳性。

7. 椎间孔扩张试验阳性。

8. X 线检查 颈椎正侧位、双斜位、椎体排列与椎间孔的改变,可显示骨性增生、椎间盘突出、神经根受挤压表现及神经根炎性肿胀情况。斜位 45°:可出现椎间孔变小,或钙化消失(图下 1-22)。

9. CT 片 可见椎间盘髓核突出位置、大小及其硬膜囊受压、侧隐窝狭窄或黄韧带肥厚等征象。

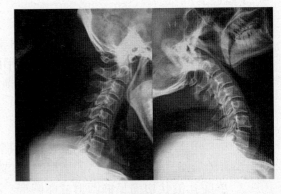

图下 1-22 神经根型颈椎病 X 线

定位诊断

1. 当颈 4 神经受累时,患者颈椎中段沉痛,并伴有锁骨上区疼痛。

2. 当颈 5 神经受累时,临床上易误诊为肩周炎。患者颈椎中下段沉痛,伴肩部三角肌区,上臂肱二头肌外侧附近出现疼痛、麻木。

3. 当颈 6 神经受压时,出现桡侧腕屈、腕伸肌受累疼痛,同时向拇指、示指部位放射。

4. 当颈 7 神经受压时,出现中指麻木。

5. 当颈 8 神经受累时,可放射至环指、小指,出现疼痛麻木。

6. 当胸 1 神经受累时,可出现前臂尺侧腕屈肌及腕伸肌疼痛。

7. 当胸 2 神经受累时,可引起上臂内侧及冈下肌区疼痛。

【治则治法】

松解粘连,解除压迫,通络止痛。

【治疗步骤】

1. 松解液配方　神经妥乐平注射液 3.6~7.2U、维生素 B_{12} 注射液 1000μg、利多卡因注射液 3ml 备用。

2. 针具　扁圆刃水针刀。

3. 针法　筋膜弹拨分离法、筋膜扇形分离法。

4. 体位　俯卧位。

5. 操作规程　按"一明二严三选择"的操作规程,结合 X 线片所示,按三针法定位,皮肤常规消毒,戴无菌手套,铺无菌洞巾,具体操作如下:

a 针:在颈椎 5~7 横突后结节,于棘突间旁开 3.5cm 左右,快速纵行进针,由浅入深,逐层切开分离筋膜结节,达横突,纵行分离 3~6 针,回抽无血,旋转注药 1~2ml,快速出针,贴创可贴。注意:只能纵横分离,不能提插,不能横切。

b 针:肩胛冈上中外 1/3 点,向外下 45° 角,斜行进针达冈上肌,扇形分离 3~6 针,回抽无血,扇形注药 1~2ml,快速出针,贴创可贴。

c 针:桡骨粗隆,位于外上髁前内下 3.5cm 左右,快速纵行进针达筋膜层,应用筋膜弹拨分离法,弹拨松解 3 针,回抽无血,注射松解液 1ml,快速出针,贴创可贴。

每周 2 次,2~3 次 1 个疗程(图下 1-23)。

晚期麻木期可应用经筋飞挑法,用小号筋骨针沿麻木区按三道线三针法飞挑。

【中药方剂】

以活血祛瘀,蠲痹止痛为治法,方选活血止痛汤加减:

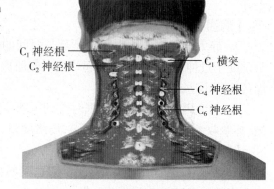

图下 1-23　神经根型颈椎病进针示意图

当归 12g, 白芍 30g, 三七参 10g, 丹参 30g,葛根 20g,云苓 10g,片姜黄 10g,细辛 3g,延胡索 15g,木香 6g,青皮 10g,丝瓜络 10g,全虫 10g,甘草 6g,水煎服,日一剂。

【注意事项】

1. 术前中药热敷或蜡疗,术后中频治疗,每日 1 次,每次 10~30 分钟。

2. 颈椎横突治疗时,浅层松解,深层宜弹拨分离法为主,避免横行提插。

3. 肩胛冈上中外点进针时,避免向前内下进针,防止损伤内脏。

第十一节　胸锁乳突肌损伤

【概述】

胸锁乳突肌损伤,又称为落枕,是颈部软组织损伤的常见病,临床上以胸锁乳突肌急性痉挛、疼痛、僵硬和活动受限为主。轻者 1~2 天即可自愈,重者颈项部疼痛,牵涉后枕部及肩臂部疼痛,可延至数周不愈,本症与颈椎病有关,属于颈部软组织损伤疾病。

【局部解剖】

胸锁乳突肌位于颈部两侧颈阔肌筋膜深层,起于胸骨柄前面胸骨头及锁骨内侧头,止于颞骨乳突,受颈 1 神经与副神经支配,属于颈部转头肌,与对侧后方的头夹肌为协同肌群,其功能为收缩时使头颈转向对侧,是颈部的重要肌性标志。当颈稍前屈,面部转向一侧时,可见轮廓明显的胸锁乳突肌隆起,后缘中点有颈丛皮支穿出,胸锁乳突肌的胸骨头、锁骨头与颞骨乳突为水针刀三针法的进针点(图下 1-24)。

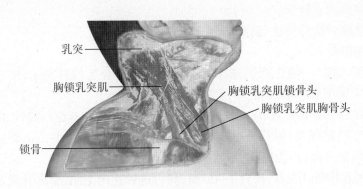

图下 1-24　胸锁乳突肌解剖图

【病因病理】

1. 静力性肌损伤　由于头颈部长时间的偏转伏案工作,或因睡眠时枕头过高、过低,使头颈处于过伸或过屈状态,引起颈部一侧肌肉紧张,使颈椎小关节错位,产生静力性肌损伤,局部疼痛不适,动作受限。

2. 寒冷因素　多见于睡眠时受到风寒侵袭,致使颈项部肌筋膜与胸锁乳突肌受寒冷刺激,痉挛收缩,血运障碍,气血凝滞,筋络痹阻,从而引起临床症状。

【临床表现与诊断】

1. 大多数患者往往在清晨起床后,突然感觉颈部肌肉发生痉挛、僵硬、疼痛,少数也可由于突然的急速动作后发病。

2. 主要表现为疼痛范围各不相同,一般集中在颈部,也可超过颈根部致一侧剧痛,并可传导到头颈部斜方肌、胸锁乳突肌或肩部。严重时还会出现交感神经刺激症状。

3. 颈部活动明显受限,向患侧活动功能障碍尤为明显,头向患侧倾斜,下颌转向健侧。

4. 患处有肌紧张,明显压痛。

5. 动静触诊　胸锁乳突肌痉挛收缩、僵硬感;胸锁关节内外处的胸骨头、颞骨乳突明显压痛、筋膜结节。

6. X 线　大部分无异常改变,少数可有钙化灶。

【治则治法】

松解筋结,活血化瘀,通筋通络。

【治疗步骤】

1. 松解液配方　三七注射液 2ml、胎盘注射液 2ml、利多卡因注射液 3ml 备用。

2. 针具　扁圆刃水针刀。

3. 针法　骨膜扇形分离法。

4. 体位　仰卧位。

5. 操作规程　按"一明二严三选择"操作规程,按三针法定位,局部皮肤常规消毒后,戴无菌手套,铺无菌洞巾,具体操作如下:

a 针:在颞骨乳突的后下缘,向前内下进针,方向与肌纤维平行,斜行快速无痛进针,逐层松解分离筋膜结节,达颞骨乳突,应用骨膜扇形分离法,松解 3~6 针,回抽无血,注射松解液 1ml,快速出针,贴创可贴。

b 针:在胸锁乳突肌胸骨头,向后上方进针,方向与肌纤维平行,斜行快速无痛进针,逐层松解分离筋膜结节,达胸骨头,应用骨膜扇形分离法,松解 3~6 针,回抽无血,注射松解液 1ml,快速出针,贴创可贴。

c 针:在胸锁乳突肌的锁骨头,向内上方进针,方向与肌纤维平行,斜行快速无痛进针,逐层松解分离筋膜结节,达锁骨头,应用骨膜扇形分离法,松解 3~6 针,回抽无血,注射松解液 1ml,快速出针,贴创可贴。

每周 2 次,1~3 次为 1 个疗程(图下 1-25)。

术后,可给予颈部牵引,同时可配合手法按摩复位。

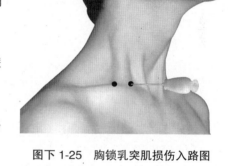

图下 1-25　胸锁乳突肌损伤入路图

【中药方剂】

以祛瘀通络,理筋止痛为治法,方选桃红四物汤加减:

桃仁 10g,红花 10g,当归 12g,赤芍 15g,姜黄 10g,青皮 10g,制乳香 9g,制没药 9g,丝瓜络 10g,伸筋草 10g,金银藤 30g,甘草 6g,水煎服,日一剂。

【注意事项】

1. 在颞骨乳突后下缘进针时,防止进针过深,防止损伤神经血管。

2. 在胸锁关节进针时,角度不能大于 30°,防止损伤颈动脉及内脏。

第十二节　头夹肌损伤

【概述】

头夹肌损伤是临床中常见的疾病,主要症状为头项僵硬、疼痛、沉重感。临床上易诊断为"颈椎病"。多发生在第 7 颈椎棘突周围,引起筋膜结节形成圆形隆起。

【局部解剖】

头夹肌起于项韧带的下半部、第 7 颈椎的棘突和下面三段或四段胸椎的棘突。肌肉纤维向上或横向,在胸锁乳突肌的覆盖下附着至颞骨的乳突上,且附着至枕骨在上项线外三分之一下方的粗糙面上。头夹肌是由 C_{1-8} 背支所支配的。其功能为单侧肌肉收缩使头转向同侧,两侧肌肉同时收缩,可使头后仰(图下 1-26)。

【病因病理】

由于长期的伏案工作或过度的转头转颈,容易使头夹肌附着点处造成损伤,散在出血,机化粘连,炎性刺激,形成软组织肌筋膜结节。一方面引起局部疼痛不适,头颈部活动受限,另一方面炎性物质刺激造成椎前筋膜上方的神经节受累,引起交感神经失调症。

部分后颈部外伤,头夹肌附着点处

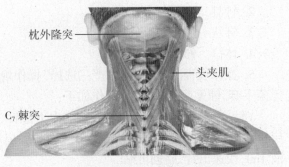

图下 1-26　头夹肌解剖图

造成损伤,散在出血,机化粘连,瘢痕挛缩,形成软组织肌筋膜结节,加重了头夹肌的痉挛收缩,容易导致头颈部的平衡失调,从而引起临床症状。

【临床表现与诊断】

1. 颈部有劳损、外伤史或受寒湿刺激史。

2. 头项部僵硬不适、活动受限,第 7 颈椎棘突周围软组织酸胀沉痛不适。

3. 动静触诊　第 7 颈椎棘突周围筋膜结节隆起增厚、颞骨乳突后缘、枕骨上项线部位,压之疼痛或酸胀明显。

4. 屈颈试验阳性　令患者低头,检查者用手掌压在患者后枕部,让患者尽力头颈前屈,引起项枕部明显不适或疼痛者为阳性。

5. X 线片　部分颈 7 棘突周围显示有钙化灶。

【治则治法】

松解筋结,活血消肿,化瘀止痛。

【治疗步骤】

1. 松解液配方　复方当归注射液 2ml、胎盘注射液 2ml、利多卡因注射液 2ml 备用。

2. 针具　选取扁圆刃水针刀。

3. 针法　用筋膜弹拨分离法、筋膜扇形分离法。

4. 体位　俯卧位。

5. 操作规程　按"一明二严三选择"的操作规程,局部皮肤常规消毒后,按三针法定位,戴无菌手套,铺无菌洞巾,具体操作如下:

a 针:颈 7 棘突,选用扁圆刃水针刀,快速进针逐层分离筋膜结节,达棘突后向两侧,行筋膜弹拨分离法松解 3~6 针,回抽无血,注射松解液 1~2ml,快速出针,贴创可贴。

b、c 针:双侧颞骨乳突后缘,使后枕部充分暴露,选用扁圆刃水针刀,快速纵行进针,逐层松解分离筋膜结节,达颞骨乳突后缘,应用筋膜弹拨分离法,松解 3~6 针,回抽无血,注射松解液 2ml,快速出针,贴创可贴。

每周 2 次,1~3 次为 1 个疗程(图下 1-27)。

【中药方剂】

以通络活血、舒筋止痛为治法,方选桃红四物汤加减:

桃仁 10g,当归 12g,丹参 30g,赤芍 15g,葛根 20g,桑枝 10g,延胡索 15g,青皮 10g,丝瓜络 10g,路路通 20g,甘草 6g,水煎服,日一剂。

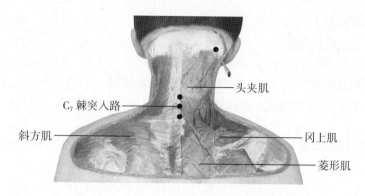

图下 1-27　头夹肌损伤进针示意图

【注意事项】

术前中药热敷或蜡疗,术后中频治疗,每日 1 次,每次 10~30 分钟。

第十三节　颈椎术后综合征

【概述】

颈椎术后综合征是由于颈椎间盘突出症手术后或颈椎外伤手术时损伤了局部肌肉筋膜、肌腱韧带,切除了棘突、椎板及小关节突等组织,破坏了脊柱正常结构的完整性,影响了脊柱的动态力学关系,使颈椎失稳,导致颈部功能障碍,出现一系列临床综合征。

【局部解剖】

颈椎由 7 块颈椎骨,6 个椎间盘及相关韧带连接构成。第 1、2 及第 7 颈椎结构特殊,其余颈椎均与典型的脊椎相仿。除颈 1~2 直接形成关节外,其他各椎体间均以椎间盘相连。颈椎椎体较小,其椎间盘比椎体的上下面还小,故颈椎间盘的单位面积所受的压力较其他椎间盘大,因此,颈椎间盘更易磨损与变性,且常发生在活动度较大的下颈椎,即颈 5~7 之间(图下 1-28)。

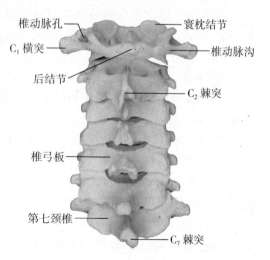

图下 1-28　颈椎骨解剖图

【病因病理】

颈椎术后综合征发病机制有以下两个方面:

1. 颈椎手术时损伤了椎周的软组织,术后瘢痕组织形成粘连,破坏了脊柱正常结构的完整性及脊柱的稳定,出现颈椎动力学改变,加重棘突偏歪、小关节错位,刺激了脊神经、交感神经节,从而引起临床症状。

2. 由于颈椎手术时切除了椎板、棘突、部分小关节突等,术后部分椎管内、椎管外、椎板间隙残留着炎性脂肪物质及炎性致痛物质,刺激脊神经、交感神经,出现一系列临床症状。

【临床表现与诊断】

1. 有颈部外伤或手术史。

2. 颈椎术后,颈部及背部疼痛、酸胀、麻木不适,可伴有头痛、失眠、视力下降等症状。

3. 颈椎活动受限,前屈后仰、左右侧屈及转颈功能障碍。

4. 寰枕、寰枢间隙外伤术后,寰枕筋膜术后多出现头面部症状,如枕性头痛头晕、颈源性视力障碍等疾病。

5. 中颈段外伤术后多引起交感神经受累,出现烦躁易怒、失眠多梦、咽喉壁不适、有异物感等症状。

6. 下颈段外伤术后多出现颈源性心脏病,出现胸闷气短、心悸心慌、血压不稳等症状。

7. 动静触诊 可见患节棘间、棘旁及椎周软组织结节伴压痛,部分术后瘢痕处条索样结节。

8. X线片 患者棘突可出现融合征,椎体旋转移位,或颈椎生理曲度反弓征或侧弯。

【治则治法】

松解筋结,筋骨并重,活血化瘀。

【治疗步骤】

1. 松解液配方 川芎嗪注射液 2ml、胎盘注射液 2~4ml、利多卡因注射液 3ml 备用。

2. 针具 扁圆刃水针刀。

3. 针法 筋膜扇形分离法。

4. 体位 坐位或俯卧位。

5. 按"一明二严三选择"的操作规程,按三针法定位,局部皮肤常规消毒后,戴无菌手套,铺无菌洞巾,具体操作如下:

a针:棘突侧方术后瘢痕结节,快速纵行进针,逐层松解筋膜结节,达棘突后向两侧方扇形分离 3~6 针,回抽无血,注射松解液 1~2ml,快速出针,贴创可贴。

b针:患节后关节囊结节处,进针后,在后关节囊内外缘采用筋膜扇形分离法分离 3~6 针,回抽无血,注射松解液 1~2ml,快速出针,贴创可贴。

c针:横突后结节,在横突后结节点采用快速纵行进针,逐层松解筋膜结节 3~6 针,回抽无血,注射松解液 1~2ml,快速出针,贴创可贴。

每周 2 次,3~5 次 1 个疗程(图下 1-29)。

【中药方剂】

以活血化瘀,通络止痛为治法,方选芪龙养血汤加减:

当归 12g,黄芪 15g,赤芍 15g,红花 9g,丹参 30g,葛根 20g,熟地 15g,姜黄 10g,地龙 10g,千年健 10g,丝瓜络 30g,甘草 6g,水煎服,日一剂。

【注意事项】

1. 术前中药热敷或蜡疗,术后中频治疗,每日 1 次,每次 10~30 分钟。

2. 在关节囊结节处治疗时,进针不宜过深,以免损伤脊髓。

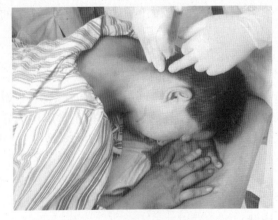

图下 1-29　颈椎术后综合征入路图

3. 注意适当休息,劳逸结合。

第十四节 后颈部肌筋膜综合征

【概述】

后颈部肌筋膜综合征,又称颈肌凝结症或颈部肌筋膜炎,是临床颈部疼痛性疾患中最多见的一种痛症。主要特征是:后颈部肌肉慢性痉挛,继而变为僵硬、活动受限。最近认为是脊神经后外侧支受卡压所致。又名风湿性纤维组织炎。

【局部解剖】

1. 颈部的浅筋膜肥厚而坚韧,有较多的皮下支持带与皮肤相连。颈部深筋膜分浅、深两层,浅层很薄弱,遮盖斜方肌和背阔肌浅面,向上与深筋膜深层互相移行。深层位于斜方肌、菱形肌和上后锯肌深面,上方与浅层移行,附着于上项线向下移行于胸腰筋膜,内侧附着于项韧带及上六个胸椎棘突。

2. 与颈筋膜有关的皮神经有枕大神经和第三枕神经。枕大神经是第二颈神经后支的皮支,穿过斜方肌及深筋膜,在上项线下侧至浅筋膜内,分为数支,分布于颅后部皮肤,并有小支与枕小神经和耳大神经交通(图下1-30)。

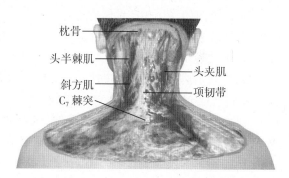

图下1-30 颈后部深筋膜解剖图

【病因病理】

最常见的原因是损伤,分述如下:

1. 慢性劳损 长期弯腰工作、姿势不良等,也会造成组织炎性渗出,肌筋膜机化粘连,而产生临床肌筋膜疼痛症状。如长期低头写字、工作等从事脑力劳动的工种易患此病。

2. 外伤急性损伤 最多发生于颈部软组织扭伤、撞击伤,引起局部的筋膜散在出血水肿,炎性渗出,肌筋膜机化粘连,形成筋膜结节。

3. 风寒湿邪 人疲劳后,受到风寒的影响,例如睡在潮湿地、受凉风吹等。在这种情况下,温度突降,体表血管收缩,深部血管反射性扩张,伴有液体渗出。若受风寒湿的时间较久,或者反复发生又未经妥善处理,则渗出液积聚而形成粘连,一般常称之为"风湿",引起软组织肌筋膜疼痛。

4. 精神因素也易引起此病,症状重时,常并发肌筋膜紧张性头痛。

【临床表现与诊断】

自觉颈后部僵硬感、紧束感,或有重物压迫之沉重感,使颈部活动后症状逐渐好转,自觉轻松,但过度疲劳或活动后症状反而恶化,同时伴有深在、持续性酸胀痛或钝痛,患者自己能指出感觉最僵硬及疼痛的具体部位。

1. 多见于中老年妇女,长期从事坐位工作、站立位工作及缺乏锻炼者。

2. 疼痛多见于后颈部,肩部上方疼痛,有受重压感,压痛较广泛,也可见于颈前部,如胸锁乳突肌、咽喉部肌筋膜等。

3. 后颈部疼痛可向肩部、臂部传导。

4. 疼痛的性质为非持续性的钝痛,也可为突然性锐痛。

5. 发生的时间长短不一。疼痛越敏感,传导区域越大。

6. 受寒冷刺激后,疼痛加重,如阴雨天、冷空气侵袭后疼痛可加重。

7. 疼痛伴有肢体发凉、皮肤竖毛反射,甚至引起血压增高。

8. 动静触诊 后颈部骨突点压痛,软组织异常改变,条索状结节。

9. X线片 一般阳性症状不明显,部分X线片可显示肌硬化症。

【治则治法】

松解粘连,解除压迫,活血化瘀。

【治疗步骤】

1. 松解液配方 伊痛舒注射液 2ml、维生素 B_{12} 注射液 1000μg、利多卡因针 3ml 备用。

2. 针具 扁圆刃水针刀。

3. 针法 筋膜弹拨分离法,也可以用巨型筋骨针行筋膜扇形分离法。

4. 体位 俯卧位。

5. 操作规程 按"一明二严三选择"的操作规程,按三针法定位,局部皮肤常规消毒后,戴无菌手套,铺无菌洞巾,具体操作如下:

a 针:在枕外隆突,快速纵行进针,逐层分离筋膜结节,松解 3~6 针,回抽无血,注射松解液 1~2ml,快速出针。

b 针:在肩胛冈中外点,快速纵行进针,逐层分离至局部结节处,应用筋膜弹割分离法松解 3~6 针,注射松解液 1~2ml,快速出针。

c 针:在第 7 颈椎周围筋膜结节处,快速纵行进针逐层分离筋膜结节,然后应用筋膜弹拨分离法,松解 3~6 针,回抽无血,注射松解液 1~2ml。对于病程长,粘连范围广者,注入中浓度三氧 3~5ml,注入后按揉 3~5 分钟以增强"气体松解"作用,改善病灶的充血水肿与缺氧状态,解除肌痉挛与软组织粘连现象。快速出针,贴创可贴。

每周 2 次,1~3 次 1 个疗程(图下 1-31)。

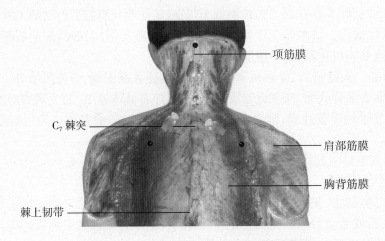

图下 1-31 后颈部肌筋膜综合征进针示意图

【手法治疗】

患者取坐位,医者拿后颈部肌筋膜,胸锁乳突肌与斜方肌肌腱,头部上提,牵引颈部,在保持上提的位置上,使头颈部做左右旋转和侧屈活动各 3 次。平推、提拿、按揉颈部两侧项肌、胸锁乳突肌、斜方肌上部及颈、肩背三角区域,有时头部需在尽量侧屈位进行,接着按压、将患者头部从左到右各摇转5次。上述操作完毕作为1节,连续3节作为一次手法,每周3次。同时配合牵引、按摩20分钟,每日1次,7次1个疗程。

【中药方剂】

以活血祛瘀,舒筋通络为治法,方选蠲痹汤加减:

当归12g,三七10g,血参30g,葛根20g,防己10g,羌活10g,桂枝9g,络石藤10g,苍术10g,云苓10g,甘草6g,水煎服,日一剂。

【注意事项】

1. 术前中药热敷,术后中频治疗,每日1次,每次10~15分钟。
2. 肌筋膜炎治疗时,只松解筋膜结节,不宜进针过深,避免损伤正常组织。
3. 祛除诱发因素,改变以往不良姿势,防止复发。

第十五节　青少年颈性电脑综合征

【概述】

青少年颈性电脑综合征是指青少年患者因长期沉迷于网络,缺乏必要的休息或者坐姿不正,也可能破坏了正常的饮食等生活习惯,出现的诸如"鼠标手"、脊柱侧弯、颈肩腰腿痛以及视觉疲劳等临床症状,同时患者可伴有心理、生理方面障碍。随着网络的发展,此类病症出现上升趋势。

【局部解剖】

脊柱是人体负重和运动的骨骼框架的重心力轴,是靠连接脊柱的韧带、关节囊、筋膜、椎间盘及肌肉构成无数的软组织立体三角区来维持其平衡、稳定。

项韧带起于枕外隆突下缘的枕骨崎,附着于颈部的棘突,止于颈胸关节交界点的颈7棘突。其浅层纤维主要有颈部的浅深筋膜及竖脊肌的棘肌覆盖,上部深层附着于寰椎后结节。主要受力损伤点自上而下为:枕外隆突下缘、颈2棘突上方及颈7棘突的动静交点。项韧带两侧有颈半棘肌、头半棘肌等多块肌附着于其侧面。经生物力学研究,颈前屈以C_{4-5}和C_{5-6}为中心,颈后伸以C_{4-5}为中心,因此在C_{4-5}和C_{5-6}处项韧带的张应力最大。

【病因病理】

患者因长期低头坐位,头颈体位不正,引起颈椎周围肌肉、肌腱、韧带等软组织处于长期的紧张状态,导致颈椎周围受力不平衡,致使肌张力失衡,颈椎小关节轻度移位,脊柱正常生理形态改变。从而出现软组织的松弛、变硬(纤维化、钙化、粘连、瘢痕形成、挛缩)或炎性改变,导致了维持脊柱软组织立体三角的失衡,刺激压迫了脊神经后内外支、交感神经节,出现临床脊柱相关性疾病综合征(图下1-32)。

【临床表现与诊断】

患者多为15~25岁青少年,经常使用电脑或者沉迷于网络者,出现烦躁易怒、失眠

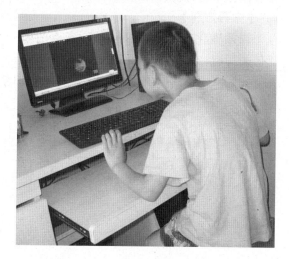

图下 1-32　青少年颈性电脑综合征

多梦、汗出异常、眼睛疲劳、视线模糊,或情绪低落、思绪迟钝。

1. 头晕头痛、甚至视力明显下降,眼睛疲劳、视力下降趋势。

2. 常常感到全身酸困、腰背疼痛、手腕酸胀。

3. 部分患者出现食欲缺乏、疲乏无力、心悸等症状。

4. 三指动静触诊法 可见颈椎棘突偏歪、脊柱侧弯等临床体征。

5. 活动度检查 患者脊柱及四肢关节,尤其是腕、肩关节可出现不同程度的活动受限。

【治则治法】

松解筋结,活血化瘀,通络止痛。

【治疗步骤】

1. 松解液配方 复方当归注射液 2ml、胎盘注射液 2ml、利多卡因注射液 2ml 备用。

2. 针具 扁圆刃水针刀。

3. 针法 筋膜扇形分离法。

4. 体位 俯卧位。

5. 操作规程 按"一明二严三选择"的操作规程,结合 X 线片所示,按三针法定位,皮肤常规消毒,戴无菌手套,铺无菌洞巾,具体操作如下:

a、b 针:在 C_{3-4}、C_{4-5}、C_{5-6} 后关节囊,快速垂直进针,逐层松解分离筋膜结节,达关节囊部位,纵横分离 2~3 针,回抽无血,注射松解液 1ml,快速出针,贴创可贴。

c 针:颈 7 棘突,快速纵行进针,逐层松解分离,达棘突尖端,向两侧扇形分离 3 针,回抽无血,注射松解液 1ml,快速出针,贴创可贴。

每周 2 次,1~3 次 1 个疗程(图下 1-33)。

【手法治疗】

根据脊柱三步定位诊断法,结合临床表现及影像学检查,找到颈椎中下段交感病区 C_{3-4}、C_{4-5}、C_{5-6} 偏歪的棘突与横突,采用颈椎动静分段推扳法,使其恢复原来位置。

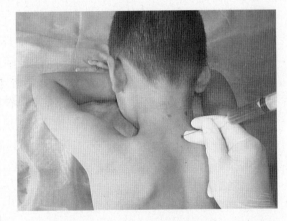

图下 1-33 青少年颈性电脑综合征入路图

【中药方剂】

以活血化瘀,通络止痛为法,方选活血止痛汤加减:

当归 6g,赤芍 6g,三七 9g,丹参 10g,鸡血藤 10g,葛根 10g,姜黄 9g,木香 6g,桑枝 9g,丝瓜络 10g,甘草 3g,水煎服,日一剂。

【注意事项】

1. 术前中药热敷或蜡疗,术后中频治疗,每日 1 次,每次 10~30 分钟。

2. 保持正确坐姿,避免长期低头工作。

第二章 肩及上肢疾病

第一节 肩胛提肌损伤

【概述】

肩胛提肌损伤是软组织损伤病中的常见病、高发病,多见于长期装卸工、搬运工人。由于肩胛骨过度上提与内旋,致使肩胛提肌受到过度收缩上提,导致肩胛提肌附着处受到牵拉损伤,引起肩胛内上角及颈椎上段侧方出现酸胀沉痛不适等症状。

【局部解剖】

肩胛提肌位于颈项两侧肩胛背筋膜下层,起自上位 4 个颈椎横突后结节,肌肉上部覆盖于胸锁乳突肌深侧,下部位于斜方肌的深面,肌纤维斜向后下稍外方,止于肩胛骨内上角内侧缘。其形状构成一对斜形带状肌,宽约 3cm,厚约 1.2cm。该肌受肩胛背神经支配,有上提肩胛骨并使肩胛骨下回旋的作用(图下 2-1)。

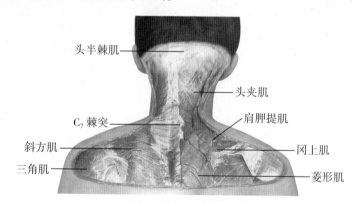

图下 2-1 肩胛提肌浅层解剖图

【病因病理】

该肌的劳损多见于长期肩关节运动的人群,由于肩胛骨长期超负荷的剧烈运动,使肩胛骨快速上提和内旋,肩胛提肌过度收缩,导致肩胛提肌附着出处受到牵拉损伤,局部散在出血,机化粘连,形成肌筋膜结节,引起临床症状。

【临床表现与诊断】

1. 本病多见于装卸工或体操运动员,有急性损伤史或慢性劳损史。

2. 多急性单侧受累,转为慢性迁延难愈。

3. 患侧上肢后伸受限,不能旋转后背,肩胛骨上提或内旋疼痛加剧。

4. 患侧肩胛骨上角内缘和颈椎上段疼痛,抬肩疼痛加重,活动受限。

5. 动静触诊 肩胛内上角及颈椎上段颈1~4横突后结节,局部有压痛、肌筋膜结节伴有弹响声。

【治则治法】

松解筋结,活血化瘀,舒筋止痛。

【治疗步骤】

1. 松解液配方 三七注射液2ml、胎盘注射液2~4ml、利多卡因注射液3ml备用。

2. 针具 扁圆刃水针刀。

3. 针法 筋膜扇形分离法、筋膜弹拨分离法。

4. 体位 俯卧位。

5. 操作规程 按"一明二严三选择"的规程,按三针法定位,局部常规消毒,戴无菌手套,铺无菌洞巾,具体操作如下:

a针:在患侧肩胛骨内上角,在肩胛骨内上角45°角快速透皮,达筋膜层向外下逐层分离结节,扇形松解3~6针,回抽无血,注射松解液1~2ml,快速出针,贴创可贴。

b、c针:在颈椎1~4横突后结节压痛点,快速纵行进针,逐层松解分离筋膜结节,回抽无血,注射松解液1~2ml,快速出针,贴创可贴。

每周2次,1~3次1个疗程(图下2-2)。

【中药方剂】

以活血祛瘀,舒筋通络为治法,方选桃红四物汤加减:

桃仁10g,红花9g,当归10g,生地12g,白芍15g,丹参30g,千年健10g,鸡血藤30g,姜黄10g,延胡索10g,丝瓜络30g,甘草6g,水煎服,日一剂。

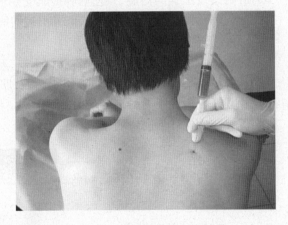

图下2-2 肩胛提肌浅层入路图

【注意事项】

1. 术前中药热敷或蜡疗,术后中频治疗,每日1次,每次10~30分钟。

2. 肩胛骨周围进针时,避免垂直进针,防止损伤内脏。

第二节 冈上肌损伤

【概述】

冈上肌损伤多发于青壮年体力劳动者,有肩部劳损或外伤史,肩峰下外侧肱骨大结节处有明显压痛或肩峰下压痛。疼痛弧是本病的特点,慢性损伤者,起病缓慢,但在着凉或外伤后疼痛加剧,疼痛可放射到颈项及肩臂部。病程越久,治疗效果越明显。

【局部解剖】

冈上肌位于斜方肌和三角肌覆盖下层,起始于肩胛骨的冈上窝,肌腱穿过肩胛冈与肩峰端之间的冈上孔的狭小间隙,止于肱骨大结节上部。其肌腱与冈下肌、肩胛下肌、小圆肌共同组成肩袖。其形状如马蹄形,冈上肌肌腱相当于成人中指的宽度。该肌的神经供给是肩胛上神经,而该神经来自臂丛神经的锁骨上支,受颈 5、6 脊神经支配。其作用为固定肱骨于肩胛盂中,并与三角肌协同运动使上肢外展,由于活动频繁又是肩部肌肉收缩力量的交汇点,故易损伤。

【病因病理】

1. 慢性劳损 冈上肌是重要的臂外展肌,其肌腱行于肩峰骨面之下,由于肩部长期过度的劳损、摩擦,引起肌腱充血水肿、炎性渗出、变性挛缩,进而引起临床症状。

2. 外伤撞击伤 因冈上肌容易受到外伤、撞击伤,而引起充血水肿,炎性渗出,机化粘连,形成结节,从而引起临床症状。当撞击伤损伤在冈上窝起点时,可引起背部疼痛,症状为肩部疼痛,可向颈部及上肢桡侧扩散,肩关节外展活动时痛剧。病久者,出现肩部肌肉萎缩。

3. 寒冷因素 中医学认为本病是风寒所致,常用祛风散寒、疏通经络治疗。

【临床表现与诊断】

1. 有急性外伤史或慢性陈旧性损伤史,多发于 40 岁左右体力劳动者。

2. 肩上部和肩外侧疼痛者居多。

3. 肩峰下外侧肱骨大结节处有明显疼痛、肩峰下压痛、疼痛弧。

4. 肩关节上举、外展活动受限,肩外展 60°~120° 时疼痛加重,不到 60° 或超过 120° 以上疼痛消失。

5. 动静触诊 肩胛冈上中外点、肱骨大结节、肩峰下有压痛。大多数患者伴有硬性结节。

6. X 线片 检查偶见冈上肌肌腱钙化,骨质疏松,为组织变性后的一种晚期变化。

鉴别诊断

1. 肩周炎 疼痛弧不仅限于中间范围,而且从开始活动到整个运动幅度内均有疼痛及局部压痛。

2. 粘连性肩关节滑囊炎 活动开始时不痛,外展 70° 以上出现疼痛,超外展则疼痛明显加重。

3. 肩袖断裂 多因投掷运动等外伤所致,肩前方疼痛伴大结节近侧或肩峰下区域压痛,主动外展困难。将患肢被动地外展上举到水平位后,不能主动地维持此种肢位,或外展 60°~120° 时出现疼痛弧阳性征。

【治则治法】

松解筋结,活血化瘀,通筋止痛。

【治疗步骤】

1. 松解液配方 川芎嗪注射液 2ml、胎盘注射液 2~4ml、利多卡因注射液 3ml 备用。

2. 针具 选取扁圆刃水针刀。

3. 针法 筋膜弹拨分离法、筋膜扇形分离法。

4. 体位 坐位或俯卧位。

5. 操作规程 按"一明二严三选择"的规程,按三针法定位,皮肤常规消毒,戴无菌手套,铺无菌洞巾,具体操作如下:

a 针:位于冈上肌的止点,肱骨大结节压痛点处,快速纵行进针达筋膜层,应用筋膜弹拨分离法,逐层松解筋膜结节 3~6 针,回抽无血,注入 1~2ml 松解液,快速出针,贴创可贴。

b 针:位于冈上肌的起点,冈上窝下方压痛点处,快速斜行进针达筋膜层,应用筋膜扇形分离法,逐层松解筋膜结节,分离 3~6 针,回抽无血,注入 1~2ml 松解液,快速出针,贴创可贴。

c针:肩峰前缘与肱骨大结节之间的压痛点,快速斜行进针达筋膜层,应用筋膜扇形分离法,逐层松解筋膜结节 3~6 针,回抽无血,注入 1~2ml 松解液,快速出针,贴创可贴。每周 2 次,1~3 次 1 个疗程。(图下 2-3、图下 2-4)。

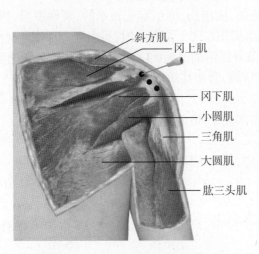

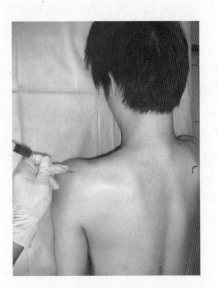

斜方肌
冈上肌
冈下肌
小圆肌
三角肌
大圆肌
肱三头肌

图下 2-3　冈上肌损伤进针示意图　　　　图下 2-4　冈上肌损伤入路图

对于病程长、粘连范围广者,注入中浓度 10~30ml 三氧,然后按揉 3~5 分钟以增强"气体松解"术,改善病灶的充血水肿与缺氧状态,解除肌痉挛与软组织粘连现象。术毕贴创可贴。每周 2 次,1~3 次为 1 个疗程。

【中药方剂】
以活血化瘀,舒筋止痛为治法,方选活血止痛汤加减:
当归 10g,赤芍 10g,丹参 30g,鸡血藤 30g,血竭 6g,姜黄 10g,延胡索 10g,丝瓜络 30g,甘草 6g,水煎服,日一剂。

【注意事项】
1. 术前中药热敷或蜡疗,术后中频治疗,每日 1 次,每次 10~30 分钟。
2. 水针刀在冈上窝进针时,禁止垂直进针,避免造成气胸。
3. 避免局部寒冷刺激。

第三节　菱形肌损伤

【概述】
菱形肌损伤以青壮年多见,是胸背部软组织损伤病中的常见病,中医学称为背痛。当菱形肌损伤时,病变部位多位于菱形肌的起止点处,引起胸背部上方及肩胛骨内缘处酸胀、疼痛不适、肩胛部活动受限等症状。

【局部解剖】
菱形肌位于胸背部上方斜方肌的下层,与肩胛提肌的下方同一层次。小菱形肌呈窄带状,起自颈6、7棘突,胸1、2棘突,附着于肩胛骨脊柱缘中上三分之一处。大菱形肌菲薄而扁阔,呈菱形,起自胸2、3、4棘突,向外下止于肩胛骨内缘中下三分之二。该肌受肩胛背神经支配。大小菱形肌内收时,使肩胛骨内旋并上提,向脊柱靠拢(图下2-5)。

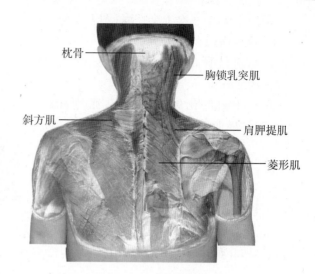

图下2-5　菱形肌解剖图

【病因病理】

1. 慢性劳损　菱形肌是使肩胛骨内旋并上提,向脊柱靠拢的功能肌肉。由于肩部长期过度劳损、摩擦,引起肌腱充血水肿、炎性渗出、变性挛缩而引起临床症状。

2. 外伤撞击伤　菱形肌容易受到外伤、撞击伤,从而引起充血水肿,炎性渗出,机化粘连,形成结节,引起临床症状。

3. 寒冷因素　容易引起菱形肌痉挛收缩、供血障碍。

【临床表现与诊断】

1. 菱形肌损伤有慢性损伤或撞击史,发病缓慢。

2. 急性发作时在背部脊柱与肩胛骨之间酸胀疼痛明显。

3. 发病时难以入睡,有负重感,翻身困难,深呼吸或咳嗽时,疼痛加剧。

4. 活动时,上肢向前上方疼痛加剧。走路时,肩部轻微下降,疼痛骤减。

5. 提重物及上肢向前上方抬举时疼痛加剧。臂外展、过度内收与高举时症状加重。

6. 大菱形肌损伤,患侧脊柱与肩胛间区疼痛或酸痛不适,肩臂无力。严重者脱、穿衣服困难,偶有胸部闷胀感。

7. 动静触诊　颈椎下段、胸椎上段棘突旁及肩胛骨内缘,局部触及该肌变硬、肌束隆起或条索状,有明显的结节压痛。

【治则治法】

松解筋结,活血止痛,化瘀消肿。

【治疗步骤】

1. 松解液配方　三七注射液2ml、胎盘注射液2~4ml、利多卡因注射液3ml备用。

2. 针具　扁圆刃水针刀。

3. 针法　筋膜扇形分离法。

4. 体位　坐位或俯卧位。

5. 操作规程　按"一明二严三选择"的规程,按三针法定位,局部常规消毒,戴无菌手套,铺无菌洞巾,具体操作如下:

a针:在肩胛骨内缘中上三分之一处,治疗小菱形肌损伤,快速斜行进针达筋膜层,向外侧方扇形分离3~6针,回抽无血,注入松解液1~2ml,注入低浓度三氧5~8ml,快速出针,贴创可贴。

b、c针:在肩胛骨内缘下三分之一处与肩胛下角处,治疗大菱形肌损伤,快速斜行进针达筋膜层,向外下方扇形分离3~6针,回抽无血,注入松解液1~2ml,注入低浓度三氧5~8ml,快速出针,贴创可贴。

每周 2 次,1~3 次 1 个疗程(图下 2-6)。

【中药方剂】

以活血化瘀,通络止痛为治法,方选桃红四物汤加减:

桃仁 10g,红花 9g,当归 10g,赤芍 10g,丹参 30g,鸡血藤 30g,甘草 6g,水煎服,日一剂。

【注意事项】

1. 术前中药热敷或蜡疗,术后中频治疗,每日 1 次,每次 10~30 分钟。

2. 肩胛骨周围进针应斜行进针,避免垂直进针,防止损伤内脏。

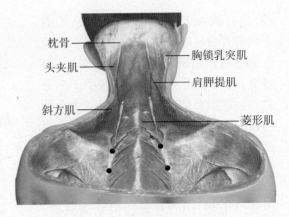

图下 2-6　菱形肌进针示意图

第四节　肩　周　炎

【概述】

肩周炎多发生于 50 岁左右的人,所以又称"五十肩",女性发病率高于男性。主要是由于肩关节周围软组织长期劳损、外伤、受寒或内分泌失调,导致关节周围无菌性炎症反应,引起肩部疼痛及功能受限。本病属于中医学的"肩凝"、"漏肩风"等范畴。

【局部解剖】

肩关节周围的肌肉分两层,构成了肩关节周围肌筋膜三角区结构,分布如下:

浅层的肌筋膜三角区,由肩部的浅深筋膜,部分胸外筋膜与部分肩胛背筋膜构成肩胛筋膜三角区。

肩部肌筋膜外层三角区主要由三角肌、肩前肱二头肌、喙肱肌、肩后肱三头肌长头、小圆肌构成,应力点为喙突骨、三角肌粗隆和盂下结节,这些点是水针刀筋骨三针法治疗点。

肩部肌筋膜小三角区,由大圆肌、背阔肌、上方的肱二头肌腱止点、后方的冈上肌及冈下肌构成,应力点肱骨小结节、肩峰端和肱骨大结节,这些点为水针刀筋骨三针法治疗点。

在冈上肌腱和肩峰之间有肩峰下滑液囊,在关节束与三角肌之间有三角肌下滑液囊。同时肩周围还有许多滑液束,较大的有冈上肌腱、肩峰之间和肩峰下滑液束。位于三角肌下的三角肌下束,此囊与肩峰囊相通(图下 2-7)。

【病因病理】

1. 慢性劳损　由于肩关节周围的肌肉韧带筋膜结构复杂,活动度大,因此肩部长期过度劳损、摩擦,引起肩周软组织充血水肿、炎性渗出、变性挛缩,引起一系列临床症状。

2. 外伤撞击伤　肩部容易受到外伤、撞击伤,引起充血水肿,炎性渗出,机化粘连,形成结节,从而引起临床症状。

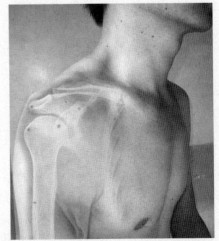

图下 2-7　肩关节结构示意图

3. 内分泌因素 本病与内分泌变化有关,50 岁左右进入更年期,此时性激素下降 80%,肾上腺皮质酮减少 10%。雌、雄性激素都具有蛋白合成作用。雄激素能使肌肉肥大,雄激素减少可致肌肉萎缩。女性激素对运动系统的再生及代谢有协同作用。性激素与肾上腺皮质酮的合成作用处于动态平衡。性激素的减少,可导致肌肉萎缩、关节及韧带纤维体积变小、弹性变差,随后硬化挛缩,关节被"冻结"。所以,许多患者无明显诱因而发病。

4. 寒冷因素 容易引起肩关节周围肌肉筋膜痉挛收缩、供血障碍而引起痉挛性肌损伤。

【临床表现与诊断】

1. 本病多见于 50 岁左右的女性患者,起病缓慢,病程较长。

2. 单侧发病多见,多见于肩关节劳损史,个别可有肩部外伤史。

3. 肩关节疼痛剧烈,初起症状为经常性肩部疼痛,活动不利,有僵硬感,逐渐加重。

4. 肩部功能受限,肩关节主动、被动运动受限,后伸外展,外旋各个方向活动受限,但以外展、上举更为严重。患者不能梳头、脱衣,患侧手指不能摸背。

5. 局部畏寒,夜间疼痛明显,严重者可向颈项及手部放射,但无感觉障碍。

6. 肩关节活动功能障碍日渐加重,早期为疼痛所致,晚期因肩关节周围软组织广泛粘连而引起。

7. 重者肩部肌肉痉挛或有萎缩。肩关节周围广泛粘连而形成"冻结肩",随之疼痛相对减轻。

8. 动静触诊 肩部前方喙突、小结节压痛明显;外侧方肱骨大结节、三角肌粗隆、后方的盂下结节局部压痛伴条索状结节。

9. X 线片 肩周软组织钙化性病灶。

【治则治法】

松解粘连,活血消肿,化瘀止痛,消除症状,恢复功能。

【治疗步骤】

1. 松解液配方 伊痛舒注射液 2ml、康宁克通注射液 5mg、利多卡因注射液 3ml 备用。

2. 针具 选取扁圆刃水针刀。

3. 针法 筋膜扇形分离法。

4. 体位 坐位或俯卧位。

5. 操作规程 按水针刀"一明二严三选择"的操作规程,结合 X 线片所示,按三针法定位,局部常规消毒,戴无菌手套,铺无菌洞巾,具体操作如下:

a 针:肩前方入路点,喙突骨点,该处位于锁骨的中外三分之一点下缘 2.5cm 处,胸小肌、肱二头肌短头、喙肱肌、喙肩韧带、喙锁韧带附着点。该点主要解除肩关节的外展后背旋后困难。与锁骨平行,快速斜行向外上方进针,逐层松解分离筋膜结节,达喙突,行筋膜扇形分离法,松解 3~6 针,回抽无血,注射松解液 2ml,快速出针,贴创可贴。

b 针:肩外侧方入路点,肱骨大结节,该处为小圆肌、冈上肌、冈下肌止点。该点主要解除肩关节上举困难。与上肢纵轴平行,快速斜行向内下方进针,逐层松解分离,达肱骨大结节骨面,行筋膜扇形分离法,向内下方松解 3~6 针,回抽无血,注射松解液 2ml,快速出针,贴创可贴。

c 针:肩后方入路点,盂下结节,该处为小圆肌起点、肱三头肌止点。该点主要解除肩关节旋前、旋内、向对方扳肩困难。与肩胛冈冈嵴平行,快速垂直进针,逐层松解分离,达盂下结节骨面,针刃紧贴盂下结节骨面,向内上方行筋膜扇形分离法,松解 3~6 针,回抽无血,注射松解液 2ml,快速出针,贴创可贴。症状重者可加选小结节、肩峰端、三角肌粗隆。

每周 2 次,1~3 次 1 个疗程(图下 2-8、图下 2-9)。

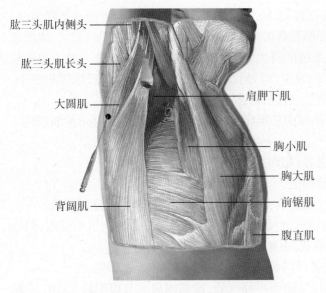

肱三头肌内侧头

肱三头肌长头

大圆肌

肩胛下肌

胸小肌

胸大肌

前锯肌

背阔肌

腹直肌

图下 2-8　肩周炎进针示意图

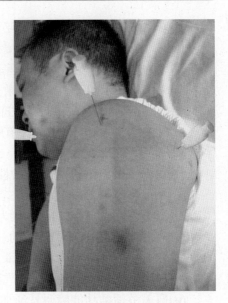

图下 2-9　肩部三针入路图

对于病程长、粘连范围广者,选用水针刀注射松解液后,每点注射中浓度三氧 5~10ml,消除局部炎症,改善病灶区的缺氧状态,解除软组织粘连现象。

【手法治疗】

在水针刀针法治疗后,让患者坐位,医者站于患侧,让患者肩关节外展屈曲,医者一手托住患者肘关节,一手托住腕关节,嘱患者充分放松,轻轻旋转肩关节。当患者不能旋前旋内时,医者于患者在旋转肩关节同时向后猛推,使肩关节前方的粘连充分得到松解,轻轻向后,嘱患者尽量外展上举患肢,当达到最大限度,不能再上举时,医者双手托住患者的肘关节向上轻弹,推弹速度不超过 1 秒,注意用力不要过猛。弹拨手法则是将最后的粘连区(关节囊内粘连)松解开。

水针刀配合手法治疗,可促进患者疼痛消失,恢复患肢活动功能。

【中药方剂】

以舒筋通络,化瘀消肿为治法,方选消肿化瘀汤加减:

当归 10g,赤芍 15g,红花 9g,丹参 30g,三七 10g,鸡血藤 30g,羌活 10g,延胡索 10g,姜黄 10g,桂枝 10g,桑枝 10g,丝瓜络 30g,云苓 12g,薏苡仁 30g,甘草 6g,水煎服,日一剂。

【注意事项】

1. 术前中药热敷或蜡疗,术后中频治疗,每日 1 次,每次 10~30 分钟。

2. 水针刀微创疗法治疗时,急性期配合三氧注射,提高疗效,防止粘连。

3. 术后配合手法治疗,加大松解力度。

第五节　肩胛上神经卡压征

【概述】

肩胛上神经卡压征是肩胛上区的软组织慢性劳损或外伤引起的肩胛上神经受到压迫,引起肩胛上区酸胀、疼痛不适的临床综合征。

【局部解剖】

肩胛上神经起于臂丛锁骨上部,为一条混合性周围神经,由第 5、6 颈神经组成。与伴行的肩胛上血管分别经过肩胛上横韧带的深面和浅面。肩胛上神经运动纤维支配冈上肌和冈下肌,感觉纤维支配肩锁关节和肩关节等。肩胛上横韧带长 8~10mm,宽 1~2mm,紧紧附着于肩胛上切迹的内外侧角。此韧带坚韧,与肩胛上切迹围成一狭窄的孔,肩胛上神经由此孔穿出。肩胛上神经越过肩胛骨、冈盂切迹,容易受到损伤。只要肩胛上神经及其分支受到卡压即可产生相应的症状(图下 2-10)。

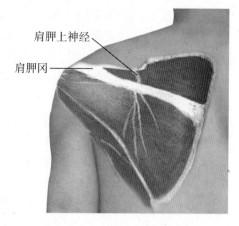

图下 2-10　肩胛上神经解剖图

【病因病理】

1. 急性损伤　肩胛骨上方急性损伤或劳损使周围肌肉骤然收缩,会挤伤肩横韧带使之出血、渗出,刺激肩胛上神经而出现症状,久之,肩胛上神经就会产生症状。

2. 慢性损伤　当长期负重如肩挑重担、单肩挎书包,使肩胛横韧带不断受挤压、摩擦形成慢性损伤时,可出现炎性反应而水肿,导致神经卡压性受累,出现临床症状。

3. 肩胛骨的骨折或盂肱关节的急性损伤,亦可使肩胛上神经卡压;骨性畸形致肩胛上切迹和冈盂切迹变窄或血肿机化,韧带紧张,纤维化也可使通道变窄,引起卡压。

4. 肩胛骨的局部肿瘤或肱盂关节结节样囊性肿也可引起肩胛上神经卡压。

【临床表现与诊断】

1. 有外伤史或慢性劳损史,本病多见于长期坐位的办公人员、装卸工或车间人员。起病缓慢,病程较长。

2. 突出特点为肩上区弥漫性钝痛,向背部、腋窝区放射性疼痛。肩外展外旋时,可诱发或加重疼痛。

3. 患肩受压时常诱发疼痛发作。肩胛冈中外三分之一点冈上窝处有明显的压痛点,经按压数次后常使疼痛缓解,疼痛缓解期间肩关节活动基本正常。

4. 肩胛部急性损伤引起的卡压征,疼痛以锐痛为主,肩胛部活动加重,疼痛呈持续性,疼痛夜间尤甚,难以入睡。

5. 多数患者无肌肉萎缩,肩外展外旋无力,部分可见冈上、冈下肌萎缩。因冈上肌肌腹小,被宽厚的斜方肌所覆盖,外观表面不明显。

6. 肩胛骨牵拉试验阳性　令患者将患侧手搭于健侧肩上,将肘部处于水平位,向健侧牵拉患侧肘部,可刺激卡压的肩胛上神经,诱发患肩疼痛。

7. 动静触诊　肩胛上切迹压痛、硬结或硬性索状物伴有响声。

8. 肩关节 X 线平片　无明显异常。

【治则治法】

松解粘连,活血化瘀,通络止痛。

【治疗步骤】

1. 松解液配方　伊痛舒注射液 2ml、维生素 B_{12} 注射液 1000μg、利多卡因注射液 3ml 备用。

2. 针具　选取扁圆刃水针刀。

3. 针法 筋膜扇形分离法。

4. 体位 坐位或俯卧位。

5. 操作规程 按"一明二严三选择"的操作规程,选取肩胛冈中外三分之一处冈上窝压痛点为治疗点。皮肤常规消毒,戴无菌手套,铺无菌洞巾,具体操作如下:

肩胛冈中外三分之一处冈上窝压痛点为治疗点:与背部纵轴平行,针体与皮肤呈 45°角向肩胛后外方斜行快速进针达筋膜层,逐层松解分离,运用筋膜扇形分离法松解 3~6 针,针下有松动感时,回抽无血,注射松解液 1~2ml,注射中浓度三氧 5~10ml,快速出针,贴创可贴,每周 2 次,1~3 次 1 个疗程(图下 2-11)。

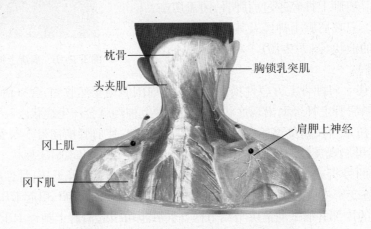

枕骨
头夹肌
冈上肌
冈下肌
胸锁乳突肌
肩胛上神经

图下 2-11 肩胛上神经卡压征进针示意图

【手法治疗】

患者取坐位,医者拿肩周斜方肌、肩胛提肌及周围肌肉。头部上提,牵引颈部,在保持上提的位置上,使头颈部做左右旋转、侧屈活动各 3 次。平推、提拿和按揉颈部两侧项肌、胸锁乳突肌、斜方肌上部及颈、肩背三角区域,头部需在尽量侧屈位进行。将患者头部从左到右各摇转 5 次。医者腹部抵住患者腰背部,双手扣住其肘尖,向前下处扣挤活动后,用力向下连续扣挤 3 次。上述操作完毕,每次 15~30 分钟,5~7 次 1 个疗程。

【中药方剂】

以活血通络,舒筋止痛为治法,方选活血通络汤加减:

当归 10g,赤芍 10g,红花 9g,鸡血藤 30g,千年健 10g,木香 9g,姜黄 10g,伸筋草 15g,丝瓜络 30g,甘草 6g,水煎服,日一剂。

【注意事项】

1. 术前中药热敷或蜡疗,术后中频治疗,每日 1 次,每次 10~30 分钟。

2. 松解部位深部为胸腔,进针时斜行 45°角向外下,避免损伤神经血管。

第六节　肩胛弹响症

【概述】

肩胛弹响症,是肩关节在活动时出现弹响声或摩擦音,其弹响声多发生在自主活动时。临床上诱发弹响肩的原因很多,其共同特点为弹响声大而疼痛,功能障碍较轻。因此将这一类病症称为肩胛骨弹响症。

【局部解剖】

肩胛骨为不规则三角形扁骨,其内缘借肩胛提肌、菱形肌与斜方肌附于颈椎和胸椎,前面隔前锯肌与胸壁相连。在肩胛胸壁间隙中有 2 个滑膜囊,即前锯肌内滑囊和前锯肌下滑囊。前者位于前锯肌深面肩胛骨内下角处,后者位于前锯肌和胸廓外上部之间蜂窝组织中。另外在肩胛骨内面下部有一骨嵴和强大的肩胛下肌附着(图下 2-12)。

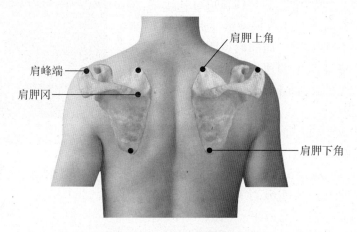

图下 2-12　肩胛弹响症解剖图

【病因病理】

引起弹响肩胛的因素有以下两类,即骨性因素和软组织因素。

1. 骨性因素　主要表现为肩胛骨及相邻的肋骨、椎骨畸形形成其他病变。肩胛骨侧角弯曲度增大,向前突起,活动时同胸壁碰撞、摩擦。肩胛骨的内上角,为骨软骨瘤的好发部位。肩胛骨的骨性或纤维性软骨结节,多位于肩胛骨内侧角的前面,是引起肩胛弹响的最常见因素。

2. 软组织因素　创伤或慢性劳损引起的肩胛骨下肌萎缩、瘫痪或附着点处增生钙化。前锯肌在肩胛和胸壁之间反复摩擦,产生无菌性炎症、粘连。肩胛骨下滑囊在长期的碰撞挤压下变性粘连,囊壁增厚,增生变硬。

【临床表现与诊断】

1. 肩胛部活动时发出"咔嚓"声,疼痛不明显,活动轻度受限,自主活动时弹响明显,被动活动时弹响较轻。

2. 因骨性因素引起肩胛弹响,临床上多可触及骨性畸形,主动活动时弹响声较大,局部按压多无明显疼痛,软组织引起的弹响声音较小,呈"咯噔"声响。

3. 动静触诊　在肩胛骨周缘可触到条索状物,有轻度压痛或放射痛。

4. X 线检查　侧位片可发现有无肩胛骨前突畸形,软骨结节或肩胛骨病变,部分伴有肩胛下滑囊或肩胛下肌起点的钙化。

【治则治法】

松解筋结,活血消肿,化瘀止痛。

【治疗步骤】

1. 松解液配方　复方当归注射液 2ml、康宁克通注射液 3mg、利多卡因注射液 3ml 备用。

2. 针具　选取扁圆刃水针刀。

3. 针法　筋膜扇形分离法。

4. 体位　坐位或俯卧位。

5. 操作规程　按"一明二严三选择"操作规程,结合 X 线片所示,皮肤常规消毒,戴无菌手套,铺无菌洞巾,具体操作如下:

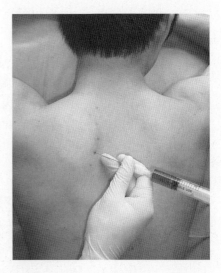

在肩胛骨内上角内侧缘:斜行快速进针达皮下,逐层松解筋膜结节 3~6 针,针下有松动感,回抽无血,注射松解液 1~2ml。对于病程长、局部响声明显的患者,每点注射中浓度三氧 3~5ml,快速出针后,贴创可贴。每周 2 次,1~3 次 1 个疗程(图下 2-13)。

【中药方剂】

以活血化瘀,消肿止痛为治法,方选消肿化瘀汤加减:

图下 2-13　肩胛弹响症入路图

当归 10g,赤芍 10g,红花 9g,三七 10g,血竭 6g,丹参 30g,鸡血藤 30g,麻黄 10g,羌活 12g,姜黄 10g,云苓 15g,甘草 6g,水煎服,日一剂。

【注意事项】

1. 术前中药热敷或蜡疗,术后中频治疗,每日 1 次,每次 10~30 分钟。

2. 严格无菌操作,避免损伤神经、血管。

3. 避免寒冷刺激。

第七节　肩峰下滑囊炎

【概述】

肩峰下滑囊炎,是肩关节软组织损伤病中的常见病。当肩关节过度的活动劳损,使肩峰下滑囊受到外力的挤压与摩擦,囊壁散在出血,囊腔通道闭锁而形成滑囊腔内静态高压,引起肩峰下炎性水肿胀痛等临床症状。

【局部解剖】

肩峰下滑囊和三角肌下滑囊,是肩关节周围最大的滑囊,位于盂肱关节上外侧,肩峰下面,喙肩韧带和三角肌上半部的下方,内、外肩袖之间。该滑液囊有助于两层肩袖之间的相互滑动,与三角肌相通,成为一整体,以减少肱骨结节与肩峰及三角肌之间的摩擦。

肩峰下滑囊是诸多滑囊中发病率最高,也是局限性肩痛疾患中发生频率最高者,是引起肩关节周围炎的重要原因之一。

【病因病理】

1. 急性损伤　因肩关节是承受劳动力和撞击力最大的关节,在重物的压力和摩擦力的作用下,肱骨上端急剧转动及过度外展挤压肩峰下滑囊,因直接外力作用于肩部或三角肌,至深层滑囊损伤,造成急性损伤性滑囊炎。

2. 慢性劳损　当冈上肌肌腱发生慢性劳损、炎症或退变硬化时,肩峰下滑囊受到反复的牵拉挤压及炎性浸润,使肩峰下滑囊形成慢性劳损。

3. 肩峰下滑囊受到急慢性损伤或局部外伤引起囊壁的膜性通道堵塞,囊内的滑液排不出来,使滑囊潴留积液,引起肩关节周围的临床症状。

4. 中医学认为,"外有所伤,内有所损",损伤日久,经脉阻滞,"不通则痛"。

【临床表现与诊断】

1. 有外伤史和劳损史。

2. 患者肩部酸胀疼痛不适,上肢上举外展困难。

3. 患病病程长,活动上肢时,肩关节下缘有摩擦音或弹响声。

4. 肩关节下缘,三角肌中上部位有轻度隆起,皮肤发亮。

5. 动静触诊　肩峰下压痛,严重时整个肩部均有压痛。

6. 患肩反弓试验阳性　患侧上肢主动外展上举,肩部疼痛加重。

【治则治法】

松解粘连,活血消肿,化瘀止痛。

【治疗步骤】

1. 松解液配方　三七注射液 2ml、透明质酸酶注射液 1500U、利多卡因注射液 3ml 备用。

2. 针具　樱枪型水针刀。

3. 针法　一点三针通透法。

4. 体位　坐位或俯卧位。

5. 操作规程　按"一明二严三选择"操作规程,选取肩峰下缘压痛点为治疗点。局部皮肤常规消毒后,戴无菌手套,铺无菌洞巾,具体操作如下:

肩峰下缘压痛点为治疗点:取中号樱枪型水针刀斜行进针,进入肩峰后有悬空感时,回抽,若有滑液,抽取完后行一点三针通透法,向前通透松解 3 针,注入松解液 2~3ml。同时可注入中浓度三氧 10~15ml,按揉 3~5 分钟,以改善病灶的充血水肿与缺氧状态,解除肌痉挛与软组织粘连现象。术毕快速出针,贴创可贴。每周 2 次,1~3 次 1 疗程(图下 2-14、图下 2-15)。

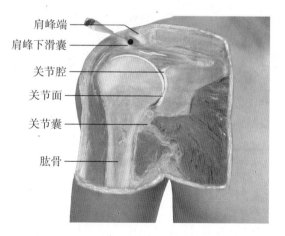

图下 2-14　肩峰下滑囊炎进针示意图

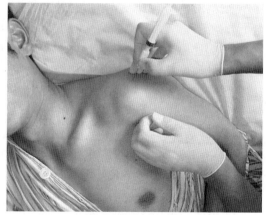

图下 2-15　肩峰下滑囊炎入路图

【手法治疗】

让患者取坐位,医者按揉三角肌上部、肩峰下滑囊反复数十次,然后令患者做反弓动作数次,使滑液排出,再让患者主动反复运动肩部数次即可。每周 3 次。同时可给予颈部牵引配合手法按摩,每次 15~20 分钟,10 次 1 个疗程。

【中药方剂】

以活血化瘀,消肿止痛为治法,方选消肿化瘀汤加减:

当归 10g,赤芍 10g,三七 10g,血竭 6g,丹参 30g,鸡血藤 30g,姜黄 10g,制南星 10g,白芥子 9g,云苓 15g,薏苡仁 30g,甘草 6g,水煎服,日一剂。

【注意事项】

1. 术前中药热敷或蜡疗,术后中频治疗,每日 1 次,每次 10~30 分钟。

2. 严格掌握水针刀的进针角度、深度及层次。

第八节 肱骨外上髁炎

【概述】

肱骨外上髁炎又称网球肘,是肱骨外上髁伸肌总腱处的慢性损伤性肌筋膜炎,影响伸腕和前臂旋转功能。肘关节外侧疼痛,用力握拳及前臂做旋前伸肘动作时可加重,局部有多处压痛,而外观无异常表现。常见于频繁用力旋转前臂的成年人。

中医筋伤学认为肱骨外上髁炎属肘痛、伤筋等范畴,多由肘部外伤劳损或外感风寒湿邪,致使局部气血凝滞,络脉瘀阻而发病。

【局部解剖】

肱骨外上髁是肱骨下端外侧的骨性隆起部。该部为前臂伸肌腱的总起点,由外上至前内排列有:桡侧腕长伸肌、桡侧腕短伸肌、指伸肌、小指伸肌、尺侧腕伸肌,还有肘肌和旋后肌从此处起始。外上髁前下方约 2.5cm 处,伸肌隆起后缘的凹窝内为桡骨头所在。当前臂做旋前动作时,可触及桡骨头转动。肘肌起自肱骨外上髁和桡侧副韧带,呈扇形从外上髁走向内下方,止于尺骨上 1/3 外缘,居外上髁下方的凹窝内,此肌恰覆盖桡骨头。在肱骨外上髁起始部,肘肌与肱三头肌内侧头相接。前臂后皮神经(桡神经分支)穿插肱三头肌外侧头后,沿臂外侧面及前臂后面下降,分布于外上髁、鹰嘴和前臂后面达腕。有的研究者指出,在肱骨外上髁部有如爪状的神经末梢紧紧附着在外上髁的骨面上(图下 2-16)。

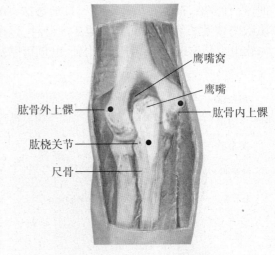

图下 2-16 肱骨外上髁解剖图

【病因病理】

1. 慢性劳损 经常前臂旋前、旋后,反复屈伸肘腕关节,前臂伸肌腱反复受到牵拉使局部伸肌腱附着点骨膜下出血,机化粘连,导致筋膜结节形成。

2. 外伤扭伤 外伤或急性扭伤,可引起部分肌纤维撕裂和慢性损伤,伸肌腱附着点发生撕裂,散在出血,在机化过程中,产生瘢痕组织,形成粘连,挤压该处的神经血管束,引起疼痛。

3. 中医学认为筋膜劳损,体质虚弱,气血瘀阻或虚亏,血不养筋为其内因。

【临床表现与诊断】

1. 慢性劳损史或扭伤史 无明显外伤史,常见于经常使用前臂工作者,起病缓慢。

2. 特别是手和腕部重复进行用力背伸动作。

3. 肘关节外上髁部局限性或持续性疼痛,尤其当前臂旋转,腕关节主动背伸时,疼痛加重。

4. 部分患者可放射至前臂,腕部或上臂。屈肘时手不能持重物,前臂无力,遇寒受凉时加重。

5. 肘关节屈伸正常,肘关节做旋转活动受限,肱骨外上髁处或肱桡关节处有局限性疼痛。

6. 动静触诊　肱骨外上髁局限性压痛、环状韧带或肱桡关节间隙处,部分患者有患部隆起、压痛,常为锐痛。

7. 腕伸肌紧张试验阳性和牵拉试验阳性(Mills 征阳性)。

8. X 线检查　部分患者平片可见肱骨外上髁局部密度增加或钙化灶。

【治则治法】

松解筋结,筋骨并重,活血止痛。

【治疗步骤】

1. 松解液配方　红花注射液 2ml、康宁克通注射液 3mg、利多卡因注射液 3ml 备用。

2. 针具　扁圆刃水针刀。

3. 针法　筋膜扇形分离法。

4. 体位　坐位。

5. 按"一明二严三选择"规程,令患者肘关节屈曲 90°,平放于治疗桌面上,将肱骨外上髁压痛处定为治疗点,局部皮肤常规消毒后,戴无菌手套,铺无菌洞巾,具体操作如下:

肱骨外上髁压痛处定为治疗点:与前臂纵轴平行,快速进针达筋膜层,逐层松解筋膜结节,达外上髁后行筋膜扇形分离法松解 3~6 针,局部有松动感后,回抽无血,注射松解液 1~2ml,快速出针,贴创可贴。每周 2 次,1~3 次 1 个疗程(图下 2-17)。

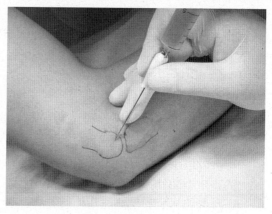

【手法治疗】

患者端坐位,医生站于对面,患者和医生以同侧的手互相握住,患者屈腕,前臂旋前,医生之手与之对抗,反复两三次。然后对抗屈肘几次。

图下 2-17　肱骨外上髁炎入路图

【中药方剂】

以活血化瘀,通络止痛为治法,方选桃红四物汤加减:

桃仁 10g,红花 9g,当归 10g,赤芍 10g,姜黄 10g,桑枝 10g,丝瓜络 30g,甘草 6g,水煎服,日一剂。

【注意事项】

1. 水针刀进针时避免向内下进针,防止损伤桡神经关节支。

2. 术后短期内避免肘关节反复用力屈伸,以防复发。

第九节 尺神经卡压综合征

【概述】

尺神经卡压综合征是由于肘尺神经管位于肱骨内上髁与尺骨鹰嘴之间,该处受到外伤劳损等因素,压迫尺神经而引起尺神经麻痹的症状,又称为肘尺管综合征。

【局部解剖】

尺神经起于臂丛内侧束,包含第7、8颈神经和第1胸神经的纤维。该神经发于胸小肌,穿过上臂内侧肌间隔达肘部,在肱骨内上髁水平,尺神经位于肱三头肌内侧头的外侧,肱骨位于其外侧。尺神经通过肱骨内上髁后,进入鹰嘴后内侧的尺神经沟内,并向远端延伸到尺侧腕屈肌的两头之间进入前臂。尺神经在肘部从肱骨后面至前臂屈侧通过的一段骨纤维通道称为肘管。其范围包括肱骨上髁与尺骨鹰嘴,到尺侧屈腕肌两头之间,表面有筋膜覆盖。肘管底为尺侧副韧带和尺神经沟,顶为尺侧腕屈肌和肱三头肌腱的扩张部所覆盖,两侧为肱骨内上髁和尺骨鹰嘴(图下2-18)。

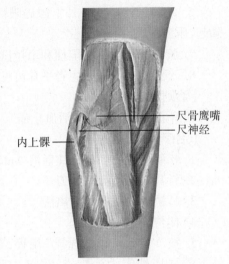

尺骨鹰嘴
尺神经
内上髁

图下 2-18 尺神经解剖图

【病因病理】

1. 慢性劳损 长期的肘关节反复屈伸,肘后尺侧副韧带和尺神经沟,局部屈肌腱附着点骨膜下出血,机化粘连,导致筋膜结节形成,引起尺神经卡压。

2. 外伤撞击 外伤撞击,引起肘后尺侧副韧带和尺神经沟腱附着点发生撕裂散在出血,在机化过程中,产生瘢痕组织,形成粘连,引起尺神经卡压。

【临床表现与诊断】

1. 多有慢性劳损或外伤史。

2. 患者小指和环指麻木刺痛,疼痛向上肢远端放射。

3. 手指活动受限,握持无力,感觉异常疼痛。

4. 部分严重者伴有手内小鱼际肌,骨间肌,3、4蚓状肌,拇内收肌,拇短屈肌萎缩。

5. 手指不能分、并指,环、小指伸直不全呈爪形手畸形。

6. 尺侧腕屈肌和尺侧屈指伸肌萎缩,肌力减退。

7. 动静触诊 肘尺管增粗变硬,呈条索样。

8. 屈肘试验或 Tinel 征阳性:屈肘叩压尺神经沟向手指部放射痛。

9. X 线片 尺神经沟高低不平,肱骨内上髁后缘增生,鹰嘴骨结构隆起。

【治则治法】

松解粘连,活血通络,化瘀止痛。

【治疗步骤】

1. 松解液配方 三七注射液 2ml、维生素 B_{12} 注射液 1000μg、利多卡因注射液 3ml 备用。

2. 针具 扁圆刃水针刀及圆头筋骨针。

3. 针法 骨膜扇形分离法。

4. 体位 侧卧位。

5. 操作规程 按"一明二严三选择"规程,令患者侧卧位,患肢在下,肘关节屈曲,充分暴露肱骨内上髁,按三针法定位,局部皮肤常规消毒,戴无菌手套,铺无菌洞巾,具体操作如下:

a、b针:在肱骨内上髁压痛处、尺骨鹰嘴内缘,与前臂纵轴平行,快速进针达筋膜层,逐层分离,达内上髁骨面,进行骨膜扇形分离法,松解3~6针,回抽无血,注射松解液1~2ml,快速出针,贴创可贴。

c针:尺神经沟后上方,局部消毒局麻后,取圆头筋骨针,快速进入肘管内向前下方通透三针,旋转分离3~6针,针下有松动感后,出针放血,注射中浓度三氧5~8ml,快速出针,贴创可贴。

每周2次,2~3次1个疗程(图下2-19)。

【中药方剂】

以舒筋通络,活血止痛为治法,方选活血通络汤加减:

当归10g,赤芍10g,红花9g,桂枝10g,鸡血藤30g,姜黄10g,云苓15g,桑枝10g,伸筋草15g,丝瓜络30g,甘草6g,水煎服,日一剂。

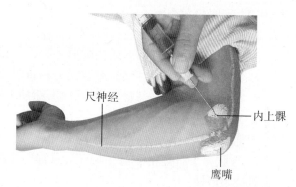

图下2-19 尺神经卡压综合征进针示意图

【注意事项】

1. 水针刀松解时,以松解肘管两端结节为主,不可提插,防止刺伤尺神经。

2. 圆头筋骨针进入尺神经沟后,与尺神经平行,不要过多通透,以旋转分离为主。

第十节 尺骨鹰嘴滑囊炎

【概述】

尺骨鹰嘴滑囊炎又称"肘后滑囊炎"。常因局部撞伤或反复挤压等机械刺激过度,而引起创伤性炎症,多表现为滑囊肿胀、肘后疼痛,伸展活动受限等症状。过去较多见于矿工,因而有"矿工肘"之称。单纯药物治疗收效甚微,采用手术切开治疗,易导致患者肘关节屈伸不利。

【局部解剖】

尺骨鹰嘴滑囊有三个不同的滑囊:

1. 鹰嘴皮下滑囊 位于肱三头肌腱鹰嘴附着部与皮肤之间,在肘后皮下,即尺骨鹰嘴和皮肤之间。

2. 鹰嘴腱内滑囊 即在肱三头肌腱内滑液囊。

3. 肱三头肌腱下滑囊 在肱三头肌和尺骨鹰嘴之间。

其中,鹰嘴皮下囊最为表浅,临床此处发病多见(图下2-20)。

【病因病理】

1. 慢性劳损 正常的滑囊有润滑肌腱,缓冲局部机械冲击、摩擦的作用。因长期的肘关节反复屈伸、摩擦使尺骨鹰嘴滑囊发生损伤性炎症出血,导致滑囊机化粘连,管道闭锁,引起滑囊肿胀疼痛。

2. 外伤撞击　外伤撞击,使尺骨鹰嘴滑囊发生损伤性炎症出血,囊壁增厚并纤维化,导致滑囊机化粘连,从而出现临床症状。

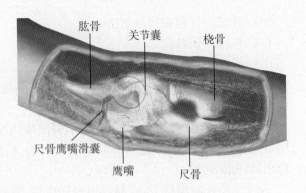

图下 2-20　尺骨鹰嘴滑囊解剖图

【临床表现与诊断】

1. 有肘关节外伤或劳损史,多见于学生、矿工、家庭妇女等。

2. 肘关节肘后轻度疼痛,屈伸不利。

3. 尺骨鹰嘴处呈现圆形或椭圆形肿胀,大小不等,张力较高,皮温可稍高。

4. 急性期可有红肿、疼痛,患肢无力和屈肘功能受限等。

5. 动静触诊　鹰嘴部触到囊性肿物,压痛轻微,有移动感,波动感。

6. X 线检查　无特殊情况。

鉴别诊断

1. 与肱三头肌腱相鉴别　肱三头肌腱疼痛在肘尖部,但无膨胀波动感,无囊性肿物,肱三头肌抗阻阳性。

2. 与尺骨鹰嘴骨折相鉴别　此病有明显的外伤史,疼痛剧烈,压痛明显,可触及骨擦音,拍 X 线片有助诊断。

【治则治法】

松解筋结,活血化瘀,消肿止痛。

【治疗步骤】

1. 松解液配方　复方当归注射液 2ml、透明质酸酶 1500U、利多卡因注射液 3ml 备用。

2. 针具　樱枪型水针刀。

3. 针法　一点三刀通透法。

4. 体位　坐位。

5. 操作规程　按水针刀"一明二严三选择"规程,令患者背屈患侧肘关节于治疗床上,选取尺骨鹰嘴窝为治疗点,局部皮肤常规消毒后,戴无菌手套,铺无菌洞巾,具体操作如下:

尺骨鹰嘴窝为治疗点:快速进针透皮,穿越肱三头肌后有落空感,即至尺骨鹰嘴窝,刺入囊腔后抽取滑液,一点三刀通透法将囊壁通透三针后,注入囊肿松解液 1~2ml,注入中浓度三氧 5~6ml,快速出针,贴创可贴。每周 2次,1~3 次 1 个疗程(图下 2-21)。

【中药方剂】

以活血化瘀,消肿止痛为治法,方选消肿化瘀汤加减:

当归 10g,赤芍 10g,桃仁 10g,红花 9g,三七 10g,血竭 6g,姜黄 10g,云苓 15g,薏苡

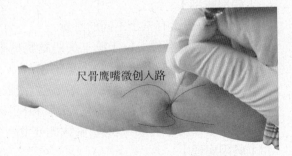

图下 2-21　尺骨鹰嘴滑囊炎入路图

仁 30g,甘草 6g,水煎服,日一剂。

【注意事项】

1. 术前中药热敷或蜡疗,术后中频治疗,每日 1 次,每次 10~30 分钟。

2. 勿刺入尺神经沟,避免损伤尺神经。

第十一节　桡骨茎突腱鞘炎

【概述】

桡骨茎突狭窄性腱鞘炎,是由于拇指或腕部活动频繁,使拇短伸肌和拇长展肌腱在桡骨茎突部腱鞘内长期相互反复摩擦,导致该处肌腱与腱鞘产生无菌性炎症反应,局部出现渗出、水肿和纤维化,鞘管壁变厚,肌腱局部变粗,造成肌腱在腱鞘内的滑动受阻,从而引起临床症状。

【局部解剖】

在关节骨突面和屈曲处的肌腱,多有一个腱鞘,形成滑车状结构,借以防止肌腱被拉紧时呈弓弦状弹射或向侧方滑移。腱鞘由深筋膜构成,是保护肌腱的滑囊,分内外两层,内层与肌腱紧密相连,外层通过滑液腔的腔隙。内外层之间有滑液,可减少肌腱活动时的摩擦(图下 2-22)。

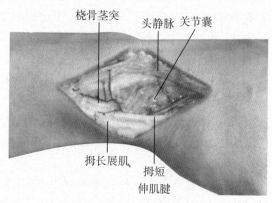

图下 2-22　桡骨茎突解剖图

【病因病理】

1. 慢性劳损　长期的肘关节反复屈伸,腕、指间关节经常剧烈活动,短期内活动过长时间是发生本病的主要原因。由于桡骨茎突腱鞘长时间过多摩擦后,产生机械性刺激,导致局部水肿、渗出、粘连变化,纤维鞘管壁可比正常时增厚。

2. 外伤扭伤　多见于用腕部急性旋转用力者,拇指做勉强外展内收活动中,引起桡骨茎突腱鞘内层发生撕裂,散在出血,在机化过程中,产生瘢痕组织,形成鞘内肌腱粘连,使拇长展肌和拇短伸肌腱痉挛、疼痛,局部肿胀,功能障碍。

3. 中医学则认为,局部过劳,血不养筋,或感受寒冷,致气血凝滞,不能濡养筋脉而发为本病。

【临床表现与诊断】

1. 有明显的急性损伤史和慢性劳损史,女性和右侧患者居多,特别是常抱小孩的妇女易患此病。

2. 桡骨茎突处隆起、疼痛,可向前臂及拇指放射痛,活动腕及拇指时疼痛加重,不能提重物。

3. 动静触诊　桡骨茎突处明显压痛,有时可触及硬结节。腕和拇指活动稍受限。

4. 握拳尺偏试验(Finkelstein 征)阳性　患者拇指屈曲、四指于拇指上握拳,然后用力尺屈,疼痛者为阳性。

【治则治法】

松解筋节,活血化瘀,疏通经络。

【治疗步骤】

1. 松解液配方 复方当归注射液 2ml、胎盘注射液 2ml、利多卡因注射液 2ml 备用。

2. 针具 鹰嘴型水针刀。

3. 针法 筋膜弹拨分离法或筋膜弹割分离松解法。

4. 体位 坐位。

5. 操作规程 按"一明二严三选择"的规程，患者握拳将桡骨茎突向上放于治疗床面上，以桡骨茎突压痛处为治疗点，局部皮肤常规消毒后，戴无菌手套，铺无菌洞巾，具体操作如下：

桡骨茎突压痛处为治疗点：左手按压桡骨茎突，右手持针快速透皮，逐层松解分离，达腱鞘后，行筋膜弹割分离法松解 3~6 针，回抽无血，注入松解液 2ml，注入中浓度三氧 3~5ml，快速出针，贴创可贴，每周 2 次，1~3 次 1 个疗程（图下 2-23）。

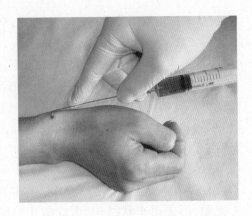

图下 2-23 桡骨茎突腱鞘炎入路图

【中药方剂】

以活血通络，舒筋止痛为治法，方选活血通络汤加减：

当归 10g，赤芍 10g，桃仁 10g，红花 9g，丹参 30g，桂枝 10g，鸡血藤 30g，姜黄 10g，云苓 15g，桑枝 10g，伸筋草 15g，丝瓜络 30g，甘草 6g，水煎服，日一剂。

【注意事项】

1. 水针刀避免进入桡骨茎突后下方凹陷"鼻烟窝"，防止损伤桡神经浅支。

2. 水针刀不可横向切割，以防损伤桡动静脉和桡神经支。

第十二节 腕管综合征

【概述】

腕管综合征，也称腕正中神经卡压症，当腕部劳损或损伤引起腕管狭窄，正中神经在腕部受压而引起其支配区域的手掌顽固性麻木、腕部疼痛、腕关节和手指伸屈受限，也称指端感觉异常症。

【局部解剖】

腕管为一纤维骨性鞘管，掌侧的腕横韧带厚而坚韧（宽约 2.5cm，厚约 0.1cm），近侧与前臂筋膜相连，远侧与掌腱膜相连，腕管远端为掌浅弓周围脂肪，掌侧为腕侧支持带，即腕掌横韧带，桡侧、尺侧和背侧均为腕骨。有拇长屈肌腱、指浅屈肌腱、指深屈肌腱等 9 条肌腱及正中神经通过腕管。肌腱外有滑膜鞘。正常情况下，肌腱及神经在腕管内排列得十分紧密，无多余的潜在空隙，任何原因使腕管内压力增高时，均无缓冲的余地，正中神经均直接受到压迫，产生神经功能障碍。中医认为本病属"骨错缝"、"筋出槽"。

【病因病理】

1. 慢性劳损 如果反复握拳动作是长期工作姿势，指屈肌腱在腕横韧带的近侧缘上长期、反复、强烈的摩擦后充血水肿、炎性渗出粘连，造成腕横韧带和肌腱充血水肿，局部血运障碍，肌腱体积增大，引起腕管狭窄压迫正中神经。

2. 外伤扭伤 多见于用腕部急性旋转用力者,拇指做勉强外展内收活动中,引起腕横韧带和肌腱发生撕裂,散在出血,在机化过程中,产生瘢痕组织,使腕横韧带和肌腱发生炎性肿胀,引起腕管狭窄致正中神经受压,功能障碍。

3. 手部过劳性运动和不习惯的工作也可诱发本病,如屈腕位用手多的打字员、钢琴家等,腕关节屈曲时正中神经在屈肌腱和腕横韧带之间受压,长期反复腕关节屈曲可引起腕管综合征的症状。

【临床表现与诊断】

1. 多见于中年妇女,男女之比为 1:3。

2. 本病起病缓慢,如为外伤性引起,则任何年龄均可发生。

3. 可为双侧,活动多的一侧症状较重。病程较长,拇指、示指、中指感觉过敏、迟钝、麻木或疼痛。

4. 有时可向肘和肩部放射,深夜疼痛剧烈,夜间或清晨较明显。可以痛醒,反复屈伸关节后症状加重。

5. 腕掌侧部胀痛,手掌痛,夜间痛加重,有时可向前臂放射,腕关节僵硬。腕掌侧面稍偏尺侧有压痛和麻窜感觉。

6. 后期正中神经支配区皮肤感觉减弱,拇指外展、对掌无力,大鱼际肌萎缩。

7. Tinel 征 在腕横韧带近侧缘处,轻叩正中神经卡压点,手部正中神经支配区放射痛者为阳性。

8. 屈腕试验(phalen)阳性 屈肘、前臂上举,腕关节极度屈曲约 1 分钟,引起正中神经支配区域麻木。

9. 正中神经支配区域疼痛麻木,中指最为显著。

10. X 线检查、CT 在骨性异常时具有重要的诊断意义。

【治则治法】

松解筋结,活血消肿,化瘀通络。

【治疗步骤】

1. 松解液配方 复方当归注射液 2ml、胎盘注射液 2~4ml、利多卡因注射液 3ml 备用。

2. 针具 选用鹰嘴型水针刀、圆刃筋骨针。

3. 针法 筋膜弹割分离法。

4. 体位 坐位。

5. 操作规程 按"一明二严三选择"操作规程,令患者掌心向上握拳,腕关节下部放一脉枕,使腕关节背屈位,按三针法定位,常规消毒后,戴无菌手套,铺无菌洞巾,具体操作如下:

a 针,在腕关节掌面,尺侧豌豆骨内缘腕横韧带起点,进针方向与肌腱、尺神经、尺动脉平行,垂直进针达豌豆骨,运用筋膜弹割分离法松解 2~3 针,将屈肌腱和腕横韧带间的粘连割拉松解,快速出针,贴创可贴。再过伸过屈腕关节 3~5 次。

b 针:在桡侧舟骨结节,大多角骨结节腕横韧带附着点,进针方向与桡侧屈直肌肌腱平行,垂直进针透皮,达舟骨、大多角骨上部筋膜层,运用筋膜弹割分离法松解 2~3 针,将屈肌腱和腕横韧带间的粘连割拉松解,快速出针,贴创可贴。再过伸过屈腕关节 3~5 次。

c 针:在掌长肌腱桡侧、腕横韧带中点,选用圆刃筋骨针,局麻后斜行进针达腕横韧带下层,应用筋膜旋转撬拨法松解 3~6 针,将屈肌腱和腕横韧带间的粘连松解,注射中浓度三氧 1~2ml 出针,贴创可贴,再过伸过屈腕关节 3~5 次。

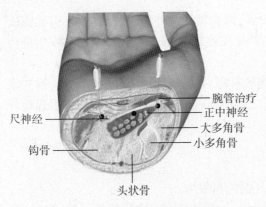

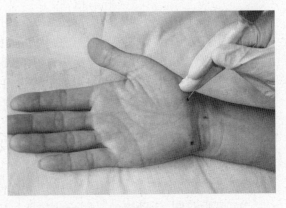

图下 2-24 腕管综合征进针示意图　　　　图下 2-25 腕管综合征入路图

每周 2 次,1~3 次 1 个疗程(图下 2-24、图下 2-25)。

【中药方剂】

以活血祛瘀,通络舒筋为治法,方选活血通络汤加减:

当归 10g,赤芍 10g,桃仁 10g,红花 9g,丹参 30g,桂枝 10g,鸡血藤 30g,姜黄 10g,三棱 10g,莪术 10g,云苓 15g,桑枝 10g,伸筋草 15g,丝瓜络 30g,甘草 6g,水煎服,日一剂。

【注意事项】

1. 腕横韧带尺侧进针时,防止损伤尺神经。

2. 水针刀松解腕横韧带时,若患者有放电感,立即调转进针方向。

第十三节　掌腱膜挛缩症

【概述】

掌腱膜挛缩症,是由于掌腱膜外伤劳损后所引起的进行性掌筋膜及指筋膜挛缩,手掌皮下组织的增生、纤维变性,形成结节和条索状结节,导致手指关节继发性改变的临床症状。

【局部解剖】

掌腱膜位于手掌的中部,为三角形的膜样结构,起于屈肌支持带及掌长肌腱,覆盖于屈指肌腱浅层,三角形致密结缔组织腱膜,其浅层与手掌部皮肤相连,深层纤维构成两个间隙,分别止于第 1 与第 5 掌骨面,具有协助屈腕和屈指功能(图下 2-26)。

【病因病理】

掌筋膜挛缩的病理表现主要为部分或全部的掌腱膜增厚、短缩和瘢痕化,掌腱膜纵向的肌腱前索受累,后期阶段皮肤可呈橘皮样表现,病变通常起始于环指的远端掌横纹处,逐渐发展蔓延至环指和小指,可有皮下脂肪变薄、皮肤与病变组织粘连,引起手指近节指间关节挛缩,纤维组织增生和手掌腱膜肥大,形成皮下结节和条索状结构,常可发展为固定性畸形。

引起掌腱膜挛缩的全身因素常见于癫

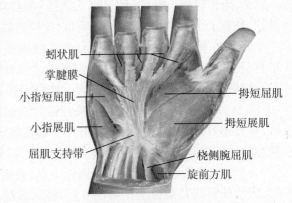

图下 2-26 掌腱膜局部解剖图

痫、痛风、风湿、乙醇中毒等。患者部分伴有掌腱膜挛缩,伴有者半数患者双侧发病,个别患者可同时伴有跖筋膜挛缩或阴茎海绵体筋膜挛缩。

【临床表现与诊断】

1. 本病多发于 40 岁以上男性,以长期手部劳动者多见。

2. 早期与环指相对应的掌指关节掌侧出现硬结,无疼痛,与皮肤粘连,并逐渐出现局部皮肤增厚,远侧掌横纹处出现挛缩,掌指关节屈曲,局部出现皮肤褶皱,褶皱的一侧或两侧出现月牙状凹陷。

3. 患者常有"晨僵"现象,晨起后掌指关节与指关节活动受限,其中以环、小指同时受累者多见。

4. 屈指肌腱膜受累的先后次序为环、小、中、示、拇指,约半数患者为双侧同时发病。

鉴别诊断　本病要与以下几种腱膜挛缩相鉴别:

1. 烧伤性腱膜挛缩　以局部挛缩较为常见,手部有广泛的皮肤瘢痕,并伴有烧伤史。

2. 屈肌腱膜挛缩　前臂筋膜间隔综合征后遗症 Volkmann 挛缩,有前臂或手部的挤压或内出血病史,表现为手指或手腕的屈曲畸形,但手掌部无皮肤硬结和皮肤增厚。

3. 痉挛性挛缩　如脑性瘫痪引起的上肢痉挛,多伴有病理征阳性,霍夫曼征阳性,肱桡肌及肱二头肌反射亢进,睡眠状态下可以缓解。

【治则治法】

松解筋结,活血消肿,化瘀止痛。

【治疗步骤】

1. 松解液配方　三七注射液 2ml、胎盘注射液 2~4ml、利多卡因注射液 3ml 备用。

2. 针具　鹰嘴型水针刀。

3. 针法　筋膜弹割分离法。

4. 体位　坐位。

5. 操作规程　按"一明二严三选择"的操作规程,令患者患侧手掌心向上,平放于治疗台上,按三针法定位,皮肤常规消毒后,铺无菌洞巾,具体操作如下:

a 针:大鱼际和小鱼际隆起部之间硬结或条索样物压痛处或掌腱膜的顶端处;

b 针:近侧掌横纹附近的硬结或条索样物压痛处;

c 针:远侧掌横纹处而不在指近横纹上,指神经位置较浅,容易误伤指神经。

取中号鹰嘴型水针刀,进针方向与肌腱方向平行,快速纵行进针达筋膜层,逐层松解分离筋膜结节,行筋膜弹割分离法松解 3~6 针,将屈肌腱和腕横韧带间的粘连弹割松解后,回抽无血,注入松解液 1ml,快速出针,局部按压 1~2 分钟后,贴创可贴。

每周 2 次,1~3 次 1 个疗程(图下 2-27)。

【中药方剂】

以活血化瘀,消肿止痛为治法,方选消肿化瘀汤加减:

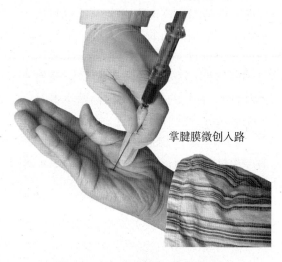

掌腱膜微创入路

图下 2-27　掌腱膜挛缩症入路图

当归 10g,赤芍 10g,桃仁 10g,红花 9g,三七 10g,血竭 6g,丹参 30g,鸡血藤 30g,姜黄 10g,云苓 15g,薏苡仁 15g,甘草 6g,水煎服,日一剂。

【注意事项】

1. 术前中药热敷或蜡疗,术后中频治疗,每日 1 次,每次 10~30 分钟。

2. 水针刀进针方向与肌腱走向一致,避免损伤手指两侧的神经血管。

3. 术后 1~2 周避免冷水洗手,注意保暖。

第十四节 屈指肌腱鞘炎

【概述】

屈指肌腱鞘炎又称弹响指。是由于手指伸屈频繁,摩擦劳损,引起屈指肌腱纤维鞘管内的无菌性炎症。尤以拇指和示指腱鞘炎最为常见。同时由于手指掌侧指横纹处无皮下组织,故皮肤直接与腱鞘相连,外伤后可直达腱鞘处,因此该病多发生在手指掌侧指横纹处。

【局部解剖】

屈指肌腱鞘包绕指浅屈肌腱和指深屈肌腱。该腱鞘由外层腱纤维鞘及内层滑液鞘组成,腱纤维鞘附着于指骨关节囊两侧,对肌腱起着固定润滑作用。肌腱滑液鞘分脏层和壁层,脏层包绕肌腱;壁层紧贴纤维鞘的内侧面。手指伸屈活动时,纤维管反复压迫和摩擦管内的肌腱,使局部鞘管逐渐增厚,形成环状狭窄。腱鞘修复结疤,损伤后滑液分泌减少,更增加其损伤程度,屈指腱鞘长 1.2~2cm,宽 0.4~0.6cm,厚约 1mm,屈指肌腱鞘起于掌骨头平面的掌远侧横纹处,止于末节指骨的中点,为骨纤维管,内起屈指深浅肌腱。其腱鞘由掌深筋膜和滑液鞘结合而成,对腱起固定和滑润作用(图下 2-28)。

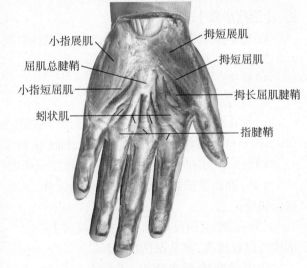

图下 2-28 屈指肌腱鞘解剖图

【病因病理】

慢性劳损 该症多发生于长时间从事手指部单调活动的工作人员。由于手指的频繁活动,使拇长屈肌与指深浅屈肌腱与腱鞘反复摩擦,或腱鞘受到硬物及掌骨头、籽骨的挤压,使腱鞘壁本身发生充血水肿,腱鞘机化粘连、结疤增厚,加之伤后滑液分泌减少,引起临床症状。

长期从事硬物操作工作→腱鞘被硬物或掌骨头挤压,肌腱被长期频繁摩擦→充血水肿→炎性渗出→腱鞘机化粘连→腱鞘管狭窄→肌腱的纤维化和增粗造成肌腱在鞘管内滑动困难,即狭窄性腱鞘炎。

【临床表现与诊断】

1. 有手指损伤或劳损史,多发生于经常写字、编织及打字员等。

2. 手指伸屈功能障碍,部分伴有弹响,甚至完全不能活动,不能持物。

3. 发病初期,腱鞘炎症反应尚未发展到狭窄时,局部有压痛、肿胀及手指放射痛,甚至手指出现麻木感。

4. 腱鞘狭窄时,疼痛反而减轻或消失,此时当手指屈伸时如膨大的屈肌腱还能勉强通过鞘管的狭窄环部,则产生扳机样动作及弹响。

5. 病情严重时,膨大的屈肌腱不能通过狭窄环时,手指常被交锁在屈曲位或伸直位,出现功能障碍。

6. 动静触诊 在手指掌面指横纹处压痛,可触及筋膜结节及索条状物,伴有弹响声。

【治则治法】

松解筋结,活血消肿,化瘀止痛。

【治疗步骤】

1. 松解液配方 三七注射液 2ml、胎盘注射液 2~4ml、利多卡因注射液 3ml 备用。

2. 针具 鹰嘴型水针刀。

3. 针法 筋膜弹割分离法。

4. 体位 坐位。

5. 操作规程 按"一明二严三选择"的操作规程,令患者患侧手掌心向上,手指伸开平放于治疗台上,局部皮肤常规消毒后,戴无菌手套,铺无菌洞巾,具体操作如下:

a 针:掌指关节腱鞘狭窄处,拇指屈指肌腱狭窄性腱鞘炎,选取患侧内外籽骨结节压痛点为进针点;

b、c 针:第 2~4 指屈指肌腱狭窄性腱鞘炎,选取掌指关节下方,掌横纹与掌指间纹中点手茧压痛处为进针点(图下 2-29)。

快速进针透皮,达掌腱膜下腱鞘层,行筋膜弹割分离法,分离 3~6 针,若拇指腱鞘卡压,可应用水针刀在内侧或外侧籽骨压痛结节点,反复弹割 3 针,将韧带松开后,再松解腱鞘,直到扳机现象消失后,回抽无血,注射松解液 1~2ml,快速出针,贴创可贴,过度背屈手指 6~9 次,每周 2 次,1~3 次 1 个疗程(图下 2-30、图下 2-31)。

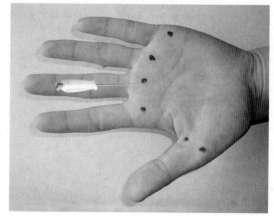

图下 2-29 屈指肌腱鞘炎定点定位图

【中药方剂】

以活血化瘀,消肿止痛为治法,方选消

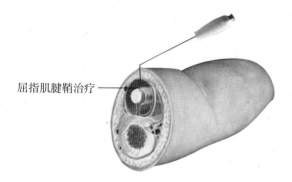

图下 2-30 屈指肌腱鞘炎进针示意图

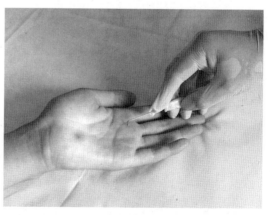

图下 2-31 屈指肌腱鞘炎入路图

肿化瘀汤加减:

当归 10g,赤芍 10g,桃仁 10g,红花 9g,三七 10g,血竭 6g,丹参 30g,鸡血藤 30g,姜黄 10g,云苓 15g,薏苡仁 30g,甘草 6g,水煎服,日一剂。

【注意事项】

1. 水针刀进针时深度达腱鞘,避免穿破肌腱达骨面。

2. 避免进针伤及手指两侧面,防止损伤神经血管。

第三章 胸背部疾病

第一节 胸椎棘上韧带损伤

【概述】

胸椎棘上韧带损伤,是胸背部疼痛的一种较常见疾病,而棘上韧带在脊柱稳定和活动中起稳定作用。其主要作用是限制脊柱过度前屈,维持躯干的位置,并对脊柱扭转起保护作用。当脊柱过度弯曲时,附着在胸椎棘突骨膜上的棘上韧带,受到超负荷的牵拉力,容易造成损伤,引起散在出血水肿,炎性渗出而引起临床症状。

【局部解剖】

人体躯干部的活动中轴是由脊柱构成,而脊椎间的稳定结构是由周围的韧带构成。棘上韧带是连接相邻两个棘突之间的韧带,其前接棘间韧带,上方于胸1和颈7之间连接项韧带。胸椎棘突位于椎弓的正中,呈矢状位,突向后下方,为肌肉与韧带附着部位。棘突的顶端有棘上韧带附着,胸椎棘突纵向的两侧,有背阔肌、下后锯肌,以腱膜的形式起始于该处,深部为颈夹肌(骶棘肌)附着。骶棘肌后方的筋膜、背阔肌腱膜及下后锯肌的腱膜共同组成了腰背浅筋膜。此筋膜与棘突和棘上韧带相连接,沿棘突根部至尖部有棘上韧带连接。位于腰椎的棘上韧带薄而窄。其主要作用是限制脊柱过度前屈,维持躯干的位置,并对脊柱扭转起保护作用(图下3-1)。

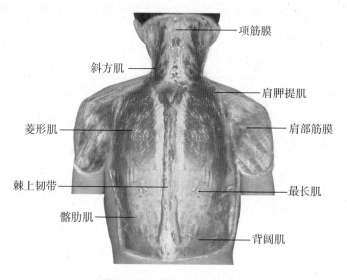

图下 3-1　棘上韧带解剖图

【病因病理】

棘上韧带损伤,常见于反复弯腰活动的运动员或搬运工,或见于急性扭伤、撞击伤,部分是由慢性劳损引起,当人体弯腰时,棘上韧带、棘间韧带及竖脊肌处于舒张,脊柱频繁背伸或弯曲,超过牵伸的弹性范围,使棘突反复抗压,导致棘间韧带损伤,部分撕裂,散在出血,机化粘连,形成无菌结节,引起临床症状。

【临床表现与诊断】

1. 患者有典型的外伤史,少部分有慢性劳损史,多见于青壮年重体力劳动者,如搬运工、装运工、举重运动员等。

2. 患者损伤后胸背部感到局部急性疼痛,弯腰或扭身时疼痛明显。

3. 胸部活动时痉挛性疼痛。在劳累后或阴雨天,胸背部酸痛不适加重。

4. 拾物试验阳性　弯腰时棘突或棘间疼痛加重。

5. 动静触诊　棘突或棘间有明显压痛,棘突上可触及条索状物,弹拨时伴有响声。外伤的棘突偏歪或凹陷不平。

6. X线检查　无骨质异常改变,有棘突偏歪或下椎间隙不等;棘间韧带严重撕裂者,棘突间距离增大。

【治则治法】

松解筋结,活血化瘀,软化韧带。

【治疗步骤】

1. 松解液配方　三七注射液 2ml、胎盘注射液 2~4ml、利多卡因注射液 3ml 备用。

2. 针具　扁圆刃水针刀。

3. 针法　筋膜扇形分离法。

4. 体位　俯卧位。

5. 操作规程　按"一明二严三选择"的操作规程,结合 X 线片所示,按三针法定位,皮肤常规消毒,戴无菌手套,铺无菌洞巾,具体操作如下:

a 针:患节棘突结节点;

b、c 针:患节棘突上下缘。

快速纵行进针达筋膜层松解 3 针,松解筋膜结节达棘突,向两侧行筋膜扇形分离法各 3 针,回抽无血,注药 1~2ml,快速出针,贴创可贴。

每周 2 次,1~3 次 1 个疗程(图下 3-2)。

【中药方剂】

以通经活络,舒筋止痛为治法,方选桃红四物汤加减:

当归 10g、红花 10g、桃仁 10g、丹参 30g、赤芍 15g、白芍 15g、郁金 12g、青皮 10g、丝瓜络 30g、甘草 6g,日一剂,水煎服。

【注意事项】

1. 术前中药热敷或蜡疗,术后中频治疗,每日 1 次,每次 10~30 分钟。

2. 水针刀松解时,严格掌握深度,防止损伤脊髓。

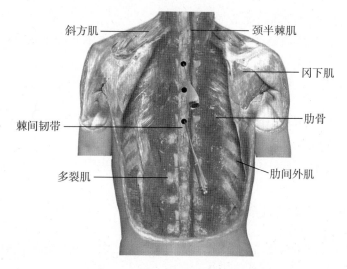

斜方肌

颈半棘肌

冈下肌

棘间韧带

肋骨

多裂肌

肋间外肌

图下 3-2　棘上韧带损伤进针示意图

第二节　胸背部肌筋膜炎

【概述】

胸背部肌筋膜炎,又称为胸背部肌筋膜疼痛综合征,属于风湿相关性疾病,是背部软组织损伤的常见病,由于软组织损伤或风寒湿邪侵袭胸背部的纤维组织,引起无菌性炎症,造成广泛的颈肩背部肌肉疼痛及痉挛等临床综合征。

【局部解剖】

胸背部筋膜为胸背部皮下保护层,上方与项筋膜连接,构成菱形筋膜区,覆盖在斜方肌上层;外侧方以肩胛背筋膜与腹外筋膜连接,覆盖在肩胛骨表面的肌层与腹外斜肌上层,下方与腰骶筋膜连接,覆盖在背阔肌上层,因此,上肢运动也包括这些胸背肌的运动。长期的单侧上肢劳累,容易引起胸背肌的损伤。

【病因病理】

1. 慢性劳损　因工作姿势不良,长期处于单一的特定姿势引起胸背部肌筋膜持续性超负荷受到牵拉,迁延日久而致病,伴充血水肿、炎性渗出、粘连。

2. 急性损伤撞击伤　胸背部软组织遭受急性损伤撞击伤,使肌筋膜发生撕裂,散在出血,在机化过程中,产生瘢痕组织形成无菌性炎症反应。肌筋膜附着处炎性反应较重。因为这些部位是牵拉应力的集中区,故易受损伤。该部位有丰富的神经末梢,无菌性炎症刺激可引起疼痛,引起肌筋膜紧张、痉挛,使血管痉挛,营养障碍加剧,加重了无菌性炎症,造成胸背部肌筋膜广泛性疼痛、僵硬、活动受限,自主神经功能失调症。

3. 感受风寒湿邪,经络阻滞、气血运行不畅、影响肌肉筋膜的营养和代谢,迁延日久而致病。

【临床表现与诊断】

1. 胸背部肌筋膜广泛性疼痛、酸胀、沉重及麻木感,可向头部及上肢放射。

2. 疼痛常呈持续性,晨起较重,活动后可减轻。

3. 受寒冷潮湿刺激后胸背部肌筋膜沉痛、不适加重,遇热常减轻。

4. 部分患者可出现肩胛肋骨关节弹响声。

5. 动静触诊　胸背部棘突旁、胸肋关节周围、肩胛骨周围肌肉紧张、压痛,筋膜结节伴有弹响声。

6. 实验室及 X 线片检查　无异常。

鉴别诊断

1. 胸椎病　X 线及 CT 或 MRI 检查,常有颈椎骨质增生影像及神经系统病变的改变。

2. 肩周炎　常有肩关节活动障碍。

3. 项韧带炎　与本病十分相似,但疼痛及压痛一般仅局限于颈椎棘突,低头时加重。

【治则治法】

松解筋结,活血消肿,化瘀止痛。

【治疗步骤】

1. 松解液配方　复方风湿宁注射液 2ml、维生素 B_{12} 注射液 1000μg、利多卡因注射液 3ml 备用。

2. 针具　选取小号扁圆刃水针刀。

3. 针法　筋膜弹拨分离法、筋膜扇形分离法。

4. 体位　坐位或俯卧位。

5. 操作规程　按"一明二严三选择"的操作规程,令患者坐位或俯卧位,额下垫一薄枕,局部皮肤常规消毒,戴无菌手套,铺无菌洞巾,具体操作如下:

在胸椎棘突及肩胛骨周围、胸肋关节周围的骶棘肌、斜方肌及菱形肌等处寻找阳性筋膜结节点,取小号扁圆刃水针刀,快速斜行进针,应用筋膜扇形分离法,逐层松解筋膜结节,回抽无血,注药 2ml,快速出针,贴创可贴。

每周治疗 2 次,2~3 次 1 个疗程(图下 3-3、图下 3-4)。

【中药方剂】

以活血化瘀,舒筋止痛为治法,方选蠲痹汤加减:

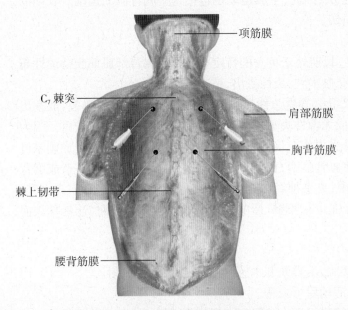

图下 3-3　胸背部肌筋膜炎进针示意图

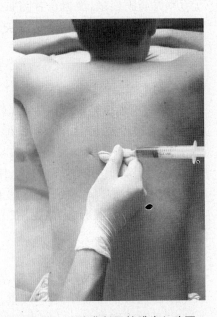

图下 3-4　胸背部肌筋膜炎入路图

当归 12g,川芎 10g,血参 30g,赤芍 15g,葛根 20g,防己 10g,羌活 10g,络石藤 10g,千年健 10g,苍术 10g,甘草 6g,水煎服,日一剂。

【注意事项】

1. 术前中药热敷或蜡疗,术后中频治疗,每日 1 次,每次 10~30 分钟。
2. 术中严格无菌操作,水针刀松解时,严格掌握深度,防止损伤脊髓。

第三节　胸椎小关节错位

【概述】

本病是胸背部骨伤病中的常见病。多由于扭伤或急慢性劳损,引起胸椎小关节错位,刺激压迫了脊神经、内脏神经节引起的临床综合征。由于受损的部位和所波及的组织不同,表现为胸背部疼痛、内脏功能障碍及自主神经紊乱等症状。临床上常被误诊为心血管、呼吸系统器官的"神经官能症"。应用中西药物治疗收效甚微,影响患者的生活和工作。

【局部解剖】

1. 胸椎椎体　椎体侧外部有一对肋凹关节面与肋骨头相连。第 2~9 肋骨小头上移,与上一节胸椎椎体侧面形成关节。胸椎棘突细长,向后下伸出,上下部较平,中部较斜。

2. 胸椎关节

(1) 胸椎后关节:胸椎上关节突的关节面朝后,偏向上外方;胸椎下关节突的关节面朝前而偏向下后方。

(2) 肋椎关节:肋骨与胸椎形成的关节。

1) 肋骨小头关节:第 2~10 肋,每一肋骨小头同时接触两个胸椎的肋凹而形成关节。

2) 肋横突关节:第 1~10 肋,每一个肋结节关节面与横突肋凹构成的关节。

胸椎后关节、肋骨小头关节、肋横突关节统称胸椎小关节。

3. 胸脊神经　共 12 对,在同序数胸椎下缘穿出,分前支和后支。前支除第 1 胸神经参与臂丛组成外,余均不成丛,走行于肋沟内,称肋间神经。后支向后进入背部,分成内侧支和外侧支,支配背部部分肌肉及颈背、腰、腹的部分皮肤感觉。

4. 胸交感神经节　位于脊柱两旁,附着于肋骨小头附近,有 11~12 对神经节。第 1 胸神经节常与颈下神经节结合,称星状神经节。腰部和骶部各有 4 对神经节,尾部为单节。两侧交感干合于此节。全部交感神经节发出的节后纤维分别经灰交通支又返回到 31 对脊神经,成为脊神经的组成成分。

自脊髓第 1~5(或 2~6)胸节侧角的一部分细胞发出节前纤维,经相应的脊神经和白交通支到达交感干星状神经节及上胸部神经节内交换神经元。自这些节发出的节后纤维至肺门与迷走神经分支共同组成肺丛。

自脊髓第 5~11(或 12)胸节侧角的一部分细胞发出节前纤维,经相应的脊神经和白交通支到达交感干及相应胸神经节,二者沿胸椎两侧向下穿过膈肌到达腹腔丛内的腹腔神经节或肠系膜上神经节交换神经元,其节后纤维参与组成腹腔丛。由腹腔丛发出许多分丛,伴随腹腔动脉、肠系膜上动脉的分支分布到肝、胰、胆囊、胆总管、脾、肾、肾上腺、睾丸或卵巢以及结肠左曲以上的胃肠道(图下 3-5)。

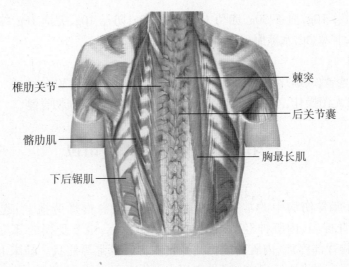

椎肋关节

髂肋肌

下后锯肌

棘突

后关节囊

胸最长肌

图下 3-5　胸椎小关节错位解剖图

【病因病理】

胸交感神经纤维随相应脊神经通过椎间孔。椎旁交感神经节附着于肋骨小头前方的椎前筋膜上。胸椎小关节的急慢性损伤,引起椎周软组织的炎性渗出、水肿、出血以致钙化。脊神经根与交感神经一方面受到椎间孔骨性的刺激与压迫,另一方面受到周围软组织外伤性炎症刺激或组织肿胀、粘连、深筋膜的牵拉而受压,引起脊神经和交感神经的继发性受累。

脊神经受累则其相应支配组织的感觉、运动功能障碍;交感神经受损则其支配区的血管运动、汗液分泌紊乱以及相应脏器的功能紊乱。

交感神经节前纤维受到刺激与压迫,可使其支配的内脏出现功能障碍,同时反射性引起下丘脑区的供应异常,加重了支配区的功能障碍。

【临床表现与诊断】

1. 有胸椎长期的劳损或外伤史。

2. 脊神经根受累　表现为胸背部的疼痛不适。

3. 严重者伴有胸椎小关节半脱位,表现为"岔气"、肋间神经痛、季肋部疼痛不适、放射痛。

4. 当胸椎中上段小关节错位,内脏神经受累时,表现为心律失常、呼吸不畅、胸闷、胸部压迫感。血管运动性、汗液分泌性及其内分泌性紊乱等。

5. 胸交感神经受累　引起相应内脏自主神经功能紊乱症,如胸椎下段受累,则胃脘胀闷疼痛、腹胀、食欲缺乏或胃肠蠕动亢进等。

6. 胸椎小关节紊乱引起交感神经的继发性病损。

7. 动静触诊　棘突偏歪、压痛、叩击痛。棘旁软组织结节伴压痛。

8. X 线平片　胸椎棘突偏歪,小关节错位,部分韧带钙化。

9. 血液常规检查、钡餐、心电图检查等。

【治则治法】

松解结节,活血化瘀,筋骨并重,纠正胸椎小关节错位、消除临床症状,松解椎周软组织结节,恢复内脏功能。

【治疗步骤】

1. 松解液配方　三七注射液 2ml、胎盘注射液 2~4ml、利多卡因注射液 3ml 备用。

2. 针具　选用扁圆刃水针刀或筋骨针。

3. 针法　筋膜扇形分离法。

4. 体位　俯卧位。

5. 操作规程　按"一明二严三选择"的操作规程,结合 X 线片所示,按三针法定位,皮肤常规消毒,戴无菌手套,铺无菌洞巾,具体操作如下:

a 针:患节棘突,选用扁圆刃水针刀,快速纵行进针,采用筋膜扇形分离法,松解分离筋膜结节,回抽无血,注射松解液 1~2ml,注射中浓度三氧 10ml 左右,快速出针,贴创可贴。

b 针:患节后关节囊,选取扁圆刃水针刀,纵行垂直进针,在后关节囊内外缘采用扇形分离法分离 6~9 针,回抽无血,注射松解液 2~3ml,快速出针,贴创可贴。

c 针:患节椎肋关节,选取扁圆刃水针刀,在横突间肌、横突间韧带附着点采用向内上斜行进针法,逐层松解分离筋膜结节,在附着点处纵行分离 3~6 针,回抽无血,注射松解液 2~3ml,注射中浓度三氧 3~5ml,快速出针,贴创可贴。

每周 2 次,2~3 次 1 个疗程(图下 3-6)。

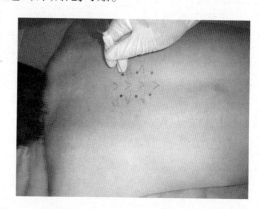

图下 3-6　胸椎小关节错位入路图

【手法治疗】

1. 俯卧推按法　患者俯卧位,两上肢置于身旁,自然放松。医者站立于患者左侧,右手掌根按压患椎棘突,左手置放右手背上。嘱患者做深呼吸。在患者呼气末时,医者右手掌要用力往前下方推按。此时可闻关节复位响声,手法毕。此法宜复位中下段胸椎。

2. 端坐顶推法　患者端坐矮凳,双下肢自然屈曲,双上肢下垂或置于胸前。医者端坐患者身后高凳上,双手自患者两肩外侧环抱患者上胸,双掌交叉相握置于患者胸骨上方。嘱患者略后仰,上身背靠医者右膝,头置于医者右肩。医者上身略前俯,右膝顶住患椎棘突,在患者呼气末时,医者双手用力往后上拉,右膝向前上方顶推。此时可闻关节复位响声,手法毕。此法宜复位上段胸椎。

【中药方剂】

以活血化瘀,舒筋活络为治法,方选桃红四物汤加减:

红花 10g,桃仁 10g,当归 10g,丹参 30g,赤芍 15g,白芍 15g,郁金 12g,川续断 15g,桑寄生 15g,橘皮 10g,木香 6g,青皮 10g,丝瓜络 30g,甘草 6g,日一剂,水煎服。

【注意事项】

1. 术前中药热敷或蜡疗,术后中频治疗,每日 1 次,每次 10~30 分钟。

2. 局部避免寒冷刺激。

第四节　脊神经卡压综合征

【概述】

脊神经卡压综合征,是胸背痛病中的常见病,主要是由于胸椎小关节错位、椎周软组织损伤,尤其是脊柱旁的韧带挛缩引起脊神经后支卡压,致使腰背部疼痛。中医称"胸痹证"、"胸背痛"。

【局部解剖】

1. 脊神经后支是由脊神经发出,长 0.5~1cm,在下位椎体横突的上缘、上关节突的外侧向后下走行,呈 60°角,分为内、外两支。

2. 内侧支经椎体横突根部及上关节突外侧向下,骨纤维管下行 3 个椎体,在中线附近穿深筋膜到皮下。沿途发支,支配下方相隔 1、2 个节段的小关节突、筋膜和韧带。

3. 外侧支向外下走行,其肌支支配椎旁肌,经皮下行 3 个椎体穿腰背筋膜达皮下,并继续下行:L_1 外侧支至髂嵴下方;L_2 外侧支分布在后正中线与小关节连线之间;外侧支的末梢分布在小关节连线以外。内、外支之间有吻合支,同一结构的神经支配是多源性的,如 L_{4-5} 小关节由 L_2、L_3、L_4 脊神经的内侧支支配。

【病因病理】

1. 急慢性损伤、劳损引起胸背部软组织肌筋膜无菌性炎症、机化粘连形成肌筋膜结节,刺激压迫了脊神经后支的起始部分,引起临床症状。

2. 当脊柱受到外伤、扭伤,脊神经后支受到牵拉、机械刺激发生脱髓鞘改变,引起痉挛,炎症反应,该点会产生痛觉敏感,压痛明显。

【临床表现与诊断】

1. 多见于 30~45 岁男性,青壮年体力劳动或久坐的工作人员。

2. 活动后加重,休息后可缓解。

3. 急性期活动疼痛尤为明显,特别是弯腰活动受限,可伴臀部和大腿部痛,但腿痛不超过膝。

4. 胸椎中下段即 T_{9-12} 节段的椎肋关节周围有明显压痛点。反射和肌力一般正常。

5. 腰部 X 线、CT、MRI 检查正常。

【治则治法】

松解卡压,活血通络,化瘀止痛。

【治疗步骤】

1. 松解液配方 麝香注射液 2ml、维生素 B_{12} 注射液 1000μg、利多卡因注射液 3ml 备用。

2. 针具 选取扁圆刃水针刀或扁圆刃筋骨针。

3. 针法 筋膜旋转分离法、筋膜扇形撬拨法。

4. 体位 俯卧位。

5. 操作规程 按"一明二严三选择"的操作规程,令患者俯卧位,腹下垫一薄枕,按三针法定位,在脊神经卡压处选取微创治疗点,皮肤常规消毒,戴无菌手套,铺无菌洞巾,具体操作如下:

a 针:在患节后关节囊外缘,快速纵行进针逐层切开筋膜结节、达关节囊后松解 3~6 针,回抽无血,注射松解液 2ml,快速出针,贴创可贴。

b 针:椎肋关节外缘脊神经出口处,向内上 60°角快速进针,达横突间韧带椎间孔外口,采用筋膜旋转分离法分离 3~6 针,回抽无血,注射松解液 2~3ml,注射中浓度三氧 10ml 左右,快速出针,贴创可贴。

c 针:脊神经卡压结节点,选用扁圆刃筋骨针,采用筋膜扇形撬拨法松解分离筋膜结节,注射中浓度三氧 10ml 左右,快速出针,局部放瘀血后,贴创可贴。

每周 2 次,1~3 次 1 个疗程(图下 3-7、图下 3-8)。

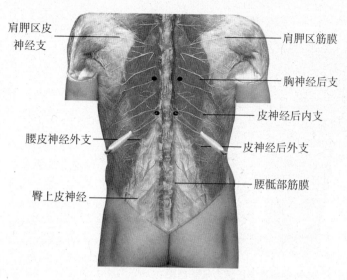

肩胛区皮神经支
肩胛区筋膜
胸神经后支
皮神经后内支
腰皮神经外支
皮神经后外支
腰骶部筋膜
臀上皮神经

图下 3-7 脊神经卡压综合征进针示意图

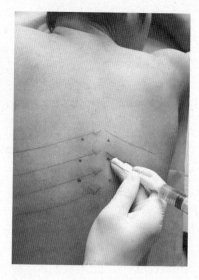

图下 3-8 脊神经后内侧支卡压入路图

【中药方剂】

以舒筋通络,解痉止痛为治法,方选活血通络汤加减:

当归 10g,赤芍 10g,桃仁 10g,红花 9g,丹参 30g,苏木 10g,姜黄 10g,延胡索 10g,郁金 12g,木香 9g,千年健 10g,丝瓜络 30g,甘草 6g,水煎服,日一剂。

【注意事项】

椎肋关节不宜垂直进针,避免损伤神经、血管。

第五节 胸外皮神经卡压综合征

【概述】

胸外皮神经卡压综合征,是指该皮神经穿出点及局部循行过程中,因外伤或撞击伤造成肌筋膜结节形成,而卡压了胸外侧皮神经,出现的胸外侧方疼痛等临床症状。

【局部解剖】

胸外侧皮神经分为前支和后支,前支的穿出点在胸侧壁,皮神经间的距离和穿出点间的距离大致相等。穿出点沿着前锯肌和腹外斜肌呈锯齿状排列,以腋前线为轴,其左侧形状如S形,有较强的规律性。皮神经干较长,末端主要有 3~4 支分支,呈鸡爪形分布,末梢达到锁骨中线附近。双侧第 1~5 外侧皮神经末梢或胸神经前内侧支皮神经末梢与锁骨上皮神经前支末梢相吻合,共同支配胸部及两肋的肌筋膜,越靠下的皮神经支越长,支配两肋皮层肌筋膜,其余分支与胸后皮神经内侧支末梢相吻合,支配两侧肋部及背部外侧肌筋膜(图下 3-9)。

【病因病理】

主要由外伤和慢性劳损引起,慢性劳损可引起胸椎的脊柱及胸廓变形。脊柱外伤后引起的驼背会引起胸椎的小关节错位,引起胸椎皮神经受压的一类临床症状一般比较严重。

【临床表现与诊断】

1. 多有外伤及扭伤病史,少数有慢性劳损。

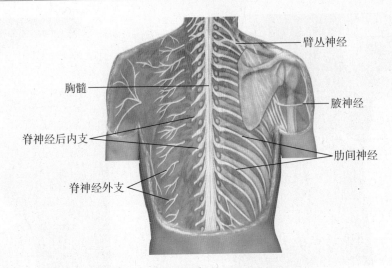

图下 3-9　胸外皮神经卡压综合征解剖图

2. 患者会出现脊柱一侧或两侧疼痛,夜间有时会突发加重,影响睡眠质量。

3. 动静触诊　局部有明显的压痛点,疼痛多有放射。

4. 急性扭伤患者,多数活动受限,疼痛难以忍受,呼吸及咳嗽时疼痛更甚。

【治则治法】

松解筋结,活血通络,化瘀止痛。

【治疗步骤】

1. 松解液配方　复方当归注射液 2ml、麝香注射液 2ml、维生素 B$_{12}$ 注射液 1000μg、利多卡因注射液 3ml 备用。

2. 针具　扁圆刃水针刀或扁圆刃巨型筋骨针。

3. 针法　筋膜弹割分离法。

4. 体位　仰卧位。

5. 操作规程　按"一明二严三选择"的操作规程,令患者仰卧位,腹下垫一薄枕,按三针法定位,局部皮肤常规消毒,戴无菌手套,铺无菌洞巾,具体操作如下。

a 针:在患节后关节囊内外缘瘢痕结节处定点,选取扁圆刃水针刀,纵行垂直进针,在后关节囊内外缘采用扇形分离法,松解 3~6 针,回抽无血,注射松解液 2~3ml,快速出针,贴创可贴。

b 针:在横突间神经出口处,选取扁圆刃水针刀,在横突间肌、横突间韧带附着点采用纵行垂直进针法,逐层松解分离筋膜结节,在附着点处纵行分离 3~6 针,回抽无血,注射松解液 2~3ml,注射中浓度三氧 3~5ml,快速出针,贴创可贴。

c 针:皮神经卡压筋膜结节点,采用斜行进针法达筋膜层,逐层松解分离筋膜结节 3~6 针,回抽无血,注射松解液 1~2ml,可注射中浓度三氧 3~5ml,快速出针,贴创可贴。

每周 2 次,1~3 次 1 个疗程(图下 3-10)。

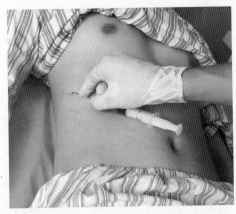

图下 3-10　胸外皮神经卡压综合征入路图

【中药方剂】

以舒筋通络,解痉止痛为治法,方选活血通络汤加减:

当归 10g,赤芍 10g,桃仁 10g,红花 9g,丹参 30g,鸡血藤 30g,姜黄 10g,云苓 15g,木香 9g,青皮 10g,千年健 10g,丝瓜络 30g,甘草 6g,水煎服,日一剂。

【注意事项】

1. 术前中药热敷或蜡疗,术后中频治疗,每日 1 次,每次 10~30 分钟。

2. 在横突间进针时,斜行向内上,避免垂直进针,防止损伤内脏。

第六节　胸椎术后综合征

【概述】

胸椎术后综合征没有颈椎、腰椎术后综合征的发病率高。本类综合征多见于胸椎外伤、压缩性骨折、胸椎畸形、侧弯、驼背手术后并发症状。其中胸椎压缩性骨折多见于胸腰节段,以胸 11、12,腰 1、2 之间为病变高发段,胸椎术后综合征主要症状为胸腰背部疼痛、胸闷、胸部紧束感,伴随胃肠功能紊乱,胃部胀满不适,排便困难等临床症状。

【局部解剖】

1. 胸椎椎骨及椎管

胸椎共 12 块,在椎体侧面和横突尖端的前面,都有与肋骨相关节的肋凹,分别称为椎体肋凹和横突肋凹。胸椎棘突较长,伸向后下方,互相掩盖,叠瓦状。上下关节面基本呈额状位。

胸椎椎管管腔较窄,最窄的节段为第 4~9 胸椎,其脊髓的血液供应也最差,往往因外伤或血管栓塞导致血供障碍,而使脊髓软化,引起截瘫。

2. 胸椎的关节

(1) 胸椎与肋骨间的关节:肋头与椎体间的关节,即肋头关节;肋骨结节与脊椎横突间的关节;肋骨与胸骨间的关节,胸肋软骨连接。

(2) 胸肋关节:肋骨的前端借助软骨与胸骨相连接。第 1 肋软骨与胸骨柄的肋切迹形成一肋胸软骨结合。第 2~7 肋软骨分别与胸骨相应的切迹构成胸肋关节。

(3) 肋椎关节、肋横突关节也常发生退行性变,骨质增生会使邻近的椎间孔横径减少,但并不像颈椎或腰椎,会发生神经根性症状。

3. 胸椎的脊神经支配

胸神经后支的内、外侧支均分布到脊柱后部肌肉及椎旁皮肤。胸神经后支的外侧支分布,有其独特的走向。

(1) 自胸 2 发出的脊神经后支外侧支,先是沿椎旁下降,至胸 6 水平处,再转向上方,最后可分布至同侧肩胛骨肩峰处。

(2) 自胸 7 发出的脊神经后支外侧支,同样向下降至胸 11~12 处时,分布至第 11~12 肋肋骨角以内的后侧皮肤。

(3) 自胸 12 处发出的脊神经后支外侧支,也向下降,并经过髂嵴后外方,最后分布至同侧臀部上方的外侧皮肤(图下 3-11)。

【病因病理】

胸椎术后综合征发病机制有以下两个方面:

1. 本病是因为胸椎手术时切除了椎板、棘突、部分小关节突等,术后部分椎管内外、椎

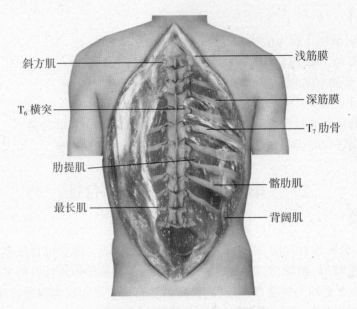

斜方肌 —— 浅筋膜

T_6 横突 —— 深筋膜

—— T_7 肋骨

肋提肌 —— 髂肋肌

最长肌 —— 背阔肌

图下 3-11 椎肋骨及肌层的解剖图

板间隙残留着炎性脂肪物质及炎性致痛物质,造成手术后瘢痕粘连,刺激脊神经、交感神经,出现临床症状。

2. 胸椎手术时损伤了局部的软组织以及术后瘢痕组织形成,破坏了脊柱正常结构的完整性及脊柱的稳定性,出现胸椎动力学改变,加重棘突偏歪、小关节错位,从而刺激了脊神经、交感神经节,出现临床症状。

【临床表现与诊断】

1. 有胸椎损伤手术史。

2. 胸背部、胸腰部、胸腹部出现疼痛、酸胀,并可向胸背部放射。

3. 胸椎外伤术后除引起上述症状外,还可伴有肋间神经痛。

4. 胸痛、胸部紧束感,气不够用,喜长叹气,呼吸困难不能平卧。

5. 可伴有自主神经系统功能紊乱的表现,如心烦意乱、心慌。

6. 患者可感腹部胀满、食欲缺乏、嗳气、疲乏无力等症状。

7. 脊柱三指动静触诊 棘间、椎旁、胸背椎周围瘢痕处软组织粘连、条索状结节伴压痛。

8. X 线片 可见患节棘突偏歪、融合征,椎肋关节半错位。

【治则治法】

松解瘢痕,筋骨并重,活血消肿,化瘀止痛。

【治疗步骤】

1. 松解液配方 三七注射液 2~4ml、胎盘针注射液 2~4ml、利多卡因注射液 3ml 备用。

2. 针具 选取扁圆刃水针刀或扁圆刃巨型筋骨针。

3. 针法 筋膜弹拨分离法、筋膜扇形分离法。

4. 体位 俯卧位。

5. 操作规程 按"一明二严三选择"的操作规程,令患者俯卧位,腹下垫一薄枕,按三针法定位,皮肤常规消毒,戴无菌手套,铺无菌洞巾,具体操作如下:

a 针:在棘突两侧方及上下缘结节处定点,选取扁圆刃水针刀,快速纵行垂直进针,逐层松解分离筋膜结节,到达棘突后,在棘突上下缘采用"八"字切割、筋膜弹拨分离法松解 6~9 针。在棘突两侧方采用扇形切割、扇形分离法分离 6~9 针,回抽无血,注射松解液 2ml,快速出针,贴创可贴。

　　b 针:在患节后关节囊内外缘瘢痕结节处定点,选取扁圆刃水针刀,快速纵行垂直进针,在后关节囊内外缘,采用筋膜扇形分离法,扇形分离 6~9 针,回抽无血,注射松解液 2~3ml,快速出针,贴创可贴。

　　c 针:在横突间肌、横突间韧带附着点,选取扁圆刃水针刀,快速纵行垂直进针,逐层松解分离筋膜结节,在附着点处纵行分离 3~6 针,回抽无血,注射松解液 2~3ml,注射中浓度三氧 3~5ml,快速出针,贴创可贴。

　　每周 2 次,3~5 次 1 个疗程(图下 3-12)。

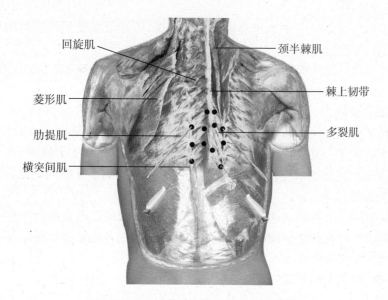

图下 3-12　胸椎术后综合征进针示意图

【中药方剂】

　　以活血祛瘀,消肿止痛为治法,方选消肿化瘀汤加减:

　　当归 10g,赤芍 10g,桃仁 10g,红花 9g,三七 10g,血竭 6g,丹参 30g,鸡血藤 30g,姜黄 10g,云苓 15g,青皮 10g,木香 6g,甘草 6g,水煎服,日一剂。

【注意事项】

　　1. 术前中药热敷或蜡疗,术后中频治疗,每日 1 次,每次 10~30 分钟。

　　2. 胸椎椎肋关节避免垂直进针,防止损伤内脏。

　　3. 局部避免寒冷刺激。

第七节　肋间神经痛

【概述】

　　肋间神经痛是指胸肋部位由于急慢性损伤,致使肋间神经受到压迫、刺激,产生炎性反应,从而出现以胸肋部位或腹部呈带状疼痛的综合征。其疼痛性质多为刺痛或灼痛,并沿肋间神经分布。原发性肋间神经痛极少见,继发性者多与机械损伤、异物压迫或病毒感染、毒素刺激等有关。

【局部解剖】

肋间神经沿肋骨下缘的肋沟内向前,到胸侧壁则几乎在上下肋骨之间。胸神经在肋间分布,称肋间神经,为混合神经,有运动和感觉纤维,共12对,各胸神经穿出椎间孔后分为前、后两支。前支在接受交感神经干的灰交通支后,沿着相应的肋骨下缘,弓形向前,第1~11对称为肋间神经,第12对称为肋下神经,分布在第12肋的下侧。

【病因病理】

1. 急慢性劳损 临床上常见的是继发性肋间神经痛。继发性肋间神经痛多由邻近内脏器官或组织病变引起。脊柱病变或肋骨急慢性损伤引起的无菌性炎症,刺激压迫了肋间神经而引起的临床症状。

2. 刺激压迫型 多见于中老年脊椎骨性关节炎,因神经根受到压迫刺激,引起炎性渗出,从而引起肋间神经痛。

3. 病毒侵袭型 带状疱疹病毒侵犯肋间神经,引起神经根部充血水肿,肋间神经发炎,大部分在肋间神经支配区域,形成带状疱疹,引起肋间神经痛。

【临床表现与诊断】

1. 疼痛表现为发作性的沿某一肋间神经走向,锐性刺痛或灼痛。

2. 疼痛伴随症状 咳嗽、喷嚏、深呼吸时疼痛加剧,以单侧单支为最多。

3. 疼痛范围 局限于病变肋间神经分布区,多见于一侧5~9肋间。患部呈弧形剧痛,固定性疼痛,阵发性加剧。

4. 疼痛放射区 沿着肋间神经分布区域及外侧皮神经的起点处放射性疼痛。

5. 动静触诊 常在脊椎旁椎肋关节外缘、肋间隙、腋线及胸骨旁压痛伴放射痛。

6. X线检查及其他检查 无形质异常发现。

7. 心电图检查无明显异常。

【治则治法】

松解卡压,活血通络,化瘀止痛。

【治疗步骤】

1. 松解液配方 麝香注射液2ml、维生素B_{12}注射液1000μg、利多卡因注射液3ml备用。

2. 针具 选取扁圆刃水针刀或扁圆刃巨型筋骨针。

3. 针法 骨膜扇形撬拨法。

4. 体位 俯卧位。

5. 操作规程 按"一明二严三选择"的操作规程,令患者俯卧位,腹下垫一薄枕,按三针法定位,在肋间神经疼痛部位,选取微创治疗点,皮肤常规消毒,戴无菌手套,铺无菌洞巾,具体操作如下:

a针:后关节囊外缘,选取扁圆刃水针刀,快速纵行垂直进针,在后关节囊内外缘采用骨膜扇形分离法分离6~9针,注射松解液2~3ml,快速出针,贴创可贴。

b针:横突间肋间神经出口处,选取扁圆刃水针刀,在横突间肌、横突间韧带附着点采用纵行垂直进针法,逐层松解分离筋膜结节,在附着点处纵行分离3~6针,回抽无血,注射松解液2~3ml,注射中浓度三氧3~5ml,快速出针,贴创可贴。

c针:肋间神经疼痛点,选用扁圆刃筋骨针,采用筋膜扇形撬拨法松解分离筋膜结节,注射中浓度三氧 10ml 左右,快速出针,局部放瘀血后,贴创可贴。

每周 1~3 次,为 1 个疗程(图下 3-13、图下 3-14)。

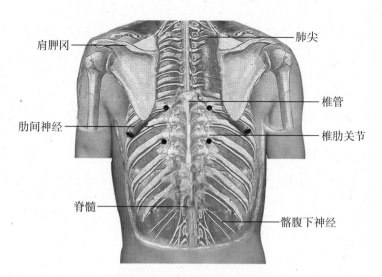

图下 3-13 肋间神经进针示意图

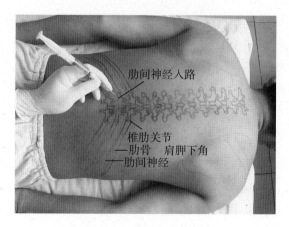

图下 3-14 肋间神经入路图

【中药方剂】

以舒筋通络,活血止痛为治法,方选活血通络汤加减:

赤芍 15g,丹皮 10g,三七 10g,栀子 10g,板蓝根 30g,钩藤 10g,姜黄 10g,延胡索 10g,金银藤 15g,丝瓜络 30g,甘草 6g,水煎服,日一剂。

【注意事项】

在脊柱旁 3cm 处,肋间神经出口处进针时,以 60° 角进针避免损伤胸腔。

第八节 肋 软 骨 炎

【概述】

肋软骨炎又名 Tietze 综合征,是一种较常见的疾病,好发于青年女性,多由于病毒感冒后,引起肋软骨无菌性炎症,胸骨旁第 2~3 肋骨易于受累,多为单发,主要表现为肋骨增粗,伴有疼痛症状。

【局部解剖】

胸骨的两侧由锁骨和第 1~7 对肋软骨相连接。胸肋关节连接一般是活动关节,其形态不一。第 1 肋软骨与胸骨连接为软骨性关节直接连接,无关节腔存在。第 2~7 肋骨与胸骨连接通常为滑膜关节,有明关节腔。关节腔分为两部分,关节内韧带多见于上位肋。肋软骨相互连接,可以是滑膜关节连接,也可以是韧带连接,或软骨连接。第 6、7 肋软骨间为滑膜关节,第 9、10 肋软骨间常由结缔组织连接。骨表面均有骨膜,胸肋关节前面有横形放射状胸肋韧带相连接。

【病因病理】

一般认为与劳损、外伤或上呼吸道病毒感染有关,胸肋关节内韧带损伤。疲劳、气候突变可能是发病的诱因,也有人认为与软骨营养不良有关。以肋软骨组织增生及软骨骨膜纤维性增厚为其病理特点。

【临床表现与诊断】

1. 多见于青壮年女性,为男性 7~9 倍。

2. 可在第 2~10 肋软骨发病,两侧均可发生病变,多侵犯 2~5 肋软骨,尤其以第 2 肋软骨多见。

3. 患者自感局部疼痛明显,表皮一般无红、肿、热,可有隆起结节,局部压痛明显,严重者甚至屏气时不能举臂、翻身困难等。

4. 无明显全身症状。

5. X 线片及红细胞沉降率均正常。

【治则治法】

松解结节,活血消肿,化瘀止痛。

【治疗步骤】

1. 松解液配方 三七注射液 2ml、胎盘注射液 2~4ml、利多卡因注射液 3ml 备用。

2. 针具 鹰嘴型水针刀。

3. 针法 筋膜弹拨分离法。

4. 体位 侧卧位。

5. 操作规程 按"一明二严三选择"的操作规程,结合 X 线片所示,令患者侧卧位,在 2~10 肋软骨压痛处,每次取 3~6 个压痛点为治疗点,局部皮肤常规消毒后,戴无菌手套,铺无菌洞巾,具体操作如下:

在 2~10 肋软骨压痛处,每次取 3~6 个压痛点为治疗点:把治疗点固定在肋骨面上,一手固定治疗点,一手持水针刀快速刺入,沿肋骨走向进针,逐层进针达骨面后,行筋膜弹拨分离法松解 3~6 针,每点注射骨痛宁松解液 1~2ml,快速出针,贴创可贴。

每周 2 次,2~3 次 1 个疗程(图下 3-15)。

【手法治疗】

水针刀针法治疗后,患者俯卧在治疗床上,医生拇指按压在患侧疼痛部位,反复弹拨松解,随后用双手掌部沿骨关节走向按摩 3~5 分钟,每日 1 次。

【中药方剂】

以活血祛瘀,消肿止痛为治法,方选消肿化瘀汤加减:

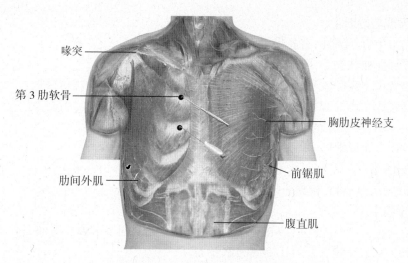

图下 3-15　肋软骨炎进针示意图

当归 10g,赤芍 10g,桃仁 10g,三七 10g,血竭 6g,板蓝根 30g,金银花 10g,鸡血藤 30g,姜黄 10g,薏苡仁 30g,甘草 6g,水煎服,日一剂。

【注意事项】
术中严格无菌操作,严禁刺入胸腔,引起气胸。

第九节　腹外斜肌损伤

【概述】
　　本病为腰腹壁软组织损伤的常见病,多见于腰部过度旋转工作的中青年人,如建筑工人、煤矿工人、篮球运动员等。本病常易与泌尿系疾病的疼痛症状相混淆,一般俗称为"闪腰岔气"。腹外斜肌的损伤部位多在其止点髂嵴前部,在人体屈曲并回旋脊柱时,由于突然或过度的回旋动作造成损伤。在起点第 8 肋外面,疼痛多诊断为肋痛,而其止点髂嵴前部借腱膜止于腹白线,并移行为腹股沟韧带,此处损伤易误诊为内脏性疾病所引起的疼痛。

【局部解剖】
　　腹外斜肌位于腹侧部,属腹部浅层肌。腹外斜肌的斜齿状起自下 8 肋(第 5~12 肋)外侧,止于髂嵴前部。腹外斜肌下部呈腱膜状,附着于髂前上棘与耻骨结节,并形成腹股沟韧带。作用是前屈、侧屈并回旋脊柱,同时稳定人体躯干(图下 3-16)。

【病因病理】
　　腹外斜肌损伤多在其止点髂嵴部。当人体躯干处于前屈位时,做回旋动作而损伤(由于突然过度运动),因应力集中点都在其肋部的起点和止点髂骨嵴前部边缘。急性损伤有明显疼痛或肿胀。

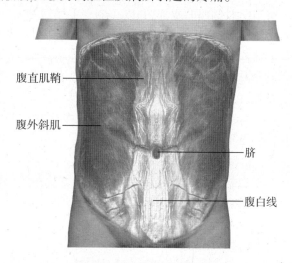

图下 3-16　腹外斜肌解剖图

【临床表现与诊断】

1. 多见于中青年男性,有急慢性转腰劳损病史。

2. 在腰部屈曲状态下,第 8 肋处与髂嵴前部疼痛。

3. 严重者可出现呼吸受限,下肋部及髂嵴前部疼痛,波及腹股沟区疼痛。

4. 动静触诊　第 8 肋处、髂嵴前部处可有压痛结节。

5. 侧屈试验,嘱患者做脊柱旋转运动,可引起疼痛加剧。

6. X 线片　无异常。

【治则治法】

松解筋结,活血消肿,化瘀止痛。

【治疗步骤】

1. 松解液配方　三七注射液 2ml、胎盘注射液 2~4ml、利多卡因注射液 3ml 备用。

2. 针具　选取鹰嘴水针刀或扁圆刃水针刀。

3. 针法　筋膜弹割分离法。

4. 体位　侧卧位。

5. 操作规程　按"一明二严三选择"的操作规程,令患者侧卧位,按三针法定位,皮肤常规消毒,戴无菌手套,铺无菌洞巾,具体操作如下:

a b 针:在第 6、7、8 肋骨外侧下方,取鹰嘴水针刀,沿肋骨外缘,左手按压筋膜结节,右手持针快速进针达肋骨下缘筋膜结节,行筋膜弹割分离法松解 3~6 针,回抽无血,注入松解液 2ml,快速出针,贴创可贴。

c 针:在髂嵴外部筋膜层,取扁圆刃水针刀,向髂嵴外侧,快速进针达筋膜结节,行筋膜弹割分离法松解分离腹外斜肌筋膜 3~6 针,回抽无血,注入松解液 2ml,快速出针,贴创可贴。

每周 2 次,2~3 次 1 个疗程(图下 3-17)。

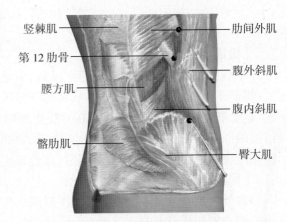

图下 3-17　腹外斜肌进针示意图

【手法治疗】

1. 患者坐于治疗床上,双腿伸直,让其努力向对侧屈曲腰部,并以一侧之手摸对侧之脚,反复数次。

2. 水针刀针法治疗后,让患者站立地上,双脚叉开,两臂平举,侧屈身,以右手摸左脚,以左手摸右脚,反复做数次。

3. 术后在 5~12 肋外侧反复弹拨松解。随后用双手掌部沿肋骨(即腹外斜肌走向)按摩 3~5 分钟,后再在髂嵴前部按摩。

【中药方剂】

以活血祛瘀,舒筋通络为治法,方选桃红四物汤加减:

当归 10g,红花 10g,桃仁 10g,丹参 30g,赤芍 15g,白芍 15g,郁金 12g,青皮 10g,丝瓜络 30g,甘草 6g,日一剂,水煎服。

【注意事项】

肋骨下缘进针切勿在肋骨间隙,以免穿破胸膜。

第十节　强直性脊柱炎

【概述】

强直性脊柱炎属中枢性风湿病范畴,多发于青壮年男性,又称为青春期脊柱炎,是血清阴性脊柱关节病的一种。该病是一种慢性顽固性疾病,起病缓慢,以脊柱病变为主,累及骶髂关节,引起脊柱强直和纤维化,造成不同程度的眼、肺、肌肉、骨骼病变,属自身免疫性疾病。在风湿病中发病率较高,致病因子常侵袭骶髂关节和脊柱的横突结节,各种韧带和肌肉组织使骨质硬化、韧带骨化、肌肉纤维化而致脊柱前屈挛缩。该病变往往由骶椎向腰椎、胸椎、颈椎发展,使各骨关节活动受限,功能障碍,脊柱强直而出现难以逆转的高度驼背。

【局部解剖】

脊柱是由七块颈椎骨、十二块胸椎骨、五块腰椎骨、一块骶骨、一块尾骨及二十三个椎间盘和韧带构成,椎体的后方是椎管。椎管由椎骨的椎孔串联一起形成,内有脊髓,相邻两椎弓根的上、下切迹组成椎间孔,脊神经由此通过。脊柱依靠椎间盘、椎间小关节、前后纵韧带、黄韧带、棘间和棘上韧带将各个椎骨连接在一起。前纵韧带位于椎体前缘,非常坚韧,能防止脊柱过度伸展,是屈曲型椎体压缩骨折应用过伸复位手法治疗的重要解剖结构依据。椎体后缘有后纵韧带,各横突间有横突间韧带,各棘突间有棘间韧带和棘上韧带,椎板间由黄韧带连接。这些韧带一旦受损或病变,椎骨稳定性就会受到损害,从而产生驼背畸形。

【病因病理】

1. 西医观点　强直性脊柱炎的病因目前尚未完全阐明,大多认为与遗传、感染、免疫环境因素等有关。90%强直性脊柱炎患者是有遗传因素的。

(1) 自身免疫因素:本病应用免疫抑制剂(如激素)有效($HLA-B_{27}$高达90%~96%)。

(2) 感染因素:泌尿生殖系感染是引起本病的重要因素之一,盆腔感染经淋巴途径播散至髂骶关节再到脊柱,还可扩散到大循环而产生全身症状及周围关节、肌腱和皮肤色素膜的病变。

(3) 内分泌失调或代谢障碍:由于类风湿关节炎多见于女性,而强直性脊柱炎多见于男性,故认为内分泌失调与本病有关。

(4) 家族遗传关系:据调查,一卵双胎都患此病者将近一半,有的双胎虽不生活在一处,但以后可相继发病,说明遗传基因对本病有肯定关系。

(5) 其他:年龄、体质、营养不良、维生素C、维生素D缺乏、气候、水土、潮湿和寒冷对诱发此病有肯定关系。

本病的炎性渗出和细胞浸润主要在滑膜,但增殖现象可同时发生在关节囊、韧带和骨皮质。初期,滑膜呈多灶性,纤维性炎症改变,中性粒细胞浸润,但病灶中央则以淋巴细胞和白细胞为主。病变沿韧带小血管扩展,骨沉积反应在纤维结缔组织内不经软骨发育阶段便生成。骶髂关节周围被新生骨壳包绕,关节软骨呈软骨内骨化,关节被外围组织骨桥固定而强直,病变由骶髂关节向上延及脊柱。脊柱病变主要发生在小关节囊和纤维环外层及邻近结缔组织,并可沿前、后韧带发展,使脊柱僵直。

2. 中医观点　强直性脊柱炎属于中医的"肾痹"、"痿痹"、"骨痹"范畴。病因以"肾虚督空"、"感受外邪"、"瘀血阻滞经络之督脉"为主。骨痹一名始见于《内经》,属于"五体痹"之一。《素问·气穴论篇》曰:"积寒留舍,荣卫不居,卷肉缩筋,肋肘不得伸,内为骨痹,外为不仁,命曰不足"。是由于寒湿外袭,湿热浸淫,跌打损伤,瘀血阻络,气血运行不畅,或先天禀赋不足,肾精亏虚,骨脉失养所致。

(1) 风寒邪外袭:由于久居湿冷之地,或冒雨涉水,劳汗当风,衣着寒冷,或气候剧变,冷热交错而致风寒之邪侵袭人体,注于经络,留于关节,气血痹阻而致本病。

(2) 湿热浸淫:岁气湿热行令,或长夏之际,湿热交蒸或寒湿蕴积日久,郁而化热,湿热之邪浸淫经脉,痹阻气血,筋骨失养而致本病。

(3) 瘀血阻络:跌仆挫伤,损及腰背,瘀血内停,阻滞经脉,气血运行不畅,筋骨失养而致。

(4) 肾精亏虚:肾主骨生髓,由于先天禀赋不足,肾精亏损,加之劳累太过,或久病体虚,年老体衰,房事不节以致肾精亏损,筋骨失养而发为本病。

【临床表现与诊断】

本病常见于青壮年男性,男比女为 14∶1,发病年龄多在 15 岁以后,高峰在 21~30 岁。

病变开始侵犯骶髂关节,膝关节、髋关节等亦有受累,病变向上蔓延,自腰椎、胸椎直到颈椎。起初患者感骶髂关节及下腰部酸痛发板,不能久坐,少数可有坐骨神经痛,日后腰背酸痛向上发展,脊柱僵硬,穿脱鞋困难。侵及胸椎时,可有肋间神经痛,有的因肋椎关节受累导致呼吸动度受限,当病变向上发展后,腰部酸痛减轻。

患者可有全身倦怠、乏力、低热、食欲缺乏、贫血多汗、呼吸急促、心搏较速等全身症状(图下 3-18)。

诊断要点

1. 发病年龄多在 15 岁以后,高峰在 21~30 岁。

2. 脊柱有明显的驼背畸形,可见腰生理前凸减小,腰部僵硬,伸屈活动受限。

3. 晚期可出现驼背畸形,脊背僵直,不能自由转身、转颈,呈僵直畸形。

4. 脊柱有酸重不适的既往史,或有膝、踝关节肿痛史。

5. 骶髂关节分离试验阳性。

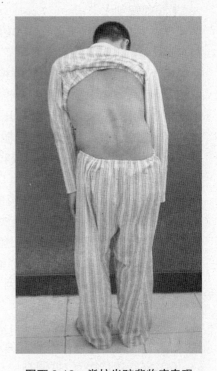

图下 3-18　脊柱炎驼背临床表现

6. X 线片　骶髂关节骨质硬化,边缘模糊不清。正位片:脊柱椎体竹节样改变,椎体间隙模糊不清,甚或椎间软组织钙化骨化;侧位片:棘上韧带钙化骨化,椎间隙前窄后宽,且较模糊。

7. 化验检查　90% 上以的患者血清 HLA-B_{27} 阳性,血红蛋白、红细胞减少。急性期红细胞沉降率加快,白细胞增加,类风湿因子(RF)阳性率不足 20%。关节穿刺:渗出液黄色,轻度或中度混浊。

中华内科杂志于 2001 年 9 月 21~22 日,制定了强直性脊柱炎诊断标准:

①腰或脊柱、腹股沟、臀部或下肢酸痛不适;或不对称性外周髋关节炎、尤其是下肢髋关节炎。症状持续≥6 周。②夜间痛或晨僵≥15 分钟。③活动后缓解。④足跟痛或其他肌腱附着点病。⑤虹膜睫状体炎现在症或既往史。⑥强直性脊柱炎家族史或 HLA-B_{27} 阳性。⑦非甾体抗炎药(NSAIDs)能迅速缓解症状。

影像学或病理学

①双侧 X 线：骶髂关节炎≥Ⅲ级。②双侧 CT：骶髂关节炎≥Ⅱ级。③CT：骶髂关节炎不足Ⅱ级者，可行 MRI 检查。如表现软骨破坏、关节旁水肿和(或)广泛脂肪沉积，尤其动态增强检查关节或关节旁增强强度 >20%，且增强斜率 >10%/ 分钟者。④骶髂关节病理学检查显示炎症者(图下 3-19)。

符合临床标准第 1 项及其他各项中之 3 项，以及影像学、病理学标准之任何一项者，可诊断为强直性脊柱炎。

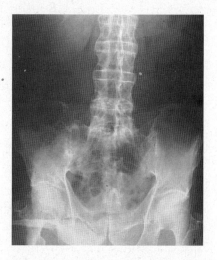

图下 3-19　强直性脊柱炎时脊柱和骶管"竹节样"改变

鉴别诊断

1. 脊柱结核　脊柱结核引起的驼背，有脊柱结核病史。X 线片示，脊椎边缘模糊不清，椎间隙变窄，前楔形变，椎体有缺损，在缺损处融合或钙化。

2. 老年性驼背　脊柱无任何既往病史，且年龄均在 50 岁以上老人，X 线片无竹节性改变。

3. 陈旧性脊柱骨折引起驼背　有脊柱外伤史，X 线片示患体楔形变，前窄后宽，后纵韧带、损伤椎体附近，均有大范围钙化影，常局限在 T_{12}、L_1 部位。

4. 类风湿关节炎　女性多见，通常先侵犯手足小关节，且呈双侧对称性，骶髂关节一般不受累，如侵犯脊柱，多只侵犯颈椎，且无椎旁韧带钙化，伴有类风湿皮下结节，血清 RF 常阳性，HLA-B_{27} 抗原常阴性。

【治则治法】

松解筋结，筋骨并重，活血消肿，化瘀止痛，软化韧带，改善症状，恢复功能。

【治疗步骤】

1. 松解液配方　伊痛舒注射液 2ml、骨肽注射液 2ml、利多卡因注射液 3ml 备用。

2. 针具　扁圆刃水针刀。

3. 针法　筋膜弹拨分离法、筋膜扇形分离法。

4. 体位　俯卧位。

5. 操作规程　按"一明二严三选择"的操作规程，结合 X 线片所示，让患者俯卧于治疗床上，按三针法定位，在脊柱背面三突及椎周软组织选取三针法治疗点，皮肤常规消毒，戴无菌手套，铺无菌洞巾，具体操作如下：

a 针：棘间点，在驼背的最高点棘间，选扁圆刃水针刀快速透过皮层，逐层切割松解棘上韧带、棘间韧带 3 针，横行水针刀再分离松解 3 针，回抽无血，注射松解液 2ml，快速出针，贴创可贴。

b 针：关节囊点，在棘突旁开 1.5cm 左右关节囊，选取 1~3 个节段，取 3~6 个治疗点，快速进针达筋膜层，逐层分离筋膜层和竖脊肌，回抽无血，注射松解液 2ml，快速出针，贴创可贴。

c 针：横突间点，在棘突间旁开 3cm，取扁圆刃水针刀，纵行进针达筋膜层，逐层松解分离，转动针锋，行筋膜旋转分离法，直至针下有切开松动感时，回抽无血，注射松解液 2~3ml，同时注射中浓度三氧 5~10ml，快速出针，贴创可贴(图下 3-20)。

同时松解胸腹部弓弦受力三针点,a针:剑突根部股直肌起点;b针:耻骨结节上缘;c针:腹直肌腱。选扁圆刃水针刀,斜行进针达筋膜层,用筋膜扇形分离法松解3~6针,注药1~2ml。

每周治疗2次,4~5周1个疗程。

对部分严重患者、背部肌纤维粘连广泛者,应用巨型筋骨针以撬剥分离法治疗。每周2次,4~5周1个疗程。

6. 牵引治疗　运用电动式腰椎牵引床,每天维持牵引3~10个小时,重量20~40kg,如此持续缓慢牵引至手术完毕。

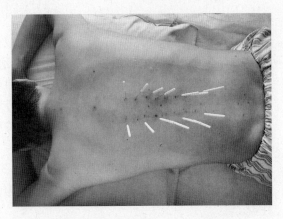

图下3-20　强直性脊柱炎入路图

患者在治疗过程中,在脊柱达到完全舒展延直前,要保持仰卧位,枕头要逐渐降低,至不用枕头,身下应铺海绵软垫,以防褥疮形成至术毕。

【手法治疗】

每次松解术后,进行手法按摩,常用按、揉、滚、扣、推、捏等手法。让患者俯卧于治疗床上,在脊柱两侧竖脊肌部位用拇指反复揉按,从上到下,上至颈椎,下至尾椎,反复按摩。然后,令患者仰卧,再反复提拿患者硬如弓弦的双侧腹直肌,20~40遍,如此按摩,每天2次至术毕。

术后要坚持功能锻炼,每日坚持做3次俯卧撑,每日30~50次。自我按摩、提拿腹直肌,每日3次,每次30~50次,直到出院后坚持做3~5个月。

自我练功:①做广播体操,每个动作尽力完成;②做脊柱后伸前屈运动,以达到最大幅度,早起后和睡觉前各做一次,每次50~100遍;③飞燕式锻炼,每日30~60个,逐渐增加锻炼次数。

【中药方剂】

以活血通络,化瘀止痛,强筋壮骨为治法,方选强筋壮骨汤加减:

当归10g,黄芪30g,桃仁10g,丹参30g,血竭6g,桑寄生15g,杜仲15g,制马钱子0.6g,威灵仙30g,伸筋草15g,龟甲30g,鳖甲30g,全虫10g,蜈蚣3条,僵虫10g,土鳖虫15g,牛骨髓100g,青皮10g,甘草6g,水煎服,日一剂,3个月为1个疗程。

【注意事项】

1. 术前中药热敷或蜡疗,术后中频治疗,每日1次,每次10~30分钟。

2. 在横突间隙松解时,不宜垂直进针,防止伤及内脏。

3. 在牵引治疗时,医者要提起患者踝部,减少下肢与牵引床摩擦。

第四章　腰骶部疾病

第一节　腰三横突综合征

【概述】

腰三横突综合征是腰腿痛病的常见病。由于急性扭伤或慢性劳损,导致附着在腰 3 横突周围的肌腱韧带、筋膜受损,局部散在出血,炎性渗出,机化粘连,形成肌筋膜结节,引起腰臀部疼痛症状。

【局部解剖】

腰 3 横突属于腰椎中最长的横突,在五节腰椎中起到重要的平衡作用。如果把胸 11、胸 12 及游离肋连同所有的腰椎及骶尾椎一起取出,其形状像一架飞机模型,腰 3 棘突正像飞机两侧的机翼。人体弯腰活动时,腰 3 横突则为主要的平衡中枢。

局部肌肉:由浅入深依次为浅中层筋膜、背阔肌、竖脊肌最长肌,其外侧为腰方肌,下为横突,其前方深层为腰大肌,浅、中层筋膜形成一竖脊肌鞘。胸腰筋膜中层附着于腰椎横突尖,脊神经后支 L_{1-3} 的外侧支也有在其横突尖部通过。

体表标志

肋弓下缘:平 L_2 棘突。

L_{2-3} 棘间:L_3 横突尖位于 L_{2-3} 棘间中点的水平线上,距正中线 4~4.5cm,这是一个具有参考价值的标志。当寻找 L_3 横突发生困难时可以此找到。

髂嵴:两侧髂嵴翼的最高点,两点连线通过 L_{4-5} 棘间或 L_4 棘突(图下 4-1)。

【病因病理】

1. 慢性劳损　第 3 腰椎在腰部前屈、后伸、左右旋转运动中起枢纽作用,由于其横突最长,故受杠杆力量最大,在其上附着的韧带、肌肉、筋膜承受拉力也大,因此损伤机会多,长期过度的劳损、摩擦,引起腰 3 横突尖端的肌腱筋膜充血水肿、炎性渗出、变性挛缩而引起临床症状。

2. 外伤撞击伤　当人体负重或搬抬重物时,如姿势不当或突然扭转,就会使附着在横突末端的软组织产生损伤,造成撕裂、出血、水

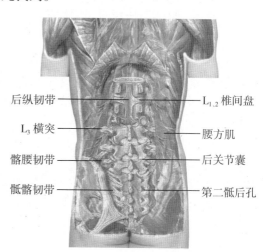

后纵韧带 —— —— $L_{1,2}$ 椎间盘

L_3 横突 —— —— 腰方肌

髂腰韧带 —— —— 后关节囊

骶髂韧带 —— —— 第二骶后孔

图下 4-1　腰骶椎解剖图

肿、肌肉痉挛。形成粘连、结节,腰背活动受限,造成腰部疼痛。因为粘连发生在横突尖部,所以当粘连形成后痛点即固定在第 3 腰椎横突处,产生功能活动障碍。

3. 寒冷因素 中医学认为本病是肾虚和风寒所致,常用补肾祛风散寒、疏通经络治疗。

【临床表现与诊断】

1. 既往有腰部外伤史或劳损史,多见于长期弯腰负重的青壮年。

2. 常见单侧腰臀部酸痛或钝痛,疼痛甚者可放射到大腿的后外侧,一般不会超过膝部。

3. 患者不能久坐或久站、弯腰,腰部活动受限,劳累后疼痛加重,休息后症状可明显减轻。

4. 动静触诊 在腰 3 横突尖部单侧或双侧触及阳性压痛点,伴有筋膜结节及条索状物,弹拨试验呈阳性伴弹响声。

5. 屈躯试验阳性。

6. X 线 大部分阴性,部分横突尖端伴有软组织钙化灶。

鉴别诊断

与腰椎间盘突出症鉴别:腰三横突综合征,横突尖压痛,伴有反射性坐骨神经痛,CT、X线片呈阴性;腰椎间盘突出症,腰椎间压痛,伴有放射性坐骨神经痛,直腿抬高试验为阳性,CT 检查可见脱出物的大小、位置。

【治则治法】

松解筋结,活血消肿,化瘀止痛。

【治疗步骤】

1. 松解液配方 独活寄生注射液 2ml、维生素 B_{12} 注射液 1000μg、利多卡因注射液 3ml 备用。

2. 针具 扁圆刃水针刀。

3. 针法 筋膜扇形分离法。

4. 体位 俯卧位。

5. 操作规程 按"一明二严三选择"操作规程,结合 X 线片所示,令患者俯卧于治疗床上,按三针法定位,用指节定位法在竖脊肌外缘髂嵴最高点,四指屈曲,中指指背所抵压的骨突即是腰 3 横突尖,皮肤常规消毒,戴无菌手套,铺无菌洞巾具体操作如下:

L_{2-3} 棘突间水平线旁开 3.5cm 左右,为 L_3 横突压痛处,此处为治疗点:快速透皮,向外下方进针达筋膜层,逐层分离筋膜结节,部分结节可达 L_3 横突,应用筋膜扇形分离法,向外下方逐层松解筋膜结节 3~6 针,针下有松动感,回抽无回血,注射松解液 2ml,快速出针,贴创可贴,每周 2 次,2~3 次 1 个疗程(图下 4-2)。

对于病程长、粘连范围广者,在水针刀微创疗法松解、注射松解液后,注入中浓度三氧 10~15ml,以增加气体松解作用,改善病灶区的缺氧状态,减少软组织粘连。一般一次即可治愈,如不愈可隔 3 天后重复施术一次。

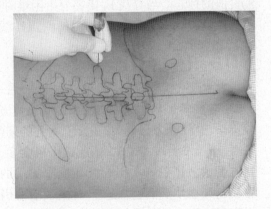

图下 4-2 腰三横突综合征入路图

【手法治疗】

1. 水针刀微创技术治疗后,令患者俯卧在治疗床上,医者先用滚法在患侧横突部位使肌肉放松,然后用双手拇指按压在患侧横突尖端部位,反复弹拨松解。

2. 术后患者站于治疗床上,双手前伸,屈背屈髋,双手伸向足端摸脚,做屈体运动 10 次,使病变横突尖得到彻底松解。

3. 患者站于墙边,足跟和腿都紧靠墙壁,让患者低头,脊柱做前屈动作,伸双手向地面,当屈曲达最大限度后,医生在背部用力下压(用力适当),反复操作 2~3 次,一般患者均可以手指或手掌触地。手法治疗,每日 1 次,5~7 次 1 个疗程。

【中药方剂】

以活血祛瘀,舒筋止痛为治法,方选桃红四物汤加减:

当归 10g,桃仁 10g,丹参 30g,制乳香 10,制没药 10g,山药 30g,桑寄生 15g,杜仲 10g,怀牛膝 15g,伸筋草 30g,透骨草 60g,五加皮 30g,丝瓜络 30g,甘草 6g,日一剂,水煎服。

【注意事项】

1. 术前中药热敷或蜡疗,术后中频治疗,每日 1 次,每次 10~30 分钟。

2. 松解腰 3 横突时,水针刀松解病变结节后,针下柔软即可出针,不必达横突尖端。

3. 若横突端有硬化结节,松解时要严格掌握深度,防止刺伤内脏。

第二节　腰椎间盘突出症

【概述】

腰椎间盘突出症,又名腰椎间盘纤维环破裂症。本病的发生是由于腰椎间盘发生退变或外力损伤等因素,使纤维环部分破裂,髓核从纤维环的缺损处向外膨出,压迫脊神经根或马尾神经,引起以腰痛及一系列神经根症状为特点的病症,属中医学的"腰腿痛"等范畴。

随着时代的发展、工作节奏的加快,本病近几年呈上升趋势,其发病率约占就诊腰腿疼患者的 20% 左右,男性多于女性,约 80% 发生于青壮年男性,男女之比约为 9:1。

水针刀法治疗腰椎间盘突出症,不仅可以在椎间孔外口及后关节囊部位分离松解,而且可以在侧隐窝部位分离松解;不仅对急性疼痛期,而且可以在慢性期对神经根周围的软组织结节进行水针刀分离,解除神经根的压迫症状。

【局部解剖】

椎间盘是连接椎体的重要装置,由两部分构成,即纤维环和髓核。上下面借软骨板与椎体相连。椎间盘的结构决定了它有以下几种特殊功能:

1. 保持脊柱的高度。

2. 连接椎间盘上下两椎体。

3. 使椎体表面承受压力。

4. 减缓冲力的冲击。由于纤维环、髓核是弹性结构,所以能减轻脊柱所受外力的冲击,吸收震荡。

5. 保持椎间孔大小。正常情况下,椎间孔的大小是神经根直径的 3~10 倍。

6. 维持侧方关节突距离和高度。

7. 保持脊柱的生理曲度(图下 4-3)。

【病因病理】

由于椎间盘是联系两椎体的保护装置,椎间盘主要由纤维环和髓核,借两椎体之间的软骨板构成。纤维环以髓核为中心,一层层由内到外包裹髓核并紧密附着在椎体软骨板上,从

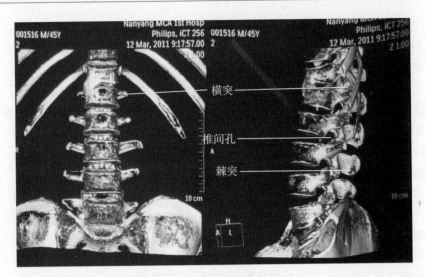

图下 4-3　腰椎三维重建标本

而形成一个包裹着髓核的密封软骨盆,在一定程度上,决定着髓核的形态。髓核被装在此软骨盆内,上下略高于纤维环,呈凸透镜形状,犹如轴承中的滚珠一样,承担着脊柱垂直压力的 75%。由于髓核的胶冻状态及受压后变形,它会给纤维环一个水平方向的侧压力(图下 4-4)。

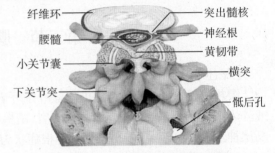

图下 4-4　腰椎及椎间盘横断解剖图

1. 内因　退行性病变,椎间盘是人体退变最早的单位。当人体 20 岁以后发育一旦停止就走向自然衰退。椎间盘退变是三位一体的。

(1)髓核退变→脱水→椎间隙变小→椎间孔变小→神经根受压→临床症状。

(2)软骨板退变→渗透性增加→脱水→间盘变薄→间隙变小→间孔变小→神经根受压→临床症状。

(3)纤维环退变→韧性下降→变脆→受外力作用→

易破裂→髓核脱出 $\begin{cases} 无菌性炎症反应→刺激神经根→疼痛 \\ 压迫神经根→临床症状 \end{cases}$

椎间盘的纤维环由多层走向不同的纤维组织构成,前方坚韧厚实,但后方正中与后纵韧带相贴,尚增加坚固性,后外侧薄弱,当椎间盘退变后,受到外力超负荷的挤压,使纤维环破裂,致使髓核在缺损处流入相应神经根管出口处,发生挤压和粘连,使神经根受到炎性物质刺激,从而出现临床症状。

腰部过度前屈侧屈、负重或扭伤→腰椎间盘承受超负荷挤压牵拉→纤维环破裂→胶原物髓核突出→椎周三突间无菌炎症反应→软组织粘连→刺激压迫脊神经→腰腿痛综合征。腰椎间盘突出症根据病理分型可分为突出型、脱出型、膨出型与移出型(图下 4-5)。

2. 外因　主要是急慢性损伤后,尤其是急性剪折型损伤。当腰椎急性损伤后,导致椎轴发生动力学改变,椎间隙椎体的三突间稳定结构发生动静态失衡。这是引起临床症状的主要病因。

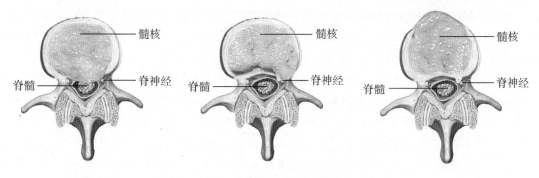

图下 4-5　椎间盘髓核突出、脱出与膨出示意图

（1）早、中期的腰腿痛症状是由于椎周及三突间的无菌性炎症反应刺激了脊神经及相关的痛觉神经所致。

（2）晚期是由于三突间失稳后，椎周软组织形成的无菌结节与脱出物所造成神经根部的压迫综合征。

一般来说，单纯的神经根压迫很难引起腰腿痛症状。腰椎间盘引起疼痛症状的主导因素是无菌性炎症反应。而融盘术与水针刀疗法相结合，能够针对性地消除局部无菌性炎症，解决腰腿痛的病因所在（图下 4-6）。

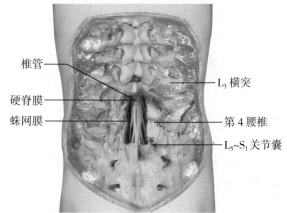

图下 4-6　下腰部神经根与椎间盘的关系

【临床表现与诊断】

1. 常有腰部外伤史或损伤史，好发于 30 岁左右青壮年男性，男女之比 9∶1。

2. 职业　以长期弯腰持重者多见，占所有病例 90% 以上，如建筑工、搬运工、举重运动员、司机等。

3. 疼痛的发作　腰背痛伴下肢痛，而且病史长短不一，反复发作，时轻时重，下腰部疼痛伴患侧下肢的坐骨神经痛，呈阵发性加剧。

4. 长时间疼痛不减轻或是进行性加重的患者则应考虑其他疾病，特别是腰椎骨肿瘤。

5. 疼痛次序　先腰痛后腿痛，腿痛重于腰痛。腿痛在临床上可见两种，一种是坐位时疼痛加重，站立和行走一段时间后可缓解，而卧床后加重；另一种是坐卧时疼痛减轻，而站力或行走加重，主要发生在椎间隙变窄，并发存在椎管狭窄的患者。

6. 疼痛的规律　大多数患者的疼痛有规律性，活动时疼痛加重，静止时减轻；翻身、站立时加重，卧床减轻；下午比上午重，白天比夜晚重；咳嗽及大小便、腹内压增加时疼痛加重。

7. 疼痛部位　单侧突出的下肢，单侧疼痛多于双侧疼痛，中央型突出的多引起双下肢疼痛。

8. 定位诊断　当 L_{1-3} 椎间盘突出时腰背痛伴有腹部疼痛，向腹股沟放射痛。当 L_{3-4} 椎间盘突出时，腰背痛伴有下腹部疼痛，向大腿内收肌区放射。当 L_{4-5} 椎间盘突出时，腰骶部疼痛伴有臀大肌区、大腿后腘绳肌区疼痛，小腿后内侧小腿三头肌区足底部、蹞趾部疼痛麻木。

9. 腰痛和一侧下肢放射痛是该病的主要症状。腰痛常发生于腿痛之前,也可两者同时发生;大多有外伤史,也可无明确诱因。如为 L_{3-4} 椎间隙突出,因 L_4 神经根受压迫,产生向大腿前侧的放射痛,咳嗽、喷嚏和排便都可加重腰痛和放射痛。

10. 腰部外形及活动度 病变处局部有棘突痛(棘突偏歪向痛侧)、叩击痛,多数表现为平腰或伴侧弯,以减轻突出的椎间盘髓核对神经根的压力或张力,故腰椎活动时多以某一方向受限为主。如腰椎各个方向活动受限及疼痛者,则应考虑急性腰扭伤、腰椎结核、强直性脊柱炎、肿瘤等;如站立位腰前凸增加、腰椎有阶梯样凹陷畸形者,为峡部裂并滑脱。

11. 间歇性跛行 由于站立或行走时间过久,躯体压迫致使椎间孔变小、神经根受压,从而出现疼痛、跛行,但休息后减轻。腰椎平坦,侧突改变,骶棘肌痉挛,腰部有选择性运动障碍和跛行。患侧下肢可出现腱反射减弱或消失,皮肤知觉减退和肌力减弱等改变。病程长者可出现患肢失用性肌肉萎缩。

12. 时间长者可引起臀部、下肢肌肉萎缩及肌力减弱,皮肤感觉及腱反射异常。

13. 对同时出现双下肢坐骨神经痛伴二便失禁,马鞍区麻木的患者,首先要考虑中央型巨大椎间盘突出症的可能性。本型属于开放性手术治疗范围。

定位诊断

1. L_{1-3} 椎间盘突出,患者表现为腰背痛,伴腹部疼痛,向腹股沟区放射,多见于外伤引起。

2. L_{3-4} 椎间盘突出,患者表现为腰背痛,并伴下腹部疼痛,并向大腿前内侧内收肌群放射,大部分由退行性病变引起。

3. L_{4-5} 椎间盘突出,患者表现为腰骶部疼痛伴臀部、大腿后,向小腿前外侧,包括足背部、趾部放射痛,多见于急性扭伤。

4. $L_5\sim S_1$ 椎间盘突出,患者表现为腰骶部疼痛,并伴髋部疼痛,大腿外侧、小腿后外侧、外三足趾部放射痛,多见于急性扭伤。

鉴别诊断

1. 腰椎后关节紊乱 相邻椎体的上下关节突构成腰椎后关节,为滑膜关节,有神经分布。当后关节上、下关节突的关系不正常时,急性期可因滑膜嵌顿产生疼痛,慢性病例可产生后关节创伤性关节炎,出现腰痛。此种疼痛多发生于棘突旁1.5cm处,可向同侧臀部或大腿后放射,易与腰椎间盘突出症相混。该病的放射痛一般不超过膝关节,且不伴有感觉、肌力减退及反射消失等神经根受损之体征。

2. 腰椎管狭窄症 间歇性跛行是最突出的症状,患者自诉步行一段距离后,下肢酸困、麻木、无力,必须蹲下休息后方能继续行走。骑自行车可无症状。患者主诉多而体征少,也是重要特点。少数患者有根性神经损伤的表现。严重的中央型狭窄可出现大小便失禁,脊髓碘油造影和CT扫描等特殊检查可进一步确诊。

3. 腰椎结核 早期局限性腰椎结核可刺激邻近的神经根,造成腰痛及下肢放射痛。腰椎结核有结核病的全身反应,腰痛较剧,X线片上可见椎体或椎弓根的破坏。CT扫描对X线片不能显示的椎体早期局限性结核病灶有独特作用。

4. 椎体转移瘤 疼痛剧烈,夜间加重,患者体质衰弱,可查到原发肿瘤。X线平片可见椎体溶骨性破坏。

5. 脊膜瘤及马尾神经瘤 为慢性进行性疾患,无间歇好转或自愈现象,常有大小便失禁。脑脊液蛋白增高,奎氏试验显示梗阻。脊髓造影检查可明确诊断。

中医分型

1. 气滞血瘀　患者一般可有明显外伤史。伤后即感腰部不能活动,疼痛难忍,脊柱侧弯。腰4~5或腰5骶1一侧有明显压痛点,并向下肢放射,咳嗽加重;后期可见下肢疼痛麻木,甚至肌肉萎缩,直腿抬高试验阳性。舌质紫黯,脉涩弦数。此为受伤后,气血瘀阻经络,气血运行不畅,不通则痛。

2. 风寒湿　无明显外伤史,病因不明显,逐渐感到腰部伴下肢重着疼痛,转侧不利。渐渐加重,脊柱侧弯,亦有椎旁压痛及放射痛。遇天气变化时,疼痛加重。苔白腻脉沉缓。此属风寒湿之邪所致。

3. 肾虚　患者素体禀赋不足或长期患有慢性病,以致肾脏精血亏损,无以滋养经脉,出现腰腿疼痛,酸重无力,缠绵数年,时轻时重。属肾阳虚者,伴有畏寒肢冷,面色苍白,尿后余沥甚则不禁,气喘;属肾阴虚者,多有头晕目眩,耳鸣耳聋,面部潮红,口干咽燥,五心烦热等。

影像诊断

1. X线片

(1) 正位片显示:①棘突偏歪不在一条线上;②椎间隙左右不等宽,相对缘硬化和唇样增生;③部分可出现侧弯曲。

(2) 侧位片显示:①腰椎生理曲度变直、消失或反曲;②腰椎间隙变窄、前后等宽甚至前窄后宽;③着重观察间盘突出的位置、大小、有无钙化,侧隐窝饱满、神经根变粗或淹没等。其诊断腰椎间盘突出症的准确性为70%,主要表现为Schmorl结节等。

(3) 斜位片显示:椎间孔变小,排除椎弓根的病变,其余无特异诊断价值。

2. CT片　显示腰椎间盘突出症的直接影像。

(1) 腰椎间盘向后或侧方突出,个别的可突出椎间孔或椎间孔外口。

(2) 侧隐窝饱满,神经根淹没或神经根受突出间盘的压迫刺激,水肿变粗。

(3) 硬膜囊前间隙消失,硬膜囊受压变形。

(4) 突出的椎间盘内可出现点状或块状高密度影,乃椎间盘钙化的表现(图下4-7)。

3. MRI　在遇到临床表现与CT征象矛盾时可行MRI检查。MRI可在矢状位或冠状位反映多个腰椎及椎间盘的影像特点,对确诊间盘突出或排除其他病变如肿瘤、结核等很有价值,准确性可达90%以上(图下4-8)。

特殊检查

1. 直腿抬高试验阳性　患者仰卧,患肢膝关节伸直,抬高时(正常主动直腿抬高可达80°~90°)不能达到正常角度,有阻力,感到疼痛沿坐骨神经放射者,为阳性。1965年Goddard和Reid在椎板切除术中,观察直腿抬高时,发现腰4神经根可移动1.5mm,腰5神经可移动3mm,骶1神经根可移动4mm(图下4-9)。

2. 直腿抬高加强试验阳性　患者仰卧,患肢膝关节伸直时,渐渐抬高,出现坐骨神经痛时,再将患肢降低至放射痛消失。此时,将患肢脚掌突然背屈,再次引发坐骨神经放射痛者为阳性。

3. 屈颈试验阳性　患者取坐位或半坐位,双下肢伸直,使坐骨神经处在一定的拉紧状态。令患者向前屈颈时,引起患侧下肢放射痛者为阳性。这是因为屈颈时,从上方牵拉了硬脊膜和脊髓,刺激受累神经根所致。椎管狭窄者多表现为阳性。

4. 仰卧挺腹试验阳性　患者仰卧位,抬臀挺腹使臀部离开床面时,患侧下肢出现放射性疼痛为阳性。若挺腹时,无坐骨神经放射痛,可令患者咳嗽或医生用手压迫患者的腹部,

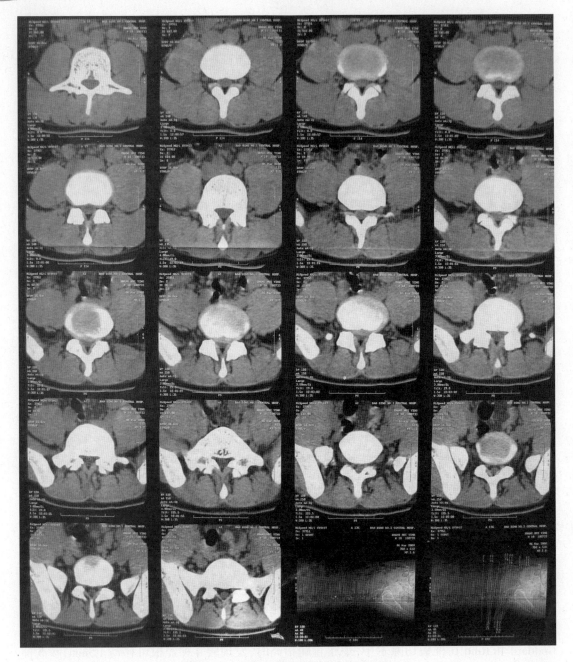

图下 4-7 腰椎间盘突出症 CT 片显示图

若出现腿部放射痛,也为阳性(图下 4-10)。

【治则治法】

松解筋结,活血消肿,化瘀止痛,局部制动,恢复功能。

【治疗步骤】

1. 松解液配方 三七注射液 2ml、康宁克通注射液 5mg、维生素 B_{12} 注射液 1000μg、利多卡因注射液 3ml 备用。

2. 针具 扁圆刃水针刀或勺状巨型筋骨针。

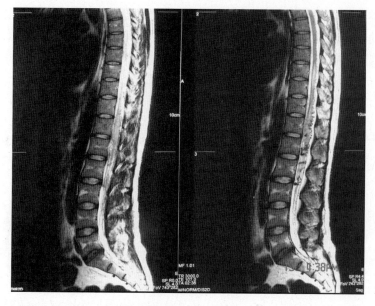

图下 4-8　MRI 显示图

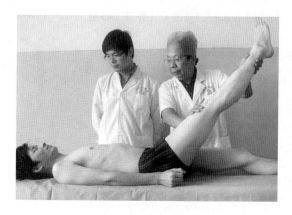

图下 4-9　直腿抬高试验

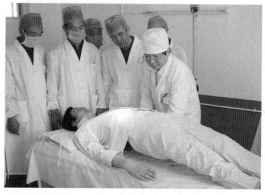

图下 4-10　仰卧挺腹试验

3. 针法　八字分离法、旋转分离法。

4. 体位　俯卧位。

5. 操作规程　按"一明二严三选择"操作规程,结合 X 线片或 CT 所示,首先令患者俯卧位,按三针法定位,在病变腰椎周围,选取三个进针点,皮肤常规消毒,戴无菌手套,铺无菌洞巾,具体操作如下:

a 针:椎间孔内口,位于棘突间旁开 1cm 左右,选用扁圆刃水针刀,快速纵行垂直进针,透过筋膜层及黄韧带,旋转分离 3~6 针,粘连重者与神经根平行,可采用"八"字切割 3 针,回抽无血无液,注入松解液 3ml,再次回抽检测后,可缓慢注射高浓度三氧 2~6ml,快速出针,贴创可贴(图下 4-11);

b 针:关节囊处压痛点,快速纵行垂直进针,逐层切开达关节囊松解 3~6 针,回抽无血,注入松解液 3ml,快速出针,贴创可贴;

c 针:椎间外口,位于棘突间旁开 3.5cm 左右,采用"八"字入路法,与脊柱夹角为 60°,快速无痛进针,逐层松解筋膜结节及横突间韧带,达椎间孔外口后,水针刀采用旋转分离法分离3~6针,回抽无血,注射松解液5~6ml,注射中浓度三氧10~20ml。如果突出物过大并发椎管狭窄者,可选用勺状椎间孔筋骨针,按筋膜旋转撬拨法松解椎间外口3~6针,快速出针,贴创可贴。

每周2次,3~5次1个疗程(图下4-12)。

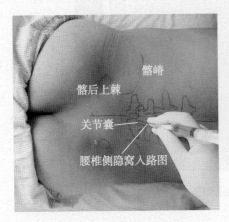
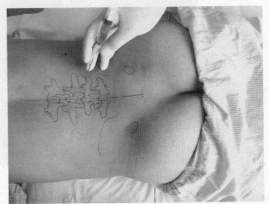

图下4-11　腰椎间孔内口入路图　　　图下4-12　腰椎间孔外口入路图

同时可配合水针刀三氧微创融盘术治疗,然后在下肢腘绳肌筋膜间室及小腿三头肌筋膜间室反射点用筋膜弹拨法治疗。急性期可采用放血治疗,少量放血可改善血液循环,促进新陈代谢作用。

【中药方剂】

以舒筋通络,强腰健骨,消肿止痛为治法,方选强腰消肿止痛汤加减:

当归10g、赤芍10g、三七10g、血竭6g、丹参30g、鸡血藤30g、川断15g、桑寄生15g、怀牛膝30g、姜黄10g、云苓15g、薏苡仁30g、伸筋草15g、甘草6g,水煎服,日一剂。病程较久者加黄芪30g、茯苓15g、白术12g,疼痛较甚者加制乳香10g、制没药10g、元胡15g,遇天气加重者加羌活10g、独活10g、寻骨风20g。

【注意事项】

1. 术前中药热敷或蜡疗,术后中频治疗,每日1次,每次10~30分钟。

2. 急性期全身制动,卧平板床休息3~5周。

3. 腰部制动,腰围固定5~7周,3个月内禁止弯腰负重、骑单车。

4. 无论休息或运动,要求肩臀水平位和腰臀水平位。

5. 脊椎平衡运动,加强腰背肌锻炼和腰椎稳定性,每天倒走,每次30分钟,每天2次。

6. 牵引　①平卧疼痛者不牵引;②中央型突出者不宜牵引;③牵引时间以15~30分钟,重量15~30千克为宜;④一般采取俯卧位牵引。

7. 推拿手法　以松法为主,可使用呼吸按压抖动还纳术。手法治疗前配合中药热敷30~40分钟。

8. 口服非甾体类抗炎药物。

9. 保持良好的生活习惯,防止腰腿受凉,防止过度劳累,避寒保暖。

10. 饮食均衡,蛋白质、维生素含量宜高,脂肪、胆固醇宜低,防止肥胖,戒烟控酒。

第三节　腰椎术后综合征

【概述】

由于腰椎手术时损伤了局部肌肉、肌腱、韧带,切除了棘突、椎板及小关节突等组织,破坏了脊柱正常结构的完整性,影响了脊柱的力学关系,脊柱处于一种失稳状态,或术后长期腰部固定,影响腰部正常生理功能,从而出现腰、背、臀部疼痛,有时可出现下肢放射性麻木、疼痛,可出现腰部及下肢功能障碍等一系列综合征。

【局部解剖】

1. 腰椎及其韧带　腰椎骨共有 5 个,大而厚,每个椎骨都由椎体、椎弓及椎弓上的上、下关节突,横突和棘突组成。椎体后缘与椎弓围成椎孔,椎骨连接起来,椎孔形成椎管,脊髓由椎管通过。腰椎主要韧带有前纵韧带、后纵韧带、黄韧带、棘间韧带、棘上韧带,以保持腰椎的稳定性(图下 4-13)。

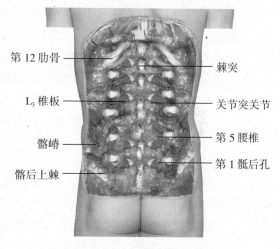

图下 4-13　腰椎后方解剖图

（图中标注：第12肋骨、L_3椎板、髂嵴、髂后上棘、棘突、关节突关节、第5腰椎、第1骶后孔）

2. 腰部主要肌肉、肌腱、筋膜　腰背部的浅层肌有背阔肌、下后锯肌;中层有骶棘肌、横突棘肌,腰椎活动主要依靠肌肉的功能来实现。前屈动作由腹肌先收缩,背伸肌控制其活动。过屈时,后背肌则松弛。腰背伸主要由腰背中层肌的收缩实现,过伸时,由腹肌收缩协助维持位置及防止过伸,侧屈时腹壁肌、腰方肌、臀中肌收缩。腰椎转动,主要由腹内斜肌、腹外斜肌收缩。臀肌与腘绳肌在腰椎运动时,也起一定的作用。

棘突间肌:位于棘间韧带两侧,相邻两个椎体棘突之间,可后伸腰椎。

骶棘肌:起于骶骨背面,腰椎棘突、髂嵴后部和胸腰筋膜,沿脊柱两侧上行,分三个部分,最内侧的是棘肌,中间部分是最长肌,最外侧一列是髂肋肌。骶棘肌在腰部比较发达,主要作用是伸脊柱,腰部受损伤时该肌痉挛起保护作用。

横突间肌:位于相邻两横突间,分内、外两束。内侧肌束起于上位横突副突,向下止于下位上关节突乳突;外侧肌束起止于相邻两横突外侧,内外束之间有脊神经后支穿出。一侧收缩使腰椎侧屈。

腰方肌:呈长方形,起于髂腰韧带、髂嵴后部内缘,斜向上内止于第十二肋内侧半之下缘,脊柱两侧对称分布,一侧收缩使脊柱侧屈。

腰回旋肌:较发达,起于横突根部和关节突,向上跨越 1~2 个椎板后,止于棘根部和部分椎板。

腰多裂肌:起于骶骨背面、腰椎横突,向上跨越 2~4 个椎骨后,止于腰椎或胸椎棘突。腰多裂肌和腰回旋肌单侧收缩使腰椎旋转。

3. 神经根管　也叫神经根通道,是指神经根自离开硬膜囊至穿出椎间孔的一段周围毗邻结构,实际上包括了侧隐窝和椎间孔两部分。由于神经根在椎管内,自上而下越来越长,所以神经根管的长度自上而下逐渐增长,神经根在通过椎间孔时紧靠上位椎弓根,高于同位序数的椎间盘。因此,突出的椎间盘不易压迫同位序数的神经根,而易压迫到下1~2位序数的神经根。

【病因病理】

本病是因为腰椎手术时切除了椎板、棘突、小关节突等或者手术时损伤了局部的软组织以及术后瘢痕组织形成,破坏了脊柱正常结构的完整性及脊柱的稳定性,出现腰椎力学的改变,当人体受到动态或者静态的损伤时,出现局部肌肉、肌腱、韧带等软组织受损,或者神经、血管受压迫,从而出现腰背痛,同时可向下肢放射性疼痛。

【临床表现与诊断】

1. 患者有腰部手术或腰部外伤史。

2. 腰背部僵硬、疼痛,弯腰活动受限,疼痛加重,部分瘢痕粘连过重,脊柱的背伸、侧弯活动困难。

3. 一部分患者脊柱侧方的瘢痕过深可累及坐骨神经出现下肢疼痛。

4. 部分可伴有腰骶部疼痛,出现男性阳痿、性欲低下,女性痛经、闭经、不育症等生殖系统病变。

5. 动静触诊 棘间、后关节囊及腰臀部有明显压痛。

6. 直腿抬高试验阳性。

【治则治法】

松解瘢痕,筋骨并重,活血消肿,化瘀止痛。

【治疗步骤】

1. 松解液配方 三七注射液2~4ml、胎盘注射液2~4ml、利多卡因注射液3ml备用。

2. 针具 选取扁圆刃水针刀或扁圆刃巨型筋骨针。

3. 针法 "八"字分离法、筋膜扇形分离法或骨膜扇形分离法。

4. 体位 俯卧位。

5. 操作规程 按"一明二严三选择"的操作规程,令患者俯卧位,腹下垫一薄枕,按三针法定位,在原手术瘢痕处选取微创治疗点,皮肤常规消毒,戴无菌手套,铺无菌洞巾,具体操作如下:

a针:在棘突两侧方及上下缘定点,选取扁圆刃水针刀或筋骨针快速纵行进针,应用筋膜弹拨分离法逐层松解筋膜结节9~12针,在棘突侧方采用扇形松解3~6针,回抽无血,注入松解液1~2ml,快速出针,贴创可贴。

b针:在患节后关节囊外缘定点,选取扁圆刃水针刀或筋骨针快速纵行进针,逐层松解筋膜结节,达关节囊内外缘,采用骨膜扇形分离法分离3针,回抽无血,注入松解液1~2ml,快速出针,贴创可贴。

c针:在横突间肌、横突间韧带附着点及椎间孔外口定点,选取扁圆刃水针刀或筋骨针,在横突间肌、横突间韧带附着点采用快速纵行进针,采用骨膜扇形分离法分离3~6针,在椎间孔外口部位采用"八"字

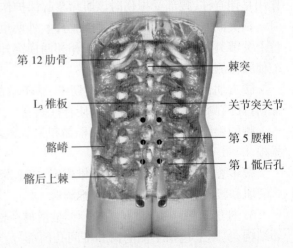

图下4-14 腰椎术后综合征进针示意图

进针法,逐层松解分离 3~6 针,回抽无血,注入松解液 2~3ml,快速出针。用火罐放局部瘀血后,注射中度三氧 10ml 左右,贴创可贴。

每周 2 次,3~5 次 1 个疗程(图下 4-14)。

【中药方剂】

以活血祛瘀,消肿散结,舒筋止痛为治法,方选桃红四物汤加减:

当归 10g,红花 10g,桃仁 10g,丹参 30g,三七 10g,血竭 6g,赤芍 15g,寄生 10g,川断 10g,牛膝 15g,云苓 15g,丝瓜络 30g,甘草 6g,日一剂,水煎服。

【注意事项】

1. 术前中药热敷或蜡疗,术后中频治疗,每日 1 次,每次 10~30 分钟。

2. 在棘突间治疗时,进针不宜过深,以免损伤脊髓。

3. 在椎间孔外口治疗时,必须采用旋转分离法,以免损伤局部神经血管。

第四节 坐骨神经痛

【概述】

坐骨神经痛是指坐骨神经通路受到炎性刺激或软组织结节压迫引起的疼痛,可分为原发性和继发性两种。原发性者多由感染、寒冷等诱因引起;继发性者主要与相邻组织病变,腰椎间盘突出物、梨状肌压迫等因素有关。

同时在治疗学方面,按坐骨神经行程可分为三种类型:

1. 根性坐骨神经痛　主要是指坐骨神经根离开硬膜囊,到穿出椎间孔外口这段距离而出现的疼痛。

2. 丛性坐骨神经痛　是指坐骨神经离开椎间孔以后,到穿出坐骨大孔之间所发生的疼痛。此段神经主要由 L_{4-5} 神经前支、S_1 及 S_2 脊神经前支一部分构成。

3. 干性坐骨神经痛　主要是指坐骨神经穿出坐骨大孔,到膝关节后菱形窝中段,分为胫后神经和腓总神经分叉处所发生的疼痛。

本节所叙述的坐骨神经痛主要是指丛性坐骨神经痛和干性坐骨神经痛。

【局部解剖】

髂后上棘与坐骨结节连线的中上 1/3 交点,坐骨结节与股骨大转子连线的中点,股骨两髁之间的中点,此三点连线即为坐骨神经在臀部区和股后区行经的体表定位。坐骨神经是全身最大的神经,由 L_{4-5} 和 S_{1-3} 组成,经梨状肌下孔出骨盆,在臀大肌深面,股方肌浅面,经坐骨结节与股骨大转子之间至大腿后面,在股二头肌深面下行至腘窝。髂后上棘与尾骨尖连线中点,然后再与大转子连线中点,为坐骨神经干出口处(图下 4-15)。

【病因病理】

坐骨神经痛可分为原发性和继发性。原发性多见于坐骨神经的间质性神经炎。继发性常见于坐骨神经干损伤和间接的坐骨神经受挤压(如椎间盘突出、黄韧带肥厚、骨性椎管或神经根管狭窄等)。

引起根性坐骨神经痛的病因常见于腰椎间盘突出症、侧隐

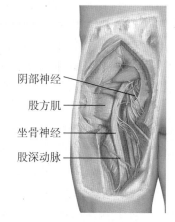

阴部神经
股方肌
坐骨神经
股深动脉

图下 4-15　坐骨神经解剖图

窝狭窄症、黄韧带肥厚症、椎间孔炎性脂肪卡压症、椎间孔纤维隔挛缩症、椎间小关节错位症等。

引起丛性坐骨神经痛的病因主要见于盆腔的炎症、产后盆腔综合征、骶髂筋膜挛缩症等。

引起干性坐骨神经痛的主要因素有梨状肌综合征、坐骨结节滑囊炎、大腿后筋膜挛缩症、腘窝上段的囊肿等。

【临床表现与诊断】

1. 常见于中老年,无明显外伤史,个别患者受寒后发病。

2. 疼痛往往自腰部开始,向下蔓延,可以突发,也可渐发,可以持续,也可间断。臀部局部压痛(即环跳穴)明显,可沿坐骨神经走向放射至足部。多数患者的疼痛一般不超过膝关节,少数患者疼痛可放射到小腿外侧和足部,坐时患侧臀部不敢坐椅,站立时身体向健侧倾斜。不难与一般的腰背痛或引起下肢疼痛的其他疾病相鉴别。根据疼痛的部位和传导方向,有加剧疼痛的因素,减痛姿势,压痛点及牵引痛,跟腱反射改变等。

3. 三指动静触诊 丛性坐骨神经痛有骶髂筋膜区软组织结节、骶髂关节半错位,坐骨神经出口处梨状肌压痛,坐骨结节肿大压痛,腘绳肌群筋膜增厚、紧张压痛,或腘窝上方囊性结节。

4. 直腿抬高试验和加强试验阳性,后期可见患侧肌萎缩。

5. 依据神经系统检查及X线检查,X线片可出现骨盆倾斜偏歪、骶髂关节半错位或尾椎偏歪。

【治则治法】

松解结节,筋骨并重,活血通络,化瘀止痛。

【治疗步骤】

1. 松解液配方 麝香针2ml、维生素B₁₂注射液1000μg、利多卡因针3ml备用。

2. 针具 扁圆刃水针刀或扁圆刃巨型筋骨针。

3. 针法 旋转分离法和筋膜弹拨分离法。

4. 体位 俯卧位。

5. 操作规程 按"一明二严三选择"规程,令患者俯卧位,按三针法定位,皮肤常规消毒,戴无菌手套,铺无菌洞巾,具体操作如下:

a针:在坐骨神经出口处,梨状肌中下点,取扁圆刃水针刀快速进针达筋膜层,松解筋膜结节3针,然后进入坐骨神经出口,旋转分离松解3~6针,针下有松动感,回抽无血,注射松解液2ml,快速出针,贴创可贴。

b针:在腘绳肌群筋膜中点(相当于殷门穴),快速纵行进针,达腘绳肌筋膜间隙中点,应用筋膜弹拨分离3~6针,回抽无血,注药1ml,快速出针,贴创可贴。注意不提插,不横切。

c针:在菱形窝中点(相当于委中穴),纵行进针达筋膜层,弹拨分离3~6针,回抽无血,注药1ml,快速出针,贴创可贴。注意不提插,不横切。

每周2次,3~5次为1个疗程(图下4-16)。

对于病程长者,水针刀骶后孔松解分离术,注射中浓度三氧10ml左右,患侧给予手法按摩,

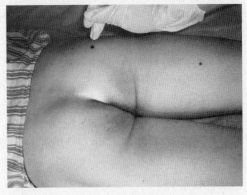

图下4-16 坐骨神经痛入路图

每次 10~15 分钟,每日 1~2 次,10 次为 1 个疗程。

【中药方剂】

以活血祛瘀,通络止痛为治法,方选活血通络汤加减:

当归 10g,赤芍 10g,桃仁 10g,红花 9g,姜黄 10g,制乳香 10g,制没药 10g,怀牛膝 15g,云苓 15g,薏苡仁 30g,伸筋草 15g,丝瓜络 30g,甘草 6g,水煎服,日一剂。

【注意事项】

1. 术前中药热敷或蜡疗,术后中频治疗,每日 1 次,每次 10~30 分钟。

2. 在坐骨神经出口处进针时,应用旋转分离法不宜过多提插,防止损伤神经。

第五节　腰肌劳损

【概述】

腰肌劳损又称功能性腰痛,本病多见于腰部慢性劳损,如腰骶部的肌肉、筋膜、韧带、小关节等软组织因积劳而致的慢性损伤。以发病缓慢,腰部酸胀、沉痛不适为特点,本病属中医学的"肾亏腰痛"、"痿证"范畴。

【局部解剖】

腰肌劳损实际是腰部肌肉的损伤。腰部肌肉包括背部浅层的背阔肌、中层的竖脊肌、腰方肌和深层的腰大肌。腰大肌位于腰椎的前面腹侧,起于第十二胸椎及全部腰椎侧面的横突根部,其纤维走向下外方,经腹股沟韧带之深面,止于股骨小粗隆。腰方肌起于髂腰韧带,髂骨嵴后部,止于十二肋内侧二分之一的下缘、胸 12 椎体及腰 1~3 椎体的横突尖部(图下 4-17)。

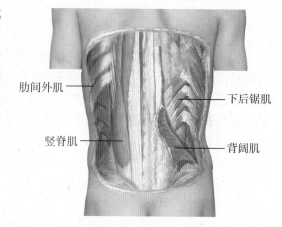

图下 4-17　腰部肌肉解剖图

肋间外肌
下后锯肌
竖脊肌
背阔肌

【病因病理】

1. 腰部慢性劳损　由于长期弯腰劳损,使腰部的肌肉韧带经常受牵张,出现小的纤维断裂,出血和渗出,会遗留结节和组织间粘连,牵拉、压迫内在神经纤维产生腰痛,休息后减轻、劳累后加重。

2. 迁延的急性腰扭伤　急性腰扭伤在急性期治疗不彻底,致损伤肌肉、筋膜、韧带修复不良产生结节和粘连,使腰部功能减低且出现疼痛。

3. 肌筋膜无菌性炎症　腰背肌长期处于牵张状态,出现痉挛、缺血、水肿、粘连。

【临床表现与诊断】

1. 既往有腰部外伤史,具有职业特点。多发于中年以上,弯腰工作的体力劳动者,女性多见。

2. 疼痛及压痛　腰骶部酸痛、钝痛、部分刺痛或烧灼痛。休息时轻、劳累后重,经常改变体位时轻。患者不能坚持弯腰工作,甚至洗脸、刷牙都感困难。常被压时伸腰或以拳击腰部以缓解疼痛。有时在咳嗽或增加腹压时能诱发臀部或大腿后痛,但无真正的放射痛。

3. 腰痛呈波浪式,即稍活动时减轻,过劳则加重,休息可减轻,但休息过久痛又加重。

4. 广泛腰背痛,一般劳累或遇冷时加重,休息或保温则减轻。

5. 有长期腰痛史,反复发作,其特点是:持续性隐痛、钝痛、酸痛。

6. 腰部酸痛不适,在劳累后或阴雨天加重。

7. 部分患者在骶髂后面、骶骨后部臀肌处或腰椎横突处有压痛。

8. 慢性腰肌劳损的压痛点常不局限,但找到压痛点能提示受损的部位或组织。如中线旁骶棘肌压痛,表示该肌或深部小肌劳损,腰骶棘旁或棘间压痛表示腰骶关节或棘间韧带劳损;髂峰、骶后压痛常表示骶棘肌起点损伤,臀大肌起点或臀中肌处压痛表示该肌或筋膜劳损。

9. 神经系统检查 虽然患者自觉劳损部位皮肤麻木,但常无明确的感觉障碍,亦无反射障碍或肌萎缩。

10. X线片 无特殊显示。

【治则治法】
松解结节,活血消肿,化瘀止痛。

【治疗步骤】

1. 松解液配方 独活寄生注射液 2ml、维生素 B_{12} 注射液 1000μg、利多卡因注射液 3ml 备用。

2. 针具 扁圆刃水针刀或微型筋骨针。

3. 针法 筋膜弹拨分离法。

4. 体位 俯卧位。

5. 操作规程 按"一明二严三选择"操作规程,令患者俯卧于治疗床上,按三针法定位,皮肤常规消毒,戴无菌手套,铺无菌洞巾,具体操作如下:

在腰 2~4 横突背面,腰 2~3、腰 3~4、腰 4~5 关节囊外侧方竖脊肌中点左右分别各定三点:快速纵行进针达筋膜层,应用筋膜弹拨分离法,松解 3~6 针,筋骨针可以留针候气 10~15 分钟,快速出针,贴创可贴。

每周 2 次,2~3 次 1 个疗程(图下 4-18)。

【手法治疗】

1. 术后卧床休息,防止过久弯腰,运动或劳动前做预备活动。要用宽带护腰,给予推拿手法配合治疗,每次 15~30 分钟,每日 1 次,10 次 1 个疗程。

2. 加强锻炼,注意劳逸结合,关键在于腰背肌的锻炼,以"飞燕式"为佳。坚持每日锻炼 3 次,并逐渐增加强度。

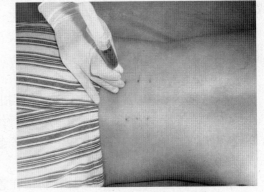

图下 4-18 腰肌劳损入路图

【中药方剂】

以活血通络,化瘀止痛为治法,方选当归寄生汤加减:

当归 15g,赤芍 15g,丹参 30g,鸡血藤 30g,青皮 10g,川断 15g,桑寄生 15g,杜仲 15g,牛膝 15g,甘草 6g,水煎服,日 1 剂。

【注意事项】

1. 术前中药热敷或蜡疗,术后中频治疗,每日 1 次,每次 10~30 分钟。

2. 水针刀在腰部治疗时,严格掌握深度,防止损伤内脏。

第六节　腰肋韧带损伤

【概述】

腰背部过度频繁的屈伸运动、突然的超负荷负重或急性外伤都会造成腰肋韧带受损,局部压痛。

【局部解剖】

胸腰筋膜在胸背区较薄弱,覆于竖脊肌表面,向上续项筋膜,内侧附于胸椎棘突和棘上韧带,外侧附于肋角,向下至腰区增厚,并分为前、中、后三层。后层覆于竖脊肌的后面,与背阔肌和下后锯肌的腱膜愈合,向下附于髂嵴,内侧附于腰椎棘突和棘上韧带,外侧在竖脊肌外侧缘与中层愈合,中、后两层共同形成竖脊肌鞘;中层位于竖脊肌与腰方肌之间,内侧附于腰椎横突尖和横突间韧带,外侧在腰方肌外侧缘与前层愈合,中、前两层共同形成腰方肌鞘,并作为腹横肌起始部的腱膜,向上附于第12肋下缘,向下附于髂嵴。

胸腰筋膜中层上部即第12肋与第1腰椎横突之间的部分增厚,称为腰肋韧带。肾脏手术时,切断此韧带可加大第12肋的活动度,便于暴露肾脏。

前层位于腰方肌前面,又称腰方肌筋膜。筋膜的内侧附于腰椎横突尖,向下附于髂腰韧带和髂嵴后方,上部增厚呈弧形附着于第2腰椎横突与第12肋之间,谓之腰肋外侧弓状韧带,其内侧为跨越腰大肌表面附着于第1腰椎侧面与第2腰椎横突之间的腰肋内侧弓状韧带(图下4-19)。

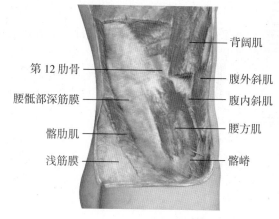

图下4-19　腰肋韧带解剖图

（图中标注）背阔肌、腹外斜肌、腹内斜肌、腰方肌、髂嵴、第12肋骨、腰骶部深筋膜、髂肋肌、浅筋膜

【病因病理】

1. 腰肋部肌肉韧带经常受牵张,出现小的纤维断裂,出血和渗出,会遗留结节和组织间粘连,牵拉、压迫内在神经纤维产生腰痛,休息后轻、劳累后重。

2. 急性撞击伤在急性期治疗不彻底,致腰肋肌肉、筋膜、韧带修复不良产生结节和粘连,使腰肋部功能减低且出现疼痛。

3. 肌筋膜无菌性炎症　腰肋肌长期处于牵张状态,出现痉挛、缺血、水肿、粘连。

【临床表现与诊断】

1. 有长期腰肋痛史,反复发作,其特点是持续性酸痛。

2. 腰部酸痛不适,在劳累后或阴雨天加重。

3. 腰肋痛呈波浪式,即稍活动时减轻,过劳则加重,休息可减轻,但休息过久痛又加重。

4. 疼痛及压痛:腰肋部酸痛、钝痛、部分刺痛或烧灼痛。休息时轻、劳累后重;经常改变体位时轻,患者不能坚持弯腰工作,甚至洗脸、刷牙都感困难。常被压时伸腰或以拳击腰部以缓解疼痛。有时在咳嗽或增加腹压时能诱发臀部或大腿后痛,但无真正的放射痛。

5. 慢性腰肋韧带损伤的压痛点常不局限,但找到压痛点能提示受损部位或组织。如中线旁骶棘肌压痛,表示该肌或深部小肌劳损;腰骶棘旁或棘间压痛表示腰骶关节或棘间韧带劳损;髂嵴、骶后压痛常表示骶棘肌起点损伤;臀大肌起点或臀中肌处压痛表示该肌或筋膜劳损。

【治则治法】

松解粘连,活血化瘀,软化韧带,消肿止痛。

【治疗步骤】

1. 松解液配方 三七注射液2ml、维生素B_{12}注射液1000μg、利多卡因注射液3ml备用。

2. 针具 扁圆刃水针刀。

3. 针法 筋膜扇形分离法。

4. 体位 俯卧位。

5. 操作规程 按"一明二严三选择"操作规程,令患者俯卧于治疗床上,按三针法定位,皮肤常规消毒,戴无菌手套,铺无菌洞巾,具体操作如下:

a 针:在胸11~12棘突下缘,选扁圆刃水针刀,向外下方快速纵行进针达筋膜层,应用筋膜扇形分离法,逐层松解筋膜结节3~6针,针下有松动感后,回抽无血,注射松解液1~2ml,快速出针,贴创可贴。

b 针:腰3横突尖端,选扁圆刃水针刀,快速纵行进针达筋膜层,应用筋膜扇形分离法逐层松解筋膜结节3~6针,针下有松动感后,回抽无血,注射松解液1~2ml,快速出针,贴创可贴。

c 针:髂嵴上方,选扁圆刃水针刀,向髂嵴上方快速纵行进针达筋膜层,应用筋膜扇形分离法逐层松解筋膜结节3~6针,针下有松动感后,回抽无血,注射松解液1~2ml,快速出针,贴创可贴。

每周2次,1~3次1个疗程(图下4-20)。

术后给予手法按摩,每次15~30分钟,每日1次,10次1个疗程。

【手法治疗】

术后卧床休息,防止过久弯腰,运动或劳动前做预备活动。要用宽带护腰。术后可给予按摩等。

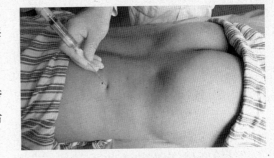

图下4-20 腰肋韧带损伤入路图

【中药方剂】

以活血通络,强筋止痛为治法,方选桃红四物汤加减:

红花10g,桃仁10g,当归10g,丹参30g,赤芍15g,桑寄生15g,川断15g,牛膝15g,丝瓜络30g,甘草6g,日一剂,水煎服。

【注意事项】

1. 术前中药热敷或蜡疗,术后中频治疗,每日1次,每次10~30分钟。

2. 水针刀在游离肋下方横突尖应斜行松解,不宜垂直进针,严格掌握深度,防止损伤内脏。

第七节 骶髂关节炎

【概述】

骶髂关节炎,为腰骶部疼痛病中常见病、多发病,多见于中老年人,尤其是中年女性多见。多由于关节损伤、慢性劳损、风湿、房劳多产等引起。大多数骶髂关节炎并不是单独的一个疾病,而是由其他疾病引起,如许多强直性脊柱炎的患者在发病初期表现为骶髂关节炎。所以仅诊断出骶髂关节炎还是不够的,应进一步检查是何种原因引起,但是骶髂关节炎一般与坐骨神经不相关。

【局部解剖】

骶髂关节是由骶骨与髂骨的耳状面相对而构成,属微动关节。关节面凸凹不平,互相嵌合十分紧密,关节囊坚韧,并有坚强的韧带加固。主要的韧带是骶髂骨间韧带,位于关节面的后上方,连接于相对的骶骨粗隆和髂骨粗隆之间。在关节的前后还分别有骶髂前韧带和骶髂后韧带加强。骶髂关节的这些结构特征,增强了该关节的稳固性,在一定程度限制了关节的活动,从而有利于重力通过该关节向下肢传递,以及自高处着地或跳跃时起缓冲冲击力及震荡的作用。

【病因病理】

1. 多见于女性,其主要原因可能与多次妊娠、分娩、泌尿系统感染及机械性劳损有关。妊娠后期,尤为多次妊娠者,因腹部重力关系,腰椎明显前凸,腰骶角加大,骨盆向前、向下倾斜,致使骶髂关节附近韧带及纤维组织张力加大,影响骶骨与髂骨耳状关节面的血供。

2. 在局部供血不良或缺血的情况下,产生骨质致密性改变。

3. 妊娠后期内分泌因素的影响,造成骶髂关节松动,长期松动产生骨关节面的硬化及增生。

4. 人体骨骼致密性改变的产生主要与重力传导和慢性劳损有关,长期的机械性牵拉、挤压、扭曲、震荡,可能造成骶髂关节面的无菌性炎症、磨损、增生及硬化。

【临床表现与诊断】

1. 大多为慢性间歇性病程经过。早期症状主要为骶髂疼痛,常呈钝痛性质,可持续性或阵发性出现。各种运动,尤其是腰部向患侧屈、前屈或旋转时往往使疼痛加剧。患者常不能久坐或久站,走路也较困难。随病程发展,骶部痛可逐渐向腰部或沿坐骨神经的走行向臀部及下肢后侧放射,有时亦可伴有股神经痛。

2. 体检时常见患者的步态有改变,如小步行走,并力求将身体重心移向健侧;若为双侧性病变,其步态则可呈鸭步。臀部的肌肉多显松弛,或臀部及小腿肌肉轻度萎缩。髂后上、下棘之间,即骶髂后隙、骶臀点及坐骨神经干常有显著压痛,有时股神经及闭孔神经亦有压痛,直腿抬高试验大多阳性,部分病例尚可见坐骨神经偶或股神经分布区内感觉过敏或减退以及跟腱、膝腱反射改变等。各种骶髂关节试验阳性。

3. 诊断本病的主要根据为:先有骶髂关节受损症状,继后出现坐骨神经痛;骶髂关节试验阳性;X线检查该关节显示有病理改变等。但尚须结合不同的临床特点和X线征,以进一步区别骶髂关节炎的不同性质病变。

鉴别诊断

1. 退化性骶髂关节炎 病者多在中年以上,常呈间歇性发作,且多与外伤、过劳或受凉有关。X线征主要为关节面软骨下骨质硬化,其下端的骨质增生畸形成较大的骨刺,而且常合并腰椎肥大性X线改变。

2. 结核性骶髂关节炎 多为一侧关节损害。X线征为关节间隙模糊、增宽、骨质破坏以致形成空洞或死骨。

3. 布鲁菌性骶髂关节炎 多为双侧关节受累,但不对称。骶部痛及坐骨神经痛常伴有其他关节疼痛,并有间歇性发热,肝脾及淋巴结常肿大,布鲁菌凝集试验阳性,早期X线改变为骨质疏松,以后软骨下骨质吸收、关节隙变窄、强直,但骨质硬化多不显著,另外亦无空洞及窦道。

4. 强直性脊柱炎　特点是休息不能缓解,活动后方能缓解,这也是与腰椎间盘突出、腰椎管狭窄、腰部外伤的区别点。强直性脊柱炎轻症者,仅会感觉骶髂关节部僵硬、肌肉酸痛。原因是肌腱、韧带与骶髂关节的骨附着点炎症,即肌腱末端炎。易误诊为腰椎间盘突出、风湿病。臀、大腿后侧疼痛易误诊为坐骨神经痛,但是强直性脊柱炎引起的下肢疼痛很少放射到膝以下。

【治则治法】

松解筋结,筋骨并重,活血化瘀,恢复功能。

【治疗步骤】

1. 松解液配方　当归寄生注射液 2ml、胎盘注射液 2ml、利多卡因注射液 3ml 备用。

2. 针具　选取扁圆刃水针刀。

3. 针法　筋膜扇形分离法。

4. 体位　俯卧位。

5. 操作规程　按"一明二严三选择"规程,结合 CT 片所示,令患者俯卧位,按三针法定位,皮肤常规消毒,戴无菌手套,铺无菌洞巾,具体操作如下:

a、b 针:在腰骶部髂关节骨性边缘;

c 针:髂后上棘痛点处。

取扁圆刃水针刀,进针方向与骶髂关节间隙平行,快速透皮刺入,逐层松解分离,达骶髂关节后韧带,筋膜扇形分离 3~6 针,逐层松解逐层切开,然后以骶髂关节间隙为中心线向两侧,行筋膜扇形分离 3~6 针,回抽无血,注入松解液 2ml,注射中浓度三氧 5~10ml,快速出针,贴创可贴。

每周 2 次,2~3 次 1 个疗程(图下 4-21、图下 4-22)。

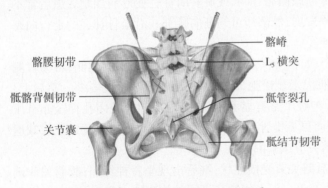

图下 4-21　骶髂关节炎进针示意图

髂嵴

髂腰韧带

L₅ 横突

骶髂背侧韧带

骶管裂孔

关节囊

骶结节韧带

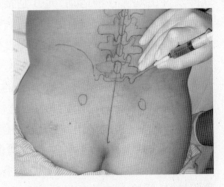

图下 4-22　骶髂关节炎入路图

患侧骶髂筋膜粘连广泛者,选用扁圆刃筋骨针,在髂后上棘内缘斜行进针,达筋膜层,筋膜扇形分离 3~6 针,注射中浓度三氧 5~10ml,快速出针,贴创可贴。同时,可给予推拿手法,每次 15~20 分钟,每日 1~2 次,10 次 1 个疗程;骶髂关节错位,需手法复位。

【中药方剂】

以活血祛瘀,通络止痛为治法,方选活血通络汤加减:

当归 10g,赤芍 10g,三七 10g,丹参 30g,血竭 6g,鸡血藤 30g,桑寄生 15g,川断 15g,怀牛膝 15g,姜黄 10g,云苓 15g,甘草 6g,水煎服,日一剂。

【注意事项】

1. 术前中药热敷或蜡疗,术后中频治疗,每日 1 次,每次 10~30 分钟。

2. 注意适当休息,劳逸结合,避免寒冷刺激。

第八节　骶尾部损伤

【概述】

骶尾部损伤,是一种骨伤科疾病中屡见不鲜的病症。骶尾骨痛,不是一种疾病的诊断名称,而是泛指表现为骶尾椎骨部疼痛性疾患的统称。

骶尾椎损伤综合征是一种骨科常见病,是由于骶尾部的跌仆伤、挤压伤,造成尾骨偏歪、移位,从而牵拉了骶尾椎前方的骶丛神经支及末端椎前交感神经节所构成的奇神经节,引起临床中骶尾部疼痛及男、女性生殖病综合征。

水针刀微创技术松解骶尾椎周围的骶尾韧带及骶前筋膜周围的软组织结节,同时配合尾椎手法复位,恢复骶尾椎的动态失衡,解除脊神经及奇神经节的刺激压迫,治疗骶尾椎损伤综合征疗效确切。

【局部解剖】

尾骨属于脊柱下端、末端尾状椎骨,纵观脊柱整体呈悬吊状。由4块退化的尾椎融合而成,上接骶椎,其周边附有骶结节韧带、骶棘韧带,骶结节韧带纤维呈扇形,起于骶尾骨的侧缘,集中附于坐骨结节内侧缘,骶棘韧带位于骶结节韧带的前方。两条韧带对于维持骨盆的稳定有重要意义。两韧带前方有骶丛神经末端及椎前交感神经节构成的奇神经节(图下 4-23)。

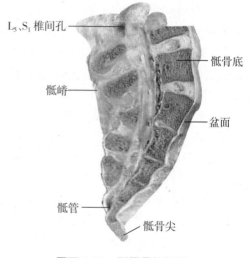

图下 4-23　骶尾骨解剖图

（图中标注：L_5、S_1 椎间孔；骶骨底；骶嵴；盆面；骶管；骶骨尖）

【病因病理】

1. 身体坠落时臀部直接受伤或分娩等原因,使尾骨骨折、脱位、韧带损伤或外伤性纤维组织炎刺激或压迫尾神经丛,而引起骶尾骨痛。

2. 无外伤史的慢性尾骨痛,多因长期紧张、坐位工作或习惯性不良坐姿而造成。

3. 本病发病,女性多于男性,这是因为女性的骨盆具有解剖特殊性,骶尾骨后凸,使尾骨容易受到外伤。

4. 由于骶椎 2~4 节分布有副交感神经低级中枢,当骶髂筋膜挛缩或骶髂关节半错位,或者尾骨偏歪,刺激压迫了骶椎的交感神经低级中枢及尾椎前面的奇神经节,从而出现临床症状。

【临床表现与诊断】

1. 多见于长期从事坐位工作者,如办公人员、出纳员、打字员等,或从事长期坐位震荡工作者,如矿区的司机,山区的拖拉机手等职业。容易造成骶尾椎挤压伤,跌仆伤。

2. 当快速坐下、起立、走路或大便时,疼痛可以加重。患者常因持续不断疼痛,而影响日常生活。

3. 女性多于男性,与女性的骨盆解剖结构特殊性有关。部分女性伴有痛经、闭经、不孕症等。男性伴有阳痿、性欲低下、性功能障碍等症状。

4. 突出表现为尾骨尖部,持续性钝痛、隐痛或灼性痛,有时向臀部及腰骶部扩散。

5. 动静触诊　骶尾部动静触诊时,骶髂筋膜区软组织结节、增厚,呈筋膜结节疝,尾骨偏歪、移位、后翘或呈钩状,伴有胀痛、压痛、触及痛等。局部有压痛,尾骨和肛门区皮肤痛觉过敏或轻度减退。肛门指诊时,有时尾骨能触到摇动感,并可诱发剧烈的疼痛。

6. X线检查　需拍摄正侧位平片,以判定尾椎骨有无损伤及其损伤程度。但有些畸形或变位,常为先天性,故应以临床症状为主要诊断依据。

7. 本症应与前列腺疾患、妇科盆腔器官的疾病、肛门疾病以及骶尾骨附近韧带、肌肉的慢性炎症相鉴别。

【治则治法】
松解结节,筋骨并重,活血消肿、化瘀止痛。

【治疗步骤】

1. 松解液配方　骨肽注射液2ml、胎盘注射液2ml、利多卡因注射液3ml备用。

2. 针具　扁圆刃水针刀。

3. 针法　筋膜弹拨分离法。

4. 体位　俯卧位。

5. 操作规程　按"一明二严三选择"规程,患者取俯卧臀高胸低体位,按三针法定位,皮肤常规消毒,戴无菌手套,铺无菌洞巾,具体操作如下:

a、b针:在骶骨角两侧方各一针,按"八"字入路法,快速透皮刺入,逐层进针,逐层分离,在筋膜处行筋膜弹拨分离法松解3~6针,回抽无血,注射松解液2ml,快速出针,贴创可贴。

c针:在尾骨前方,骶前筋膜附着点,相当于尾骨尖端与肛门交点的中后1/3点,60°角向后上方入路,紧贴尾骨前缘快速进针,逐层松解分离,在筋膜处行筋膜弹拨分离法,松解3~6针,回抽无血,注射松解液1~2ml,快速出针,贴创可贴。

每周2次,2~3次为1个疗程(图下4-24)。

对骶尾骨痛症的治疗,首先要进行病因性治疗,如属急性尾骨损伤初期,则应令患者休息并积极对症处理,以防继发的尾骨痛。平日应注重保

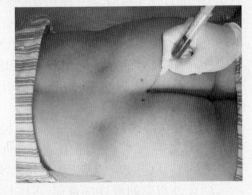

图下4-24　骶尾椎损伤入路图

健和保持良好的生活习惯,保持大便通畅,需久坐姿势工作时,应坐软座位。

【手法治疗】
水针刀微创针法治疗后,患者俯卧在治疗床上,医生拇指按压在臀部筋膜区,反复弹拨松解,随后用双手掌部沿骨关节走向按摩3~5分钟,每日1次,5~7次1个疗程。

【中药方剂】
以活血化瘀,强腰消肿为治法,方选强腰消肿化瘀汤加减:

当归10g,生地12g,三七10g,血竭6g,丹参30g,鸡血藤30g,川断15g,寄生15g,怀牛膝30g,姜黄10g,云苓15g,薏苡仁30g,伸筋草15g,甘草6g,水煎服,日一剂。

【注意事项】

1. 术前中药热敷或蜡疗,术后中频治疗,每日1次,每次10~30分钟。

2. 在尾骨前方治疗时,不宜向前上方进针过深。

3. 对于尾骨明显错位者,配合整脊手法复位。

第五章 臀及下肢疾病

第一节 臀上皮神经痛

【概述】

由于当人体处于长期坐位,颠簸劳损,使位于后臀部上方的臀上皮神经在穿出的过程中受到挤压摩擦、扭转牵拉或受到撞击伤时,导致局部软组织损伤散在出血、机化、粘连而引起的一系列症状。

【局部解剖】

臀上皮神经为感觉神经,由腰 1~3 神经后外侧支构成。在腰部中上段穿出椎间孔处,分别穿过很厚的腰部肌筋膜层和坚韧的腰背筋膜而达皮下,然后在皮下继续下行并跨越髂嵴中部的肌筋膜层至臀部的肌筋膜层,臀上皮神经主干在股骨大转子与第 3 腰椎间连线交于髂嵴处平行穿出深筋膜,分布于臀部皮下筋膜层,通常后臀部动静触诊不易触摸到皮神经。

穿出后的各支行于腰背筋膜的表面,向外下方形成臀上皮神经血管束,越过髂嵴进入臀上部分叶状脂肪结缔组织中,至臀大肌肌腹缘处随着分层脂肪结缔组织变成分叶状结构,臀上皮神经也相应分成许多细支进入其中,支配相应部位的臀筋膜和皮肤组织(图下 5-1)。

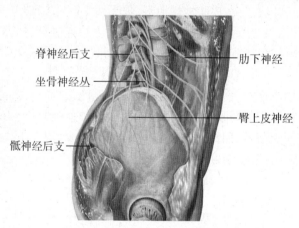

脊神经后支　　　　　肋下神经
坐骨神经丛
　　　　　　　　　　　臀上皮神经
骶神经后支

图下 5-1　臀上皮神经痛解剖图

【病因病理】

1. 急、慢性损伤　多见于久坐、钝挫伤的人群,长期的腰臀部损伤,导致臀上皮神经周围软组织渗出粘连,引起神经受压而引起一系列症状。

2. 外伤扭伤　由于外伤扭伤造成腰部软组织散在出血机化粘连,导致 L_{2-3} 脊神经发出的臀上皮神经受到卡压,从而引起一系列症状。

3. 寒冷因素　风寒邪侵袭,可引起神经充血性水肿,慢性软组织损伤则可导致臀上皮神经被牵拉损伤而产生疼痛。

【临床表现与诊断】

1. 多见于长期弯腰劳动的中青年人群。

2. 本病的主要临床症状在腰臀部,尤其是臀部的疼痛及腰部运动受限。

3. 腰臀部疼痛常常是持续发生的,很少有间断发生者。当炎性变急剧发展时,腰臀部疼痛明显加剧。

4. 腰臀部疼痛向大腿后上方放射,但痛不过膝。

5. 动静触诊 髂后上棘与大粗隆连线中上点固定性压痛,可触及条索及沟槽。

鉴别诊断

1. 腰三横突综合征 横突尖压痛,伴有反射性坐骨神经痛,CT、X线片呈阴性。

2. 腰椎间盘突出症 腰椎三突间压痛,伴有放射性坐骨神经痛,直腿抬高试验为阳性,CT或MRI影像检查可发现髓核向椎管内突出。

3. 急性骶髂关节损伤 臀髂部扭伤后,行走困难并难以负重。骶髂关节间隙处压痛,无皮肤感觉障碍,一般无下肢放射痛,屈膝屈髋时疼痛加重。

【治则治法】

松解粘连,活血化瘀,通络止痛。

【治疗步骤】

1. 松解液配方 麝香注射液 2ml、维生素 B_{12} 注射液 1000μg、利多卡因注射液 3ml 备用。

2. 针具 扁圆刃水针刀。

3. 针法 筋膜弹拨分离法。

4. 体位 侧卧位。

5. 操作规程 按"一明二严三选择"的操作规程,结合 X 线片所示,令患者侧卧位,按三针法定位,皮肤常规消毒,戴无菌手套,铺无菌洞巾,具体操作如下:

a 针:臀部髂嵴后下方,向内上快速进针,达筋膜层,用筋膜弹拨分离法松解 3~6 针,松解筋膜结节,回抽无血,注射松解液 1~2ml,快速出针,贴创可贴。

b、c 针:髂后上棘与大粗隆连线中上阳性压痛点为治疗点,向内上快速进针,达筋膜层应用筋膜弹拨分离法松解 3~6 针,松解筋膜结节,回抽无血,注射松解液 1~2ml,快速出针,贴创可贴。

每周 2 次,1~3 次为 1 个疗程(图下 5-2)。

【手法治疗】

水针刀微创针法后,患者俯卧在治疗床上,医生拇指按压在臀部筋膜区,反复弹拨松解,随后用双手掌部沿骨关节走向按摩 3~5 分钟,每日 1 次,5~7 次 1 个疗程。

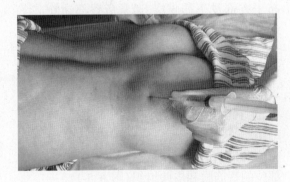

图下 5-2 臀上皮神经痛入路图

【中药方剂】

以活血化瘀,通络止痛为治法,方选活血通络汤加减:

当归 10g,桃仁 10g,丹参 30g,三七 10g,血竭 6g,姜黄 10g,延胡索 10g,云苓 15g,伸筋草 15g,丝瓜络 30g,甘草 6g,水煎服,日一剂。

【注意事项】

1. 进针时向内上入路,与神经平行,避免损伤神经、血管。

2. 皮神经损伤进针避免达骨面,松开筋膜结节即可达到治疗效应。

第二节　股外侧皮神经痛

【概述】

股外侧皮神痛,是皮神经卡压症的一种常见病、多发病,多由于劳损外伤使该神经穿出腹股沟韧带下方的神经出口时受到挤压粘连,引起患者大腿前外方麻木、疼痛等异常感觉,并向大腿外下方放射。

【局部解剖】

股外侧皮神经是由 T_{12} 神经前支的一部分与 L_{1-3} 前支组成,沿腰大肌外侧缘斜向外下方走行,通过髂前上棘处 1.5cm 腹股沟下方穿出,分布于大腿外侧方股四头肌肌腱外侧方与阔筋膜张肌的筋膜层。

【病因病理】

1. 长期挤压　长期穿着紧身裤、硬物挤压以及盆腔内部的各种占位性病变及骨盆外伤压迫股外侧皮神经引起疼痛。

2. 各种外伤、暴力活动　牵拉引起腹股沟韧带起点出现散在出血、机化粘连,形成无菌结节,压迫神经出现股外侧皮神经痛。

【临床表现与诊断】

1. 大部分是缓慢发病,大部分患者原因不明。

2. 患者大腿外侧有明显的麻木、疼痛、针刺样窜痛等。

3. 严重者有无法忍受的异常疼痛感觉,影响日常生活。

4. 动静触诊　髂前上棘内下方 1.5cm 处,有显著的固定性压痛,可触及硬性结节,压之异常感觉加重。

5. 患者股部上三分之一前外侧,即股外侧皮神经支配区,检查可出现异常的痛觉、温度觉、触觉。

【治则治法】

松解粘连,活血通络,化瘀止痛。

【治疗步骤】

1. 松解液配方　麝香注射液 2ml、维生素 B_{12} 注射液 1000μg、利多卡因注射液 3ml 备用。

2. 针具　扁圆刃水针刀或圆头巨型筋骨针。

3. 针法　筋膜弹拨分离法。

4. 体位　仰卧位。

5. 操作规程　按“一明二严三选择”的操作规程,结合 X 线片所示,令患者仰卧位,皮肤常规消毒,戴无菌手套,铺无菌洞巾,具体操作如下:

髂前上棘前下方 1.5cm 处阳性结节点为治疗点:选取扁圆刃水针刀,斜行向内上方进针,达筋膜结节,应用筋膜扇形分离法,筋膜弹拨分离法松解 3~6 针,回抽无血,注射松解液 1~2ml,快速出针,贴创可贴。

卡压严重者选用圆头筋骨针,向内上进针 2cm 左右,用筋膜扇形撬拨法松解,注射中浓度三氧 5~8ml,快速出针,贴创可贴。

每周 2 次,1~3 次 1 个疗程(图下 5-3、图下 5-4)。

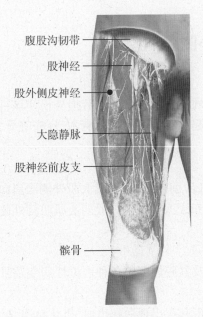

腹股沟韧带
股神经
股外侧皮神经
大隐静脉
股神经前皮支
髌骨

图下 5-3　股外侧皮神经痛进针示意图

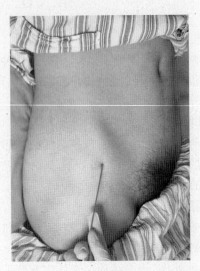

图下 5-4　股外侧皮神经痛入路图

【中药方剂】

以活血祛瘀，通络止痛为治法，方选活血通络汤加减：

当归 10g，桃仁 10g，丹参 30g，三七 10g，血竭 6g，姜黄 10g，云苓 15g，伸筋草 15g，木香 9g，丝瓜络 30g，甘草 6g，水煎服，日一剂。

【注意事项】

在髂前上棘下方进针时，严格掌握进针深度，避免进入腹腔。

第三节　臀中肌损伤

【概述】

臀中肌损伤为臀部软组织损伤的常见病，多见于长期弯腰劳动与长期行走的人群，如装卸工、攀山运动员。日常生活中的躯干活动如弯腰行走、下蹲等，臀中肌都起着很重要的作用，因而易产生劳损而出现临床症状。

【局部解剖】

臀中肌为臀部中层肌肉，位于髂骨翼外侧，为主要的髋关节外展肌，全肌呈扇形，上缘肌纤维起于髂骨翼外面臀下线和臀后线之间，其前 2/3 肌束呈三角形，后 1/3 肌束为翼状，在下端集中成短腱止于大转子尖端外侧面。其作用是外展大腿，协助其前屈内旋和后伸外旋，并参与外旋及伸髋关节。站立时可稳定骨盆，从而稳定躯干。单足站立时，此肌能保证骨盆在水平位的稳定，对维持正常站立和行走作用极大。臀部的中层肌肉由上而下分别为：臀中肌、梨状肌、闭孔内肌、股方肌。臀中肌和梨状肌相邻，臀中肌受臀上神经支配（图下 5-5）。

【病因病理】

1. 急慢性损伤或外伤　各种原因的急慢性损伤导致臀中肌局部充血水肿、渗出、出血，日久机化，瘢痕挛缩，引起周围软组织粘连，挤压摩擦周围的血管神经束，出现一系列临床症状。

2. 神经源性　由于支配臀中肌的臀上神经受到卡压,导致臀中肌痉挛、缺血,从而出现一系列症状。

【临床表现与诊断】

1. 多有慢性损伤史或外伤史。

2. 髂腰部局限性疼痛,伴下肢疼痛及麻木感。

3. 患者髋关节主动外展运动时疼痛加重。

4. 动静触诊　可出现臀中肌附着点压痛明显,可伴有阳性结节。

5. 部分合并梨状肌综合征,梨状肌牵拉试验引起臀中肌疼痛,坐骨神经牵涉痛。

6. X 线片　大部分阴性,部分臀中肌附着点伴有钙化灶。

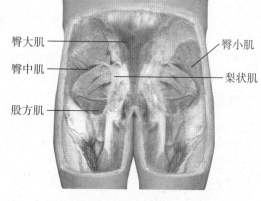

图下 5-5　臀中肌解剖图

【治则治法】

松解结节,活血消肿,化瘀止痛。

【治疗步骤】

1. 松解液配方　三七注射液 2ml、胎盘注射液 2ml、利多卡因注射液 3ml 备用。

2. 针具　扁圆刃水针刀与扁圆刃筋骨针。

3. 针法　筋膜扇形撬拨分离法。

4. 体位　侧卧位。

5. 操作规程　按"一明二严三选择"的操作规程,令患者侧卧于治疗床上,患侧膝关节屈曲在上,健侧下肢伸直在下,皮肤常规消毒,戴无菌手套,铺无菌洞巾,具体操作如下:

大粗隆上方痛处为治疗点:选择扁圆刃筋骨针,进针方向与臀中肌纤维平行,垂直快速刺入,逐层松解分离筋膜结节,达骨面采用筋膜扇形撬拨法,然后应用水针刀扇形松解筋膜结节 3~6 针,回抽无血,注射松解液 1~2ml,注入中浓度三氧 5~10ml,然后按揉 3~5 分钟,快速出针,贴创可贴。

每周 2 次,1~3 次 1 个疗程(图下 5-6)。

【手法治疗】

水针刀微创针法术后,患者俯卧在治疗床上,医生拇指按压在臀部筋膜区,反复弹拨松解,随后用双手掌部沿骨关节走向按摩 3~5 分钟,每日 1 次,5~7 次 1 个疗程。

【中药方剂】

以活血祛瘀,消肿止痛为治法,方选消肿化瘀汤加减:

当归 10g,赤芍 10g,桃仁 10g,红花 9g,三七 10g,血竭 6g,丹参 30g,姜黄 10g,云苓 10g,薏苡仁 15g,甘草 6g,水煎服,日一剂。

【注意事项】

1. 术前中药热敷或蜡疗,术后中频治疗,每日 1

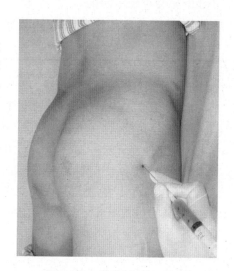

图下 5-6　臀中肌损伤入路图

次,每次 10~30 分钟。

2. 在大转子内上进针时,不宜提插切割,防止损伤神经。

第四节　梨状肌损伤

【概述】

梨状肌损伤是指梨状肌慢性劳损、急性外伤导致炎性肿胀,使肌腹形成纤维束带或瘢痕条索、梨状孔狭窄以及梨状肌上下孔粘连、挛缩结节、压迫坐骨神经血管等,产生的以单侧下肢疼痛为主的病症。

【局部解剖】

梨状肌位于臀部,起自骶骨前面,经坐骨大孔向外,止于股骨大转子内上方,是髋关节外旋肌,并有助外展后伸作用。该肌受骶 1、2 神经支配。正常情况下,坐骨神经大多紧贴梨状肌下缘穿出,或坐骨神经全部由梨状肌中间穿出,在梨状肌的上孔有臀上动脉、静脉及臀上神经,梨状肌的下孔有阴部神经、股后皮神经、臀下神经及臀下静脉通过。坐骨神经一般从梨状肌下缘出骨盆,在臀大肌下面降至大腿后面。在该处分为胫神经及腓总神经,传导小腿、足部的感觉及支配运动(图下 5-7)。

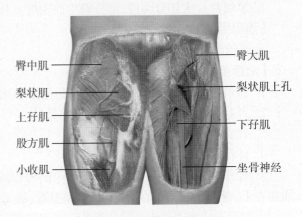

图下 5-7　梨状肌解剖图

【病因病理】

1. 慢性劳损　长期髋关节过度内、外旋或外展,尤其是在下肢内旋、外展或由蹲位突然直立时,易使梨状肌过度牵拉,使之不协调而至损伤,损伤后充血、水肿、渗出粘连,进而对邻近组织产生压迫,直接影响梨状肌上、下孔通过的神经血管,引起一系列临床症状,尤其是对坐骨神经影响最大,易出现明显的坐骨神经卡压征。

2. 神经源性　长期的骶 1、2 神经卡压导致梨状肌痉挛、缺血,从而出现一系列临床症状。

【临床表现与诊断】

1. 有外伤史或慢性劳损史。

2. 单侧或双侧梨状肌上、下孔通过的神经和血管有受压的症状。

3. 疼痛是梨状肌损伤综合征的主要表现。疼痛以臀部为主,并可向下肢放射。

4. 严重时不能行走或行走一段距离后疼痛剧烈,需休息片刻后才能继续行走。

5. 动静触诊　压痛点在梨状肌的表面投影区(坐骨神经出口位于:大粗隆与坐骨结节连线中内上 1/3 上方的 2.5~4cm),可有压痛或阳性结节。

6. 梨状肌紧张试验阳性　即内旋患侧下肢,可诱发臀腿痛。

7. 患侧直腿抬高试验,在 60°以内疼痛明显,超过 60°时,疼痛反而减轻。

鉴别诊断

在临床中引起坐骨神经压迫症状的疾病有多种,需要和以下几种引起坐骨神经疼痛的

疾病相鉴别:

1. 坐骨神经炎　坐骨神经炎起病较急,疼痛沿坐骨神经的通路由臀部经大腿后部或向小腿外侧反射至远端,其疼痛为持续性钝痛,并可发作性加剧或呈烧灼样刺痛,站立时疼痛减轻。

2. 根性坐骨神经痛　根性坐骨神经痛多由于椎间盘突出症、脊柱骨关节炎、脊柱骨肿瘤及黄韧带增厚等椎管内及脊柱的病变造成。发病较缓慢,有慢性腰背疼痛病史,坐位时较行走疼痛明显,卧位疼痛缓解或消失,症状可反复发作,小腿外侧、足背的皮肤感觉减退或消失,足及趾背屈时屈肌力减弱,踝反射减弱或消失,这类病变可做 X 线片检查以协助诊断。

此外,梨状肌损伤还应该和其他造成干性坐骨神经痛的疾病相鉴别,如臀部脓肿、坐骨神经鞘膜瘤等病。

【治则治法】

松解筋结,活血消肿,通络止痛。

【治疗步骤】

1. 松解液配方　三七注射液 2ml、维生素 B$_{12}$ 注射液 1000μg、利多卡因注射液 3ml 备用。

2. 针具　扁圆刃水针刀。

3. 针法　筋膜弹拨分离法。

4. 体位　俯卧位。

5. 操作规程　按"一明二严三选择"的操作规程,令患者俯卧位,按三针定位法,局部皮肤常规消毒,戴无菌手套,铺无菌洞巾,具体操作如下:

a 针:大转子尖端内上方,选扁圆刃水针刀,向后上方快速纵行进针达筋膜层,逐层松解分离筋膜结节,然后达大转子尖端,行筋膜弹拨分离法松解 3~6 针,回抽无血,注射松解液 1~2ml,注射中浓度三氧 5~10ml,快速出针,贴创可贴。

b、c 针:坐骨神经出口处(大粗隆与坐骨结节连线中内上 1/3 处),选扁圆刃水针刀,快速纵行进针达筋膜层,逐层松解分离筋膜结节,然后达梨状肌中下点,个别出现坐骨神经向下放射时,行筋膜弹拨分离法松解 3~6 针,回抽无血,注射松解液 1~2ml,注射中浓度三氧 5~10ml,快速出针,贴创可贴。

每周 2 次,1~3 次 1 个疗程(图下 5-8)。

臀上皮神经

梨状肌

大转子

坐骨神经

图下 5-8　梨状肌损伤综合征进针示意图

【手法治疗】

1. 仰卧位,让患者外旋患肢,医生双手握足踝部与患者对抗(内旋),反复做 2~3 次。

2. 嘱患者做直腿抬高试验,如仍达不到 90°时,医生可帮助患者直腿抬高超过 90°,达到撕裂粘连的作用。

【中药方剂】

以活血祛瘀,通络消肿为治法,方选消肿化瘀汤加减:

当归 10g,赤芍 10g,桃仁 10g,红花 9g,三七 10g,血竭 6g,丹参 30g,鸡血藤 30g,姜黄 10g,云苓 15g,薏苡仁 30g,甘草 6g,水煎服,日一剂。

【注意事项】

1. 术前中药热敷或蜡疗,术后中频治疗,每日 1 次,每次 10~30 分钟。

2. 梨状肌中点松解时,浅层可以切割松解筋膜,深层旋转分离,防止损伤神经。

3. 注意局部保暖,避免风寒刺激。

第五节 股骨头无菌性坏死症

【概述】

股骨头无菌性坏死症是骨伤科常见病、疑难病,又名"无菌性股骨头坏死",属于中医"骨蚀"范畴。多见于长期抽烟饮酒的青壮年男性。主要病变是股骨头骨骺坏死,死骨吸收后为肉芽组织所代替,最后股骨头失去其原有的密度而致塌陷成扁平畸形,韧带中心血管多呈闭锁不通的病理变化,已经严重威胁到患者的身体健康。

【局部解剖】

髋关节是人体最大的球窝(杵臼)关节,由髋臼和股骨头组成,连接骨盆与下肢。关节周围有强大的关节囊、韧带和肌肉保护。

关节囊强大厚韧,近端附着于髋臼唇及髋臼下缘的横韧带,远端前面附着于转子间线,后面附着于股骨颈中外 1/3 交界处。关节前面有坚强的髂股韧带,前内侧有耻股韧带,后方有坐股韧带,还有窝股骨头韧带和髋臼下缘的髋臼横韧带等加固关节囊。

髋部肌肉丰厚有力,分布于关节的前、外、后面。屈肌有髂腰肌、股直肌和缝匠肌,伸肌有臀大肌。内收肌有内收长、短、大肌。外展肌有臀中、小肌和阔筋膜张肌。部分臀中、小肌和阔筋膜使髋内旋。梨状肌、上孖肌、闭孔内肌、下孖肌、股方肌使髋关节外旋(图下 5-9)。

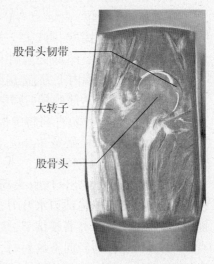

股骨头颈的血液供应主要来自:①股骨滋养动脉:起于股深动脉,经滋养孔入骨髓腔上行,营养股骨颈、股骨头;②旋股内、外侧动脉:起于股深动脉,分别经过股骨颈前、后方,行向大转子形成旋股动脉环,由此供应股骨颈、股骨头;③闭囊(远端附着点)进入股骨颈,主要分支分别经髋臼孔及股骨头韧带营养髋臼及股骨头;④臀上、下动脉:起于髂内动脉,分支要布于髋臼及关节囊。

图下 5-9 股骨头冠状解剖图

髋关节由腰骶丛发出的神经支配:①闭孔神经(L_{2-4})的关节支分布于关节囊前下面;②股神经(L_{2-4})及股直肌支分出的关节支分布于关节囊的前上面;③坐骨神经(L_4-S_1)、臀上神经(L_4-S_1)及骶丛或股方肌支神经(L_4S_1)分出的关节支分布于关节囊后面。

【病因病理】

目前引起股骨头坏死的病因较为复杂,主要由外伤、过量饮酒、滥用激素、肾虚体亏等多种原因引起,常见的病因有以下几个方面:

1. 医源性 多见于长期大量应用皮质激素。

2. 食源性 长期饮酒会引起身体中脂质代谢紊乱,使血脂升高,小动脉发生纤维变性和粥样硬化,细胞膜严重受损,导致股骨头局部缺血;血液中脂肪增多,会聚集成脂肪球,使股骨头软骨下的微血管栓塞;乙醇及其代谢产物又有直接的细胞毒性作用,会使缺血缺氧状态下的骨细胞发生变性坏死等改变,导致股骨头发生无菌性坏死。

3. 外伤性　髋部创伤如髋关节脱位和股骨颈骨折。外伤引起髋关节周围的肌腱韧带、关节囊撕裂、出血、无菌炎性渗出、机化、粘连,引起髋周肌腱挛缩,造成股骨头供血不足,缺血缺氧,引起股骨头坏死。

4. 内科疾病、肾脏和代谢性疾病　如胰腺炎、血液病、痛风。本病近年来呈上升趋势,受到国内外医学界共同关注。

5. 关于骨内高压征因素　股骨头坏死是由于各种因素引起的股骨头周围的无菌性炎症,造成骨质内的充血水肿,导致骨松质及软骨内血流动力的压力升高,引起松质骨内静脉窦样扩张、囊性变、间质水肿,骨小梁的坏死及病理修复。同时加重静脉回流障碍及组织压迫,形成骨代谢障碍、骨组织结构改变,引起股骨头坏死及骨内高压征,出现临床症状。

西医学认为,上述各种因素均可导致股骨头内外软组织无菌性炎性病变,周围软组织逐渐产生粘连、结疤、痉挛、钙化等病理现象,致使局部血脉受阻,关节内外压力增高和应力改变,造成股骨头营养代谢障碍而缺血坏死。

中医学认为本病外因为跌仆损伤,瘀血阻络,内因为肝肾亏虚。由于肾主骨、生髓,肝主筋、藏血,肝肾亏虚,则筋骨失养,故见骨质坏疽,筋骨枯萎,屈伸不利,经络阻隔,不通则痛。

【临床表现与诊断】

股骨头缺血坏死病变进程较长,由于病理变化在每期不同,股骨头缺血坏死的症状与体征有以下几点:

1. 疼痛早期不出现,随着病情的发展,根据局部病变的位置,疼痛表现在关节前方、侧方或后方,沿大腿前内侧向膝关节内侧放射。外展及伸直髋关节时疼痛加重。天气寒冷及潮湿时感到髋部不适,经休息、热敷后疼痛减轻。压痛在髋关节前方及大粗隆与坐骨结节之间。

2. 肌痉挛、疼痛发作时出现,多侵犯内收肌。髋关节屈曲、内收与外旋畸形。开始是由于肌肉痉挛引起,以后关节囊萎缩变为永久性畸形。内收畸形可引起患肢短缩,导致腰椎侧倾。

3. 髋关节屈曲畸形,Thomas 试验阳性。可引起骨盆倾斜,腰前凸加大。髋关节屈曲挛缩后引起腰骶部疼痛。

4. 髋部疼痛、逐渐加重,保护性跛行步态,少数患者有膝部放射痛,对主诉膝痛的儿童,应注意检查髋关节。

5. 后期为髋部休息痛,主要为骨内高压所致,或间歇性跛行。

6. 4 字试验阳性。

7. X 线或 CT 片诊断,尤其 CT 片检查不仅可以观察到股骨头坏死的塌陷情况,而且可以观察到关节的囊性改变情况及血管的受累情况等,X 线片检查示不同程度的骨质破坏改变,是早期发现病变的可靠依据,通常 X 线片分为 4 期(图下 5-10)。

(1) 早期无症状期:临床 1 期,髋关节无疼痛,无功能障碍,临床表现为正常关节。X 线表现,在股骨头前上方有斑点状密度增高。

(2) 轻度疼痛期:临床 2 期,出现轻度阵发性疼

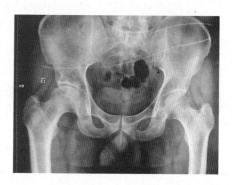

图下 5-10　股骨头 X 线

痛,向大腿内侧放射,但不影响步态。X线片显示股骨头负重区毛糙,间隙轻度改变,呈新月征改变。

(3) 持续性疼痛期:临床3期,疼痛突然加重,偶因外伤引起,反复发作,长期负重后疼痛发作。休息后,开始活动时髋部僵硬,活动后髋部活动恢复正常。有无痛性跛行,髋关节在屈曲、外展后再外旋时诱发响声。髋部疼痛严重,4字试验阳性,髋关节背伸试验阳性。X线片显示股骨头坏死,股骨头的球形度中断,部分塌陷。

(4) 持续性跛行期:临床4期,关节僵硬,活动明显受限,因股骨头畸形,日久出现大腿肌肉萎缩,患肢缩短,髋关节屈曲、外展、内旋等功能障碍,有持续性跛行,站立和走路时需拐杖支持体重。X线片显示股骨头变扁,髋关节间隙增大,头半脱落。

【治则治法】
松解筋结,舒筋减压,活血消肿,化瘀止痛,强筋壮骨,恢复功能。

【治疗步骤】

1. 松解液配方　三七注射液2ml、骨康宁注射液2~4ml、利多卡因注射液3ml备用。

2. 针具　选取扁圆刃水针刀或棱形巨型筋骨针。

3. 针法　筋膜弹拨分离法或骨膜旋转分离法。

4. 体位　仰卧位、侧卧位、俯卧位。

5. 操作规程　按"一明二严三选择"的操作规程,结合X线片或CT所示,按三针法定位,皮肤常规消毒,戴无菌手套,铺无菌洞巾,具体操作如下:

a针:患者仰卧位,关节囊前方点,在耻骨结节与大粗隆连线中外三分之一处,取扁圆刃水针刀,斜行60°向内上进针,避开股三角。快速透皮后,松解筋膜结节3针,达髋关节囊后,行旋转分离法松解3~6针,回抽无血,注射松解液1~2ml,可回抽注射中浓度三氧8~10ml,快速出针,贴创可贴。

b针:患者侧卧位,关节囊侧方点,在患侧大转子骨顶点至髂前上棘连线中点,取扁圆刃水针刀,快速纵行进针松解筋膜结节3针,达关节囊后,行旋转分离法松解3~6针,回抽无血,注射松解液1~2ml,可回抽注射中浓度三氧8~10ml,快速出针,贴创可贴。

c针:患者俯卧位,关节囊后方点,在髂后上棘与大粗隆后连线中下三分之一处,取扁圆刃水针刀,快速纵行进针松解筋膜结节3针,达髋关节囊后,行旋转分离法松解3~6针,回抽无血,注射松解液1~2ml,可回抽注射中浓度三氧8~10ml,快速出针,贴创可贴。

每周2次,3~5次1个疗程(图下5-11)。髋关节活动差,加选耻骨结节、髂前上棘、大粗隆三针点。

如果患者疼痛重,伴有骨内高压症状,在大粗隆点根据筋骨三针法定位,皮肤常规消毒分层局麻后,选用棱形筋骨针,按骨膜旋转分离法,旋转钻孔达骨髓腔,放血后应用水针刀松解后注射三氧,术后按揉治疗点1~2分钟,以改善股骨头关节内长期缺氧状态,消除无菌性炎症,每周2次,3~4次为1个疗程。

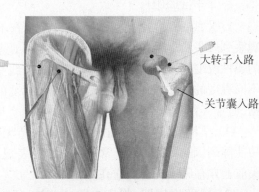

大转子入路

关节囊入路

图下5-11　股骨头坏死症进针示意图

【手法治疗】

1. 水针刀微创针法后坚持卧床休息,

在做水针刀治疗的同时,给予髋关节研磨,其后给予患侧牵引按摩,每日2次,10次1个疗程。下肢牵引,每天至少要保持8小时,每2小时牵引一次,间歇2小时,至少3个月。

2. 在髋关节功能锻炼期间要有毅力,保质保量完成锻炼任务。

3. 在床上做股四头肌收缩等锻炼,保证肌力恢复,避免肌萎缩。

【中药方剂】

以活血祛瘀,强筋壮骨为治法,方选强筋壮骨汤加减:

当归10g,黄芪30g,桃仁10g,丹参30g,血竭6g,桑寄生15g,杜仲15g,威灵仙30g,伸筋草15g,龟甲30g,鳖甲30g,全虫10g,蜈蚣3条,僵虫10g,土鳖虫15g,牛骨髓100g,青皮10g,甘草6g,水煎服,日一剂。

【注意事项】

1. 术前中药热敷或蜡疗,术后中频治疗,每日1次,每次10~30分钟。

2. 治疗本病首先要明确诊断,严格与股骨头结核、化脓性髋关节炎相区别。

(1) 股骨头结核:有发热、盗汗、乏力、消瘦等全身消耗性症状,化验红细胞沉降率增高,结核菌素试验阳性,X线片可以与本病相鉴别。

(2) 化脓性髋关节炎:髋关节疼痛的同时伴有全身化脓性感染症状如寒战发热、血常规增高、髋关节穿刺可抽出脓液,X线片可以与本病相鉴别。

3. 水针刀治疗时严防损伤血管神经,注意进针时应与血管神经走向平行。

4. 保证卧床休息和下肢牵引。

5. 在治疗期间,要求患肢不负重,至少半年。要进行严格监督、检查,说服教育患者坚持执行。

第六节　大转子滑囊炎

【概述】

大转子滑囊炎是临床上较常见的髋关节周围滑囊炎之一,多见于经常剧烈运动或常期感受寒冷刺激的中青年人。股骨大转子周围有3~4个滑囊,位于臀大肌腱附着点与大转子后外侧骨突之间,臀大肌浅深转子囊最大,也最容易损伤。虽没有其他部位的滑囊发病率高,其症状却较明显。

【局部解剖】

大转子是股骨颈与股骨体连接处上外侧的方形隆起,呈四边形,投影于股骨头颈干结合的外上部。后上区投影于股骨颈后表面附近上部,其中间表面有粗糙转子窝。大转子表面可以触摸到,尤其肌肉松弛时,大转子窝偶尔有结节或外生骨疣(图下5-9)。

【病因病理】

1. 急慢性劳损　急慢性劳损或长期的剧烈运动可引起大转子滑囊炎。

2. 风寒侵袭及感染　感受风寒侵袭或感染等,引起滑囊壁增厚,囊腔通道阻塞,滑囊的滑液不能被排出,一方面滑囊肿胀造成局部酸胀疼痛;另一方面髋关节失去润滑而产生活动性摩擦疼痛。

【临床表现与诊断】

1. 发病时股骨大粗隆处肿胀、隐痛不适,不敢向患侧睡卧,踢腿则疼痛剧烈。夜间症状加重。

2. 动静触诊　滑囊明显肿胀时大转子后方的凹陷消失,大转子局部压痛,局部可触及肿块,患者常采取屈髋、患肢外展和外旋体位以缓解疼痛。

3. X 线片有助于诊断和鉴别诊断。必要时行穿刺检查。

【治则治法】

松解筋结,活血化瘀,消肿止痛。

【治疗步骤】

1. 松解液配方　复方当归注射液 2ml、透明质酸酶 1500U、利多卡因注射液 3ml 备用。

2. 针具　选取樱枪型水针刀。

3. 针法　一点三刀通透法。

4. 体位　侧卧位。

5. 操作规程　按水针刀"一明二严三选择"操作规程,皮肤常规消毒,戴无菌手套,铺无菌洞巾,具体操作如下:

患侧髋关节大转子后外侧阳性结节点为治疗点,取樱枪水针刀,快速斜行无痛、逐层进针,有落空感时,即达大转子滑囊,若有滑液,抽出滑液后,行一点三刀通透法松解 3~6 针,然后注入松解液 3~5ml,注入中浓度三氧 10ml 左右,快速出针,贴创可贴。

每周 2 次,2~3 次 1 个疗程(图下 5-12、图下 5-13)。

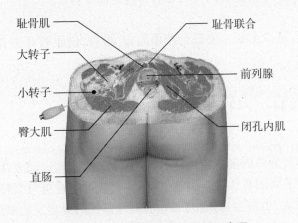

图下 5-12　大转子滑囊炎进针示意图

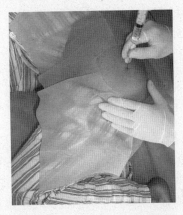

图下 5-13　大转子滑囊炎入路图

在治疗同时,可给予手法按摩,每日按摩 1~2 次,每次 10~15 分钟,10 次 1 个疗程。

金葡液注射液:水针刀注射,每点 0.5~1ml,每次 2ml,每 1~6 日注射 1 次,5~6 次为 1 个疗程。

【中药方剂】

以活血祛瘀,消肿止痛为治法,方选消肿化瘀汤加减:

当归 10g,赤芍 10g,桃仁 10g,红花 9g,三七 10g,血竭 6g,丹参 30g,鸡血藤 30g,姜黄 10g,云苓 15g,薏苡仁 30g,甘草 6g,水煎服,日一剂。

【注意事项】

术前中药热敷或蜡疗,术后中频治疗,每日 1 次,每次 10~30 分钟。

第七节　大粗隆疼痛综合征

【概述】

大粗隆（又名股骨大转子）疼痛综合征是指大粗隆区附着的肌腱组织因劳损发生无菌性炎症引起的肌腱挛缩，导致血管、神经束被卡压的一系列综合征。

【局部解剖】

大粗隆位于股骨外上方，当外旋髋关节时，可摸到在皮下转动的大转子，两侧大转子尖的连线位于耻骨嵴平面。大粗隆附着的肌肉有：臀大肌、臀中肌、臀小肌、梨状肌，以及坐骨束韧带、股方肌等。

臀大肌：位于臀部皮下，人类由于直立姿势影响，故大而肥厚，形成特有的臀部膨隆，此肌起于髂骨翼外侧和骶尾骨的后面外侧。肌束斜向下外，止于股骨的臀肌粗隆。

臀中肌和臀小肌：被臀大肌覆盖，起于髂骨翼外面，止于股骨大转子。

梨状肌：起于骶骨后面骶前孔的外侧，向外经坐骨大孔，止于股骨大转子。在坐骨大孔处，上下缘均留有空隙，分别为梨状肌上孔和梨状肌下孔，均有血液和神经通过。

股方肌：起于坐骨结节，止于转子间嵴（图下5-14）。

图下5-14　臀上部横断面解剖图

【病因病理】

1. 长期牵拉　大粗隆的功能主要是髋关节外展、后伸、外旋，当这些肌肉收缩时，牵拉大粗隆肌腱。

2. 慢性劳损　大粗隆区肌腱长期受到刺激，该区肌群受到痉挛收缩，使该区域的血管、神经束受到卡压，引起类似于网球肘的无菌性炎症病变。

【临床表现与诊断】

1. 有髋关节慢性劳损史。

2. 大粗隆区顶端附近疼痛，酸胀不适。

3. 疼痛向前放射到腹股沟区，向后放射到骶髂关节部位或大腿外侧。

4. 动静触诊　大粗隆顶端，压痛明显，部分伴有筋膜增厚。

5. 患肢抗阻力外展试验和脊柱前屈试验可引起大粗隆区疼痛。

6. X线检查　大粗隆区可有皮质轻度软组织钙化。

7. 红细胞沉降率及常规化验均正常。

【治则治法】

松解筋结，筋骨并重，活血化瘀。

【治疗步骤】

1. 松解液配方　复方当归注射液2ml、胎盘注射液2ml、利多卡因注射液3ml备用。

2. 针具　扁圆刃水针刀或扁圆刃巨型筋骨针。

3. 针法　筋膜扇形分离法、骨膜扇形撬拨法。

4. 体位　侧卧位。

5. 操作规程　按"一明二严三选择"的操作规程,局部皮肤常规消毒,戴无菌手套,铺无菌洞巾,具体操作如下:

大粗隆区尖端部阳性结节点为治疗点:选取扁圆刃水针刀,斜行进针达筋膜层,逐层分解筋膜结节,按筋膜扇形分离法,松解 3~6 针,回抽无血,注射松解液 3ml,快速出针,贴创可贴。

对于病程长、粘连范围广的患者,选用扁圆刃筋骨针,用骨膜扇形撬拨法,要充分松解被卡压的血管、神经束周围的组织,注入中浓度三氧 10ml 左右,以增加气体松解,同时可以改善病灶的缺氧状态,解除病灶肌痉挛现象,快速出针,贴创可贴。

每周 2 次,2~3 次 1 个疗程(图下 5-15)。

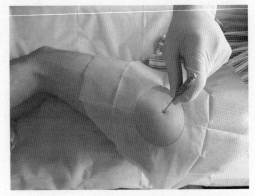

图下 5-15　大粗隆疼痛综合征入路图

【手法治疗】

水针刀微创针法术后令患者侧卧位,患肢髋关节屈曲向上,医者站于治疗床边,拇指按压在大转子滑囊部,另一手握持在小腿部位,让患者做被动屈伸反复数次。然后医者用双手拇指紧压在病变处,用力挤压。每日 1 次,每次 5~15 分钟。5~7 次 1 个疗程。

【中药方剂】

以活血祛瘀,舒筋通络为治法,方选桃红四物汤加减:

当归 10g,红花 10g,桃仁 10g,丹参 30g,赤芍 15g,木瓜 10g,牛膝 15g,薏苡仁 30g,姜黄 10g,丝瓜络 30g,甘草 6g,日一剂,水煎服。

【注意事项】

1. 术前中药热敷或蜡疗,术后中频治疗,每日 1 次,每次 10~30 分钟。

2. 避免向前下方股三角区进针,防止损伤神经、血管。

第八节　坐骨结节滑囊炎

【概述】

坐骨结节滑囊炎是一种常见病,多发于体质瘦弱而久坐的中老年人,臀部摩擦、挤压经久劳损而引起局部炎症,故又称"脂肪臀"。儿童可因蹲挫伤引起。

【局部解剖】

人体臀部的骨骼是由骨盆构成的,其中坐骨是构成骨盆的重要组成部分,坐骨可分为上下两个分支,在两支骨会合处有向后下凸起的粗隆,即坐骨结节(图下 5-16)。

【病因病理】

1. 慢性劳损　发病与长期过久地坐位工作及臀部脂肪组织缺失有关,特别是体质较瘦弱者。由于坐骨结节滑囊长期被压迫和摩擦,囊壁渐渐增厚或纤维化而引起症状。

2. 剧烈运动　因剧烈活动髋关节,使附着在坐骨结节上的肌腱损伤,从而牵拉损伤滑囊,或肌腱损伤处的瘢痕刺激周围滑囊,导致疼痛。

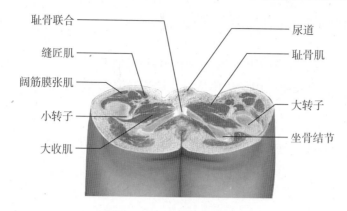

耻骨联合　　　　　　　　　　尿道

缝匠肌　　　　　　　　　　　耻骨肌

阔筋膜张肌

小转子　　　　　　　　　　　大转子

大收肌　　　　　　　　　　　坐骨结节

图下 5-16　坐骨结节解剖图

3. 挤压伤　长期不合理的摩擦、挤压、负重、创伤,久而久之就会导致创伤性滑囊炎的发生,而这种滑囊炎大多发生在一侧坐骨上,这可能与坐力的不平衡有关。滑囊炎发生之后,囊内充血、肿胀、浆液性渗出物增多,迁延日久积液就会变得黏稠、混浊、纤维素沉着而发生粘连,滑囊壁增厚、滑膜表面粗糙,最后形成了囊肿。

【临床表现与诊断】

1. 长期坐位工作或蹲坐颠簸外伤史。

2. 臀部坐骨结节处坐位时疼痛、酸胀不适,严重者不能坐位。

3. 疼痛以坐骨结节周围局限性胀痛为主,不向它处放射,日久臀尖部酸胀不适。

4. 动静触诊　可触及边缘较清晰的椭圆形肿块与坐骨结节粘连在一起,压之疼痛。

5. 屈膝屈髋活动时,由于滑囊受到挤压而局部疼痛加重。

6. 坐骨结节部 X 线检查无异常。

【治则治法】

松解结节,筋骨并重,活血化瘀。

【治疗步骤】

1. 松解液配方　复方当归注射液 2ml、透明质酸酶 1500U、利多卡因注射液 3ml 备用。

2. 针具　樱枪型水针刀。

3. 针法　一点三针分离法。

4. 体位　俯卧位。

5. 操作规程　按"一明二严三选择"的操作规程,在患侧坐骨结节下缘,反复检查,动静触诊按压时有深部波动感及深部压痛。皮肤常规消毒,戴无菌手套,铺无菌洞巾,具体操作如下:

患侧坐骨结节下缘:选取樱枪型水针刀,斜行进针达筋膜层,按一点三针分离法,松解 3~6 针,抽取滑液,注射软损宁松解液 3ml,快速出针,贴创可贴。

每周 2 次,1~3 次 1 个疗程(图 5-17)。

对于病程长、粘连范围广的患者,可以在病灶区注入 10~15ml 三氧,以增加气体松解,同时可以改善病灶的缺

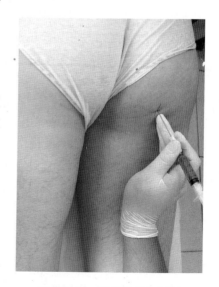

图下 5-17　坐骨结节入路图

氧状态,解除病灶肌痉挛现象,快速出针,贴创可贴。

【中药方剂】

以活血祛瘀,通络消肿为治法,方选消肿化瘀汤加减:

当归 10g,赤芍 10g,桃仁 10g,红花 9g,三七 10g,血竭 6g,丹参 30g,鸡血藤 30g,姜黄 10g,云苓 15g,薏苡仁 30g,甘草 6g,水煎服,日一剂。

【注意事项】

1. 术前中药热敷或蜡疗,术后中频治疗,每日 1 次,每次 10~30 分钟。

2. 术中严格无菌操作,在内侧副韧带附着点处不能横切。

3. 避免寒冷刺激。

第九节　膝关节侧副韧带损伤

【概述】

膝关节侧副韧带损伤在临床上比较常见,好发于体力劳动者。膝关节侧副韧带又分内侧副韧带和外侧副韧带两种。膝关节侧副韧带损伤致使软组织炎症,渗出,粘连,主要表现为膝关节疼痛、活动后加重、伸屈不利、走路跛行、下蹲困难。

【局部解剖】

膝关节的内侧及外侧各有坚强的副韧带所附着,是膝关节组织的主要支柱。内侧副韧带起于股骨内上髁,上窄下宽呈扇状,与内侧半月板相连,下止于胫骨内髁的侧面及胫骨体的上半部分,防止膝外翻;外侧副韧带起于股骨外髁结节,呈条索状,止于腓骨小头,防止膝内翻(图下 5-18)。

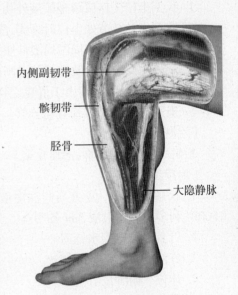

图下 5-18　内侧副韧带解剖图

【病因病理】

1. 急慢性劳损　屈膝内侧副韧带损伤多见于急慢性软组织损伤,退行性改变。

2. 外力损伤　外力迫使膝关节过度内翻,可发生侧副韧带的损伤或断裂。单纯的侧副韧带损伤较少见,多与膝关节滑囊、交叉韧带或半月板同时损伤。由于韧带损伤在修复过程中,韧带和股骨内侧髁或胫骨内侧髁结节粘连,使韧带局部弹性降低,不能自由滑动而影响膝部功能,当勉强走路或做其他膝部活动时,结节受到牵拉,引起新的损伤而症状加重。

【临床表现与诊断】

1. 多有明显外伤史　病情时轻时重。局部肿胀、疼痛、有瘀斑,压痛明显,膝关节屈伸功能障碍。

2. 有轻重不同之外伤　多见于小腿外翻扭伤,内侧副韧带损伤时,压痛点在股骨内上髁,外侧副韧带损伤时,压痛点在腓骨小头或股骨外上髁。

3. 膝部内侧疼痛　活动后疼痛加重,将患侧下肢完全伸直时受限,走路跛行,严重时不能走路。下蹲困难,患膝肿胀、疼痛、可见皮下瘀斑,重者患肢不能负重。

4. 动静触诊　内侧副韧带损伤,在股骨内髁和胫骨内髁可找到明显压痛点或皮下结节。外侧副韧带损伤,在股骨外髁或腓骨小头处可触及压痛结节。

5. 检查侧向试验有重要的临床意义　内侧副韧带断裂时,在膝伸直位,小腿可做被动的外展活动,若该韧带部分撕裂时,则小腿不能做被动的外展活动,但膝内侧疼痛可加剧;外侧副韧带完全断裂时,小腿可做被动内收活动,若韧带部分撕裂时,则小腿不能被动内收而膝关节外侧疼痛加剧。若有半月板损伤,常发现关节血肿。

6. 内外侧副韧带分离试验阳性。

7. 膝关节外侧加压下,X 线正位片见内侧关节间隙张开对内侧副韧带损伤意义重大;膝关节内侧加压下,X 线正位片见外侧关节间隙张开对外侧副韧带损伤意义重大。

鉴别诊断

上端胫骨突起症:负责膝关节伸展的大腿四头肌的末梢部分,膝盖韧带往胫骨的附着部发生病痛,即是此病症之症状。通常是由于青蛙跳等过度给予膝部压力而产生的。其特征是骨的成长不及肌肉或肌腱的缘故,成长中的青少年经常发生此病。由于韧带拉紧,前方胫骨的上端突起,并看得见骨隆起,用手压的时候会隐隐作痛。此病多由于跑步或跳跃的无节制产生,而 O 形或 X 形腿的人,他们的膝盖承受着比正常人重的负担,所以容易罹患此病。用一只手抵住墙壁,以支撑身体,另一只手抓住同侧下肢,往后拉,借助屈曲的膝盖向后牵引的作用,使得大腿四头肌因此而伸直的训练,是预防此病症的良方。

【治则治法】

松解筋结急慢劳损,活血化瘀,软化韧带,恢复功能。

【治疗步骤】

1. 松解液配方　复方当归注射液 2ml、胎盘组织液 2ml、利多卡因注射液 3ml 备用。

2. 针具　扁圆刃水针刀。

3. 针法　筋膜扇形分离法。

4. 体位　仰卧位。

5. 操作规程　按"一明二严三选择"的操作规程,按照三针法钟表定位法,皮肤常规消毒,戴无菌手套,铺无菌洞巾,具体操作如下:

a、b 针,钟表 3 点,内、外侧副韧带起止点;

c 针,钟表 6 点,外侧副韧带起止点。

选取扁圆刃水针刀,垂直进针,方向和下肢纵轴平行,快速透皮,逐层松解筋膜结节后达骨面,行筋膜扇形分离法松解 3~6 针,回抽无血,注入松解液 1~2ml,快速出针,贴创可贴。

每周 2 次,2~3 次 1 个疗程(图下 5-19)。

【手法治疗】

1. 术后让患者仰卧位,伸直膝关节。医生站在患肢床旁,一手握住踝关节,另一手由膝外侧向内侧方向推弹 1~3 次,进一步松解挛缩的膝内侧副韧带,也可以矫正内翻畸形。

2. 助手在头侧,双手挽住患者腋下,医生双手握住患肢小腿部,行对抗牵引 1~3 次。

3. 水针刀微创针法术后,医生拇指按摩侧副韧带的起止端(即:上、中、下三点),用指

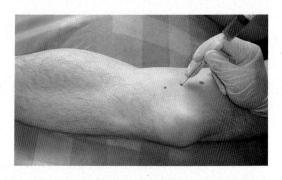

图下 5-19　膝关节内侧副韧带损伤入路图

尖分解数下。

【中药方剂】

以活血祛瘀,舒筋通络为治法,方选桃红四物汤加减:

当归 10g,红花 10g,桃仁 10g,丹参 30g,赤芍 15g,白芍 15g,郁金 12g,青皮 10g,丝瓜络30g,牛膝 15g,甘草 6g,日一剂,水煎服。

【注意事项】

1. 术前中药热敷或蜡疗,术后中频治疗,每日 1 次,每次 10~30 分钟。

2. 术中严格无菌操作,在内侧副韧带附着点处不能横切。

3. 控制上下楼梯等剧烈运动,避免加重韧带损伤。

第十节 膝关节外伤性滑膜炎

【概述】

外伤性滑膜炎多见于膝关节损伤后引起的滑膜无菌性炎症反应。由于膝关节腔内渗出的滑囊积液较多,又称为膝关节渗出性滑膜炎,本病多见于青壮年男性,以体力劳动者多见。

【局部解剖】

膝关节是全身关节中,滑膜面积最大的关节,由此而形成的滑膜腔也是人体最大的滑膜腔,其腔内的容积也最大。膝关节伸直位时,关节腔可容纳 60ml,轻度屈曲位可容纳 88ml。正常情况下膝关节内仅有 0.13~3.5ml 滑液,以液膜状态敷布于关节软骨面上;关节腔内处于负压状态,为 0.8~1.2cmH_2O,故不易抽出液体。

膝关节的滑膜腔分为一个髌部和两个髁部。

膝关节滑膜起于关节软骨的边缘,然后反折于关节囊纤维层的内面作其衬里。关节囊的滑膜层面积远远超过纤维层,因此,关节囊的滑膜层形成皱襞,或从纤维层的薄弱处突出为滑液囊,膝关节上端,在前面超过股骨远端的关节面,在股四头肌腱上形成囊状隐窝,其上端与髌上囊相通;两侧超过股骨髁关节面 1.6cm;外侧向下降至股骨上髁,腘肌腱及腓侧副韧带附着点以下,围绕腘肌腱形成滑膜突起。在髌骨下面有髌下脂肪垫向上突出,顶起膝关节滑膜,进入关节囊内形成翼状皱襞。翼状皱襞的两侧向上合成带状的髌滑膜襞,经关节腔向上形成黏液韧带抵止于股骨髁间窝的前缘,在膝关节后部,膝交叉韧带包绕在滑膜所形成的双层皱襞,故被视为关节内滑膜外结构。滑膜下部在内、外侧半月板之下突出,覆盖胫骨约 0.7cm,且附着于半月板和髌骨的边缘。此外,膝关节周围还有许多滑液囊,常与关节滑膜腔相通(图下 5-20)。

【病因病理】

1. 急性损伤 膝关节滑膜面积广泛,构成多个滑囊,并有滑液分泌,以滑利关节。当膝关节遭受各种暴力,如撞击、跌仆、强力扭转打击后,导致滑膜血管扩张、充血、产生大量炎性渗出液。血浆

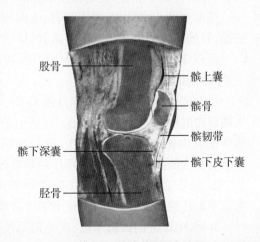

股骨
髌上囊
髌骨
髌韧带
髌下深囊
髌下皮下囊
胫骨

图下 5-20 膝关节侧面解剖图

和血细胞外渗,同时滑膜细胞增生活跃,产生大量黏液素。渗出液中含有红细胞、白细胞、胆红素、脂肪、黏液素和纤维素等,严重者呈血性。由于渗出物增多,关节内压力增高,阻碍淋巴回流,形成恶性循环。同时积液日久,纤维素沉淀,则会发生纤维性变性。

2. 慢性劳损　关节滑膜在长期慢性刺激下逐渐增厚,引起粘连,影响关节活动,由于股四头肌萎缩,更使关节不稳。

3. 软组织损伤　软组织损伤后使关节失去稳定,滑膜受到连续性摩擦损伤所引起。脂肪垫损伤后,影响滑液的排泄吸收。渗出滑液积聚成为积液,日久变性,侵蚀滑膜。关节滑膜在长期性刺激下逐渐增生,引起关节粘连,影响活动。

【临床表现与诊断】

1. 有外伤史或劳损史,髌骨骨折或脱位。

2. 膝关节外伤性滑膜炎可以单独发病,多在膝部损伤情况下病发。

3. 膝关节外伤性滑膜炎,在急性损伤后6~7小时发生肿胀,屈膝活动受限,无明显疼痛,过度屈伸时疼痛加重。

4. 慢性滑膜炎由急性而来,临床膝关节疼痛活动受限。肿胀持续不退,休息后减轻,过劳后加重。

5. 双膝眼消失或隆出,胀满不适,无明显疼痛,部分股四头肌可见萎缩。

6. 行走、伸屈困难,勉强伸屈,多有胀痛。

7. 局部压痛,触之滑膜囊壁增厚感。

8. 膝关节膨隆饱满,浮髌试验阳性。

9. X线片示无骨质破坏或骨质增生,当关节积液量多时,可见关节囊膨胀。

【治则治法】

松解滑囊,活血消肿,滑利关节。

【治疗步骤】

1. 选取松解液　复方当归针2ml、透明质酸酶1500U、利多卡因注射液3ml备用。

2. 针具　樱枪水针刀。

3. 针法　一点三针通透法。

4. 体位　仰卧位。

5. 操作规程　按"一明二严三选择"的规程,结合X线片所示,让患者仰卧,膝关节半伸半屈位,按钟表定位法,局部皮肤常规消毒后,戴无菌手套,铺无菌洞巾,具体操作如下:

a针:髌上滑囊炎,在髌骨上内外侧方11~1点处定位,取樱枪水针刀或筋骨针,由上向下斜行向心性进针,快速进针透皮出现落空后,抽取滑液,然后行一点三针通透法松解3针,注射松解液1~2ml,可注入中浓度三氧10~15ml,快速出针,贴创可贴;

b、c针:髌下滑囊炎,在髌骨下内、外膝眼穴5~7点处定位,取樱枪水针刀,垂直膝眼穴处向上斜行向心性进针,快速透皮出现落空后,抽取滑液,然后行一点三针通透法松解3针,注射松解液1~2ml,可注入中浓度三氧10~15ml,快速出针,贴创可贴。

每周2次,1~3次1个疗程(图下5-21)。

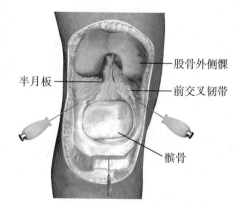

股骨外侧髁
前交叉韧带
半月板
髌骨

图下5-21　膝关节前方进针示意图

手法治疗与运动疗法：

(1) 术后将患肢伸直,两医生分别拉住患者大腿根部和踝关节上缘做对抗牵引 10 分钟。

(2) 操作完毕后,医生活动患侧膝关节,伸屈多次,膝关节内积液通过切开之后,通道达于皮下,自行收缩。

(3) 做股四头肌功能锻炼,增强肌力,促其康复。

【中药方剂】

以活血消肿,祛瘀散结为治法,方选消肿化瘀汤加减：

赤芍 10g,三七 10g,丹参 30g,鸡血藤 30g,姜黄 10g,苍术 10g,茯苓 15g,薏苡仁 30g,泽泻 10g,赤小豆 10g,黄柏 10g,牛膝 15g,甘草 6g,水煎服,日一剂。

【注意事项】

1. 严格无菌操作,防止关节腔内感染。

2. 术后关节制动休息 2~3 周,以便积液早日吸收。

3. 3~6 个月避免剧烈运动。

第十一节　膝关节骨性关节炎

【概述】

膝关节骨性关节炎,是一种中老年慢性关节炎,其基本病变是进行性关节软骨消失和关节边缘及软骨下骨质退行性改变,伴有较轻的炎症反应,又称增生性、肥大性或退行性炎。由于关节的局部损伤、炎症或慢性劳损引起关节软骨退行性变,软骨下骨板应激性增生,形成骨刺,导致关节痛、肿胀积液、功能受限等关节炎症。属于中医"痹证"范畴,因慢性劳损、肾阳不足、气血亏虚、风寒湿邪乘虚而入、痹阻经脉、留滞关节、气血不通而致。

【局部解剖】

膝关节是全身最大、结构最复杂的关节,主要结构包括股骨、胫骨及髌骨之关节面。膝关节的稳定,依靠周围强大韧带与丰富的关节囊,其中前后十字韧带、内侧副韧带、外侧副韧带,关节囊及附着于关节附近肌腱,维持了关节稳定性。关节间隙附着有内外侧半月板,承受着关节压力。关节长骨两端覆盖着软骨,减少了关节的摩擦,加上关节囊所分泌的润滑液,保证关节灵活运动而不磨损。膝关节周围包绕关节囊,囊内滑液膜,能分泌和吸收关节液,既能润滑关节,又能营养关节软骨,可以缓冲关节的撞击伤。

膝关节是全身重要的负重关节,活动很频繁,易造成膝关节的损伤,引起关节周围的无菌性炎症,出现临床症状(图下 5-22)。

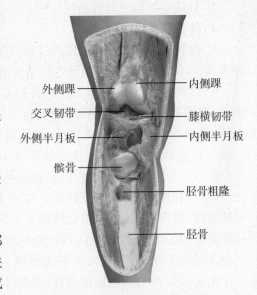

外侧踝　内侧踝　交叉韧带　膝横韧带　外侧半月板　内侧半月板　髌骨　胫骨粗隆　胫骨

图下 5-22　膝关节前方解剖图

【病因病理】

1. 慢性劳损　长期慢性劳损,使膝关节内部的韧带、筋膜受到牵拉,血供障碍,滑液分泌少,关节周围软组织肌腱、韧带、筋膜骨膜相互粘连,形成软组织结节,引起临床症状。

2. 外伤扭伤 膝关节外伤、扭伤,韧带及肌纤维撕裂、出血产生无菌性炎症,在组织恢复过程中发生韧带、肌肉之间的相互粘连。

3. 退行性病变 由于人体进入中老年后,骨关节的缺血、缺氧及血运障碍,引起关节软骨的退行性病变,继而引起骨质的增生硬化,部分伴有软骨下囊性改变。其主要原因是骨质内的静脉回流障碍,刺激新骨形成,导致骨质硬化及骨关节炎的病理变化。

4. 骨内高压 骨内高压是退行性骨关节病的一种常见原因,大部分患者早期无明显的骨内高压症,只有病情发展到一定阶段时才出现骨内高压症,这种患者多见于形体肥胖的人群。退行性骨关节炎的急性疼痛期也可出现骨内高压症。膝关节增生症的疼痛肿胀期,骨内潜在性高压引起膝关节活动时疼痛,由于骨关节静脉回流障碍,引起骨关节休息时疼痛,一般疼痛越严重,骨内压越高。

【临床表现与诊断】

1. 原发性膝关节骨性关节炎多见于 50 岁以上,女性多于男性。

2. 多见于下肢负重关节。

3. 膝关节疼痛明显,多为钝痛或活动时刺痛,活动受限,运动后加重、休息后减轻。

4. 关节胶着即关节长时间不活动,开始活动时僵硬和疼痛,活动后减轻。

5. 膝关节周围肿胀、疼痛、部分畸形。活动时有粗糙摩擦感。

6. 患侧膝关节跛行、交锁征,部分患者下肢痿软。

7. 晚期可有不同程度的挛缩畸形,如髋关节屈曲内收,膝关节半屈曲畸形等。

8. 位置表浅的关节可见骨性粗大及肿胀。

9. 动静触诊 膝关节边缘骨性增生物或关节内游离体,滑膜丰富的关节可出现积液。

10. 膝关节可有浮髌试验、关节缝压痛阳性。

11. X 片检查 中期关节间隙狭窄,软骨下骨板致密,关节边缘及髁间突有骨赘形成,骨松质多发性囊性改变,部分关节内见游离体,晚期可见关节畸形或半脱位(图下 5-23)。

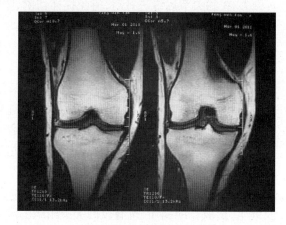

图下 5-23 膝关节 X 线片

【治则治法】

松解结节,筋骨并重,活血化瘀,软化韧带,恢复功能。

【治疗步骤】

1. 松解液配方 骨康宁注射液 2~4ml、三七注射液 2ml、利多卡因注射液 3ml 备用。

2. 针具 扁圆刃水针刀或巨型筋骨减压针。

3. 针法 筋膜弹割分离法。

4. 体位 坐卧位或仰卧位。

5. 操作规程 按“一明二严三选择”操作规程,根据增生部位不同,结合 X 线片所示,令患者坐卧位或仰卧位,在髌周肌腱韧带附着处,按三针法钟表定位法,局部皮肤常规消毒后,戴无菌手套,铺无菌洞巾,具体操作如下:

a 针:3 点,髌内中点、内侧副韧带附着点及关节囊处;

b针:6点,髌下中点、髌韧带中点及髌下骨刺点;

c针:9点,髌外中点、外侧副韧带附着点及关节囊处。

斜行进针直达筋膜层,应用筋膜弹割分离法松解 3~6 针,回抽无血无液,注入松解液 1~2ml,配合筋骨减压针在胫骨粗隆周围定三针点,行三针法减压术,并注射中浓度三氧 5~10ml,快速出针,贴创可贴。

每周 2 次,3~5 次 1 个疗程。

【手法治疗】

1. 扳动髌骨 医生以全手掌扣在髌骨上,上下扳动,使髌骨活动度增加。

2. 尽量屈曲膝关节,以达到松解膝关节、关节囊和各韧带挛缩的目的。

3. 牵引 患者仰卧,医生站立于床尾,助手固定骨盆或腋下,医生一手握住踝关节上方,另一手托住小腿部,在牵引下摇晃旋转患肢膝关节,然后医生一手维持牵引,另一手由翻转膝部的凸面向凹面握持。矫正膝部内外翻畸形,以此矫正膝关节内部的应力失衡,亦可托板固定或下肢牵引。

【中药方剂】

以活血祛瘀,补肾消肿为治法,方选补肾消肿化瘀汤加减:

当归 10g,赤芍 10g,川芎 10g,三七 10g,血竭 6g,丹参 30g,制乳香 10g,制没药 10g,制川乌 6g,制草乌 6g,山药 10g,川断 15g,寄生 15g,怀牛膝 30g,姜黄 10g,云苓 15g,薏苡仁 30g、龟甲 15g,鳖甲 15g,甘草 6g,水煎服,日一剂。

【注意事项】

1. 术前中药热敷或蜡疗,术后中频治疗,每日 1 次,每次 10~30 分钟。

2. 在膝关节后缘进针时,避免提插切割,防止损伤神经、血管。

第十二节 类风湿关节炎

【概述】

类风湿关节炎属中医痹证范畴,是一种自身免疫性疾病。以向心性、对称性、多发性四肢小关节受累为特点。早期为关节的滑膜炎反应,中期为肌腱韧带受累挛缩,晚期形成软骨及骨质破坏,最终导致关节畸形、强直和功能丧失,形成鹰爪手、梭形手等。本病多发于 30~50 岁的青壮年女性,男女之比约为 1:4。

类风湿关节炎是一种慢性、反复发作的以全身关节炎症改变为主的疼痛性疾病,往往累及终生,形成长期病痛,也有仅因关节组织的肿胀和扩展,只有关节运动时才发生局部疼痛。

该病是一种以关节滑膜炎为特征的慢性全身性自身免疫性疾病。它是全身结缔组织和胶原纤维组织病变的局部表现,特别以手、足、指、趾等小关节最易受累。早期或急性期发病,关节红、肿、热、痛和运动障碍,晚期则关节强直或畸形,并有骨和软骨破坏。主要伴随有发热、关节肿胀疼痛、功能障碍、皮下风湿结节等病变。水针刀微创技术治疗类风湿关节炎,对急性期松解关节囊减压止痛、慢性期松解关节周围的粘连韧带,纠正关节畸形,恢复关节功能具有确切疗效。

【局部解剖】

类风湿关节炎主要为四肢末端关节受累,尤其是桡腕关节、腕骨间关节、尺腕关节、腕掌关节、掌骨间关节、掌指关节和指间关节。

1. 桡腕关节　由桡骨腕关节面和关节盘下面的舟骨、月骨、三角骨的近侧关节面联合组成的关节头共同构成，为椭圆关节。关节囊薄而松弛，附着于关节面的边缘，囊周围有桡腕掌侧韧带、桡腕背侧韧带、腕桡侧副韧带、腕尺侧副韧带增强。桡腕掌侧韧带和桡腕背侧韧带分别位于关节的掌侧面和背侧面。关节窝有关节囊内半月板，在半月板与关节盘中间有恒定的腔隙，称茎突前滑膜隐窝。腕尺侧副韧带连于尺骨茎突与三角骨之间，腕桡侧副韧带连于桡骨茎突与舟骨之间。

桡腕关节可做屈、伸、收、展以及环转运动，其中伸的幅度比屈的小，这是由于桡腕掌侧韧带较为坚韧，使后伸的运动受到限制。另外，由于桡骨茎突低，在外展时与大多角骨抵接，因此，外展的幅度比内收的小。

2. 腕骨间关节　由近侧列腕骨间关节、远侧列腕骨间关节和腕中关节构成。

近侧列腕骨间关节由舟骨、月骨、三角骨相互构成，属微动平面关节。在豌豆骨与三角骨之间形成关节，有独立的关节腔。

远侧列腕骨间关节由大多角骨、小多角骨、头状骨和钩状骨构成，属微动关节，各关节都有许多韧带增强。

腕中关节，又称腕横关节，属于球窝关节，介于两排腕骨之间，形如横卧的S状弯曲。外侧的大多角骨和小多角骨形成凹面与舟骨、三角骨相接。内侧的头状骨和钩状骨形成凸面与舟骨、月骨、三角骨相接。关节腔甚大，左右完全相通，尚可与近侧列与远侧列腕骨间关节腔相通。

由于受腕关节两侧副韧带的限制，此关节仅能做屈伸运动，且幅度很小。腕中关节一般和桡腕关节联合运动。

3. 腕掌关节　由远侧列腕骨间关节的远侧端与5个掌骨底构成。第1掌骨底与大多角骨构成一独立的拇指腕掌关节，属于鞍状关节，关节囊肥厚松弛。可做屈、伸、收、展、环转及对掌运动。对掌运动是第1掌骨外展、屈和旋内运动的总和，使拇指尖能与其他各指掌面接触。第2掌骨底与大小多角骨与部分头状骨相关节；第3掌骨底与头状骨相关节；第4掌骨底与钩骨和部分头状骨相关节；第5掌骨底与钩骨相关节，其各关节腔与腕近侧关节腔相通，关节囊松弛，运动灵活。

4. 掌骨间关节　介于第2~5掌骨底之间，形成三个关节腔，有关节囊，其关节腔与腕掌关节腔相通。

5. 掌指关节　鱼际纹横部远侧平对示指掌指关节；掌远纹稍远侧平对中、环、小指掌指关节；拇指近侧纹稍远侧平对拇指掌指关节。该关节由掌骨小头与近节指骨底构成，运动灵活，关节囊有韧带增强。

6. 指间关节　指中间纹正对近侧指间关节，指远侧纹稍远侧平对远侧指间关节，拇指远侧纹平对拇指指间关节，共由九指骨底构成。关节囊松弛而薄，有韧带增强。

7. 桡尺远侧关节　由尺骨头的环状关节面和桡骨的尺骨切迹组成。关节囊松弛，前后有韧带增强。关节囊的滑膜向上突出于桡尺两骨之间6~7mm，形成囊状陷窝。其远侧囊底为关节软骨盘(图下 5-24)。

【病因病理】

1. 西医学多认为与溶血性链球菌感染、内分泌失调、过敏、免疫、家族遗传等有关。

2. 自身免疫障碍。

3. 类风湿因子侵袭　在滑膜表面或附近形成免疫复合物。中性粒细胞吞噬免疫复合

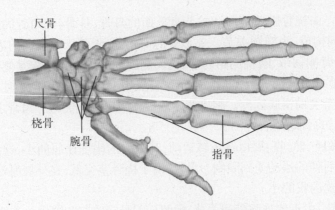

尺骨

桡骨

腕骨

指骨

图下 5-24　手腕部骨关节结构图

物的过程中,被激活的蛋白水解酶进入关节,使滑膜及软骨组织分解,产生降解物和炎性因子,引起炎症反应,造成滑膜、关节软骨和邻近组织的损害。该病病变是急性滑膜炎反应,炎症的反复发作转变为慢性时,滑膜内肉芽组织形成与纤维组织粘连。早期肌腱、韧带和其所附着的骨发生充血、水肿、组织细胞浸润;晚期则局部骨质增生,肌腱和韧带抵止部发生钙化。

4. 遗传因素　本病在某些家族中发病率较高,在人群调查中,发现人类白细胞抗原(HLA)-DR$_4$ 与 RF 阳性患者有关,研究发现 HLA-DW$_4$ 也与 RA 的发病有关。患者中有 70% 的 HLA-DW$_4$ 呈阳性,患者具有该点的易感基因,因此遗传可能在发病中起重要作用。

5. 寒冷因素　感受风寒湿邪,邪郁日久而发。此为痹证,痹而不通,经脉气血阻滞不畅,从而引起一系列的关节肿胀、疼痛,活动受限。

6. 中医学认为本病素与体质虚弱,寒冷或由于劳累受邪,辛苦过度,触冒风雨,寝处潮湿,阳光不足,营养缺乏等因素有关。

【临床表现与诊断】

1. 本病女性较多见　发病年龄多为 30~50 岁的女性,男女之比约为 1:4。

2. 小关节肿胀疼痛　四肢小关节向心性、对称性、多发性肿胀疼痛,早期滑膜炎反应,关节红肿热痛。

3. 关节活动受限　中期关节周围韧带挛缩,关节屈伸不利,活动受限呈梭形手改变,至少一个关节活动时疼痛或有自发疼痛。至少有一个关节肿胀。继发有另一个关节肿胀,两关节发病所间隔的时间应不超过 3 个月。同时侵犯两侧同一关节,呈对称性肿胀。

4. 小关节僵硬畸形　晚期关节软骨破坏,手足小关节如膝、趾、腕、指等受累关节对称性肿胀、畸形或强直,关节功能受限。

5. 关节皮下结节　在关节骨突周围或关节伸侧出现皮下结节。尤其是近侧指间关节、掌指及跖趾关节。

6. 可有关节外其他器官与组织受累的表现。常见的局部症状是关节疼痛(最先发生于膝关节)、肿胀、功能受限。

7. 晨僵　晨起受寒冷刺激,关节僵硬疼痛,活动后减轻。且常为多发,病程较长且慢,时好时犯,发病数月后才出现关节肿胀,活动受限,并逐渐累及其他关节。

8. 胶着现象　由于关节液炎性渗出物增多,导致关节黏稠形成胶着样现象。造成膝、趾、腕、指等关节受累,屈伸不利。发病缓慢而渐进,交替出现,病程可长达数年至数十年。

9. 动静触诊　手足小关节囊对称性肿胀、畸形、强直,压痛明显,关节功能受限。

10. X线平片显示早期骨质疏松,软组织肿胀;中期为骨端边缘腐蚀,软骨下囊性改变和关节间隙狭窄,晚期为关节严重破坏;骨质吸收,脱位或畸形;末期为关节呈纤维性或骨性强直。

11. 血清类风湿因子呈阳性(图下 5-25)。

诊断标准

目前通常采用美国风湿病协会 1987 年的诊断标准:

1. 晨僵持续至少 1 小时(每天),病程至少 6 周。

2. 有 3 个或 3 个以上的关节肿,至少 6 周。

3. 腕、掌指、近指关节肿,至少 6 周。

4. 对称性关节肿,至少 6 周。

5. 有皮下结节。

6. 手 X 线片改变(至少有骨质疏松,关节间隙变窄,关节面骨质破坏)。早期仅见软组织肿胀,以后出现骨质疏松,关节间隙变窄,关节面边缘侵蚀及骨质内小关节囊状破坏。可发生关节畸形和骨性强直(图下 5-26)。

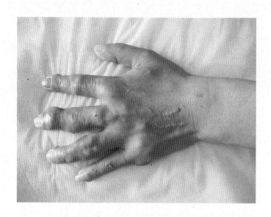

图下 5-25　类风湿关节炎

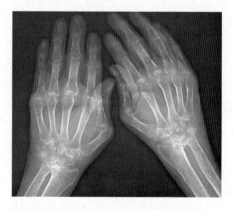

图下 5-26　类风湿关节炎 X 线片

7. 大部分血清类风湿因子呈阳性(滴度 >1∶20)。

凡符合上述 7 项者为典型的类风湿关节炎;符合上述 4 项者为肯定的类风湿关节炎;符合上述 3 项者为可能的类风湿关节炎;符合上述标准不足 2 项而具备下列标准 2 项以上者(a. 晨僵;b. 持续或反复的关节压痛或活动时疼痛至少 6 周;c. 现在或过去曾发生关节肿大;d. 皮下结节;e. 红细胞沉降率增快或 C 反应蛋白阳性;f. 虹膜炎)为可疑的类风湿关节炎。

鉴别诊断

类风湿关节炎应与慢性、多发性关节炎相鉴别:

1. 增生性骨关节炎　发病年龄多在 40 岁以上,无全身疾病。关节局部无红肿现象,受损关节以负重的膝、脊柱等较常见,无游走现象,肌肉萎缩和关节畸形边缘呈唇样增生或骨疣形成,红细胞沉降率正常,RF 阴性。

2. 风湿性关节炎　本病尤易与类风湿关节炎起病时相混淆,下列各点可资鉴别:①起病一般急骤,有咽痛、发热和白细胞增高;②以四肢大关节受累多见,为游走性关节肿痛,关节症状消失后无永久性损害;③常同时发生心肌炎;④血清抗链球菌溶血素"O"、抗链球菌激酶及抗透明质酸酶均为阳性,而 RF 阴性;⑤水杨酸制剂疗效常迅速而显著。

3. 结核性关节炎 类风湿关节炎限于单关节或少数关节时应与本病鉴别。本病可伴有其他部位结核病变,如脊椎结核常有椎旁脓肿,两个以上关节同时发病者较少见。X 线检查早期不易区别,若有骨质局限性破坏或有椎旁脓肿阴影,有助诊断。关节腔渗出液作结核菌培养常阳性。抗结核治疗有效。

4. 强直性脊柱炎 本病以前认为属类风湿关节炎的一种类型,但是,本病始于骶髂关节,非四肢小关节;关节滑膜炎不明显而钙化骨化明显;类风湿因子检查阴性;并不出现皮下类风湿结节;阿司匹林等对类风湿关节炎无效的药物治疗本病能奏效。

5. 其他结缔组织疾病(兼有多发性关节炎者)

(1) 系统性红斑狼疮与早期类风湿关节炎不易区别。前者多发生于青年女性,也可发生近端指间关节和掌指关节滑膜炎,但关节症状不重,一般无软骨和骨质破坏,全身症状明显,有多脏器损害。典型者面部出现蝶形或盘状红斑。狼疮细胞、抗 ds-DNA 抗体、Sm 抗体、狼疮带试验阳性均有助于诊断。

(2) 硬皮病:好发于 20~50 岁女性,早期水肿阶段表现的对称性手僵硬、指、膝关节疼痛以及关节滑膜炎引起的周围软组织肿胀,易与 RA 混淆。本病早期为自限性,往往数周后突然肿胀消失,出现雷诺现象,有利本病诊断。硬化萎缩期表现为皮肤硬化,呈"苦笑状"面容则易鉴别。

(3) 混合结缔组织病临床症状与类风湿关节炎相似,但有高滴定度颗粒型荧光抗核抗体、高滴度抗可溶性核糖核蛋白(RNP)抗体阳性,而 Sm 抗体阴性。

(4) 皮肌炎的肌肉疼痛和水肿并不限于关节附近,心、肾病变也多见,而关节病损则少见。ANA、抗 PM-1 抗体、抗 Jo-1 抗体阳性。

【治则治法】

松解筋结,活血化瘀,祛风胜湿,通痹止痛。根据人体对应补偿功能:上下交叉选点,局部隔指选点。

【治疗步骤】

1. 松解液配方 正清风痛宁注射液 2ml、雪莲注射液 2ml、利多卡因注射液 3ml 备用。

2. 针具 鹰嘴型水针刀或扁圆刃水针刀或棱形筋骨针。

3. 针法 筋膜弹拨分离法和骨膜旋转减压术。

4. 体位 坐位、俯卧位。

5. 操作规程 按"一明二严三选择"的规程,按三针定位法,局部皮肤常规消毒后,戴无菌手套,铺无菌洞巾,具体操作如下:

根据人体对应补偿功能,上下交叉选点,局部隔指选点,左手配右足、右手配左足,左手拇指、中指、小指的关节囊与右足的对应足趾关节囊各选 3 个点:根据四肢大小关节局部肌肉厚薄,选择大、中、小型号鹰嘴水针刀。沿肌腱神经血管平行进针,避开神经血管,快速进针透皮,达关节囊,行筋膜弹割分离法松解 3~6 针,回抽无血,根据关节囊大小,注入风湿宁松解液 1ml 左右,快速出针,贴创可贴(图下 5-27、图下 5-28)。

膝关节滑膜炎治疗时,按钟表定位法 5~7 点处,相当于双侧膝眼,向心性进针,逐层松解筋膜结节,有落空感时即达关节腔,回抽积液,注入松解液 3ml,注射中浓度三氧 10~15ml,快速出针,贴创可贴。

膝关节内、外侧副韧带起始处治疗时,相当于钟表定位法的 3~9 点,针体与膝关节内、外

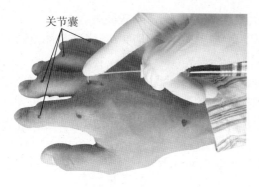

关节囊

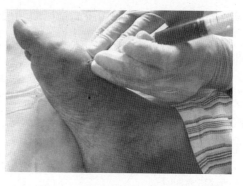

图下 5-27　手部类风湿关节炎进针入路图　　图下 5-28　足部类风湿关节炎进针入路图

侧处皮肤垂直,针刃与下肢纵轴平行,快速刺入达内、外侧副韧带,逐层松解筋膜结节,达骨面,行筋膜弹割分离法松解各 3 针,注入松解液 1~2ml,注射中浓度三氧 3~5ml,快速出针,贴创可贴。

每周 2 次,5~7 次 1 个疗程。

对于膝关节骨内高压症、疼痛明显的患者,水针刀微创疗法治疗后,在患侧颈部粗隆处,选筋骨三针点,皮肤常规消毒局麻后,选用棱形筋骨针,采用骨膜旋转钻孔减压术,钻孔至骨髓腔,然后放血配合三氧消融术治疗。

对有关节强直、畸形的患者可配合水针刀微创疗法在关节局部肌肉、韧带起始处治疗,配合动静推拿手法治疗,使其快速恢复关节功能。

水针刀针法治疗后,口服非甾体类消炎药物及免疫抑制药物,如双氯芬酸钠胶囊、来弗米特、白芍总苷、甲氨蝶呤等。免疫抑制药物首选甲氨蝶呤,每周用量 10~12.5mg,在一天内口服,至少口服 1 年以上,每 3 个月检查肝功能、肾功能。同时配合服用中成药"风湿骨痛丸",每袋 6g,每次 1 袋,每日 2 次,3 个月 1 个疗程。

【手法治疗】

1. 肩部推拿　患者坐位,医者站于一侧,一脚踩凳上,将患肢放在大腿上,用滚法在手臂内、外侧施治,从腕部到肩部,上下往返。同时适当配合各关节的被动活动。医者膝部恰以患者腋部同等水平位,让患肢放在医者膝关节面上,让患者充分放松。医者先用叩击法,再用滚法使患者三角肌放松,然后医者将患者三角肌推向背侧,医者一手将三角肌推向胸侧,随后医者站直,一手扶持患肢肩部,另一手握住患肢掌部,充分地使患肢做被动旋转、环转、外展运动,随后嘱患者尽量外展上举患肢,当达到最大限度,不能再上举时,医者双手猛地向上一弹,推弹速度必须快(约 0.5 秒),待患者反应过来时,手法已结束。随后让患者做肩部主动环转、旋转、外展等运动。

2. 腕部推拿　让患者将患侧拇指握于四指之内,以握拳的姿势,做腕过度尺侧屈曲动作,医生可协助用力,反复 2~3 次。同时医生可用同侧的手握患者掌部,另一手拇指按压在患侧桡骨茎突腱鞘上面,反复向肩部推拿按揉 10~20 次,然后再用拇指向腱鞘掌、背面两侧分离 5~10 次。以增强水针刀的松解作用。随后让患者做腕部主动运动。

3. 手部推拿　医者以同侧一只手的拇指和示指捏住患指的远端指骨,另一手捏住患指的掌指关节使其被动屈伸活动,反复 5~10 次,同时使患指向掌背面做最大幅度的对抗牵引 3~5 分钟。然后医者以拇指按压在患指腱鞘部位进行按揉、弹拨 3~5 次,使狭窄粘连腱鞘得到充分的松解。最后让患者将病指屈曲到最大限度,伸屈运动 3~4 次即可。

以上手法每日或隔日 1 次,通过手法起到减少和预防粘连、消肿、扩张狭窄部及撕裂狭窄部组织的作用。

4. 足部推拿 患者正坐位或仰卧位,医者站于患侧,一手握住患者足趾部做跖屈背伸动作反复数次,然后用双手拇指按压病变部位进行反复弹拨 3~5 分钟,再用拇指尖端按揉病变部位,以放松跖关节周围的软组织。手法后往往疼痛症状大为减轻,活动改善。随后让患者做主动跖屈背伸运动。

每日推拿 1 次,每次 5~15 分钟,5~7 次 1 个疗程。

【中药方剂】

以活血祛瘀,通痹止痛为治法,方选蠲痹汤加减:

当归 10g、红花 10g、鸡血藤 30g、络石藤 15g、炙川乌 6g、炙草乌 6g、辽细辛 3g、五加皮 15g、苍术 10g、薏苡仁 30g、全虫 10g、蜈蚣 3 条、宣木瓜 10g、川牛膝 15g、甘草 6g,水煎服,日一剂。遇风寒加重者加防风 12g,痉挛痛者加制马钱子 0.5g、制乳香 9g、制没药 9g,关节变形者加三七 10g、三棱 10g、莪术 10g。

【注意事项】

1. 术前中药热敷或蜡疗,术后中频治疗,每日 1 次,每次 10~30 分钟。

2. 加强饮食疗法、运动疗法。

3. 避免局部寒冷刺激。

第十三节 隐神经卡压症

【概述】

隐神经卡压症,是指隐神经从股神经分出后,在股内侧中下段穿行肌纤维管道时,受到急慢性损伤,使隐神经受到刺激压迫后,产生的疼痛症状。临床上又称隐神经痛。

【局部解剖】

隐神经是单纯的感觉神经,是股神经最长的一个分支。从股神经发出后斜向内下方,并与大隐静脉一起进入内收肌和缝匠肌构成的肌纤维管道,沿股内侧肌与内收肌间沟下行至膝关节内侧方分行为膝下髌内前支,然后主干达小腿前内侧皮下筋膜层,直至内踝及足内缘的皮下筋膜层(图下 5-29)。

【病因病理】

由于急慢性劳损、外伤导致膝关节内上方的隐神经纤维管道炎性渗出、肿胀、狭窄,刺激压迫隐神经,引起支配区域疼痛、麻木、皮肤感觉异常等临床症状。

【临床表现与诊断】

1. 多有膝关节内上方的慢性劳损史或外伤史。

2. 患者大腿内下方隐神经支配区域疼痛、麻木、皮肤感觉异常,疼痛较局限。

3. 股下部和小腿前内侧持续疼痛及酸困不适,行走或伸髋时疼痛加重。伸髋关节和屈膝关节可引出疼痛。

4. 隐神经出内收肌管之出口处压痛明显,膝内侧及小腿

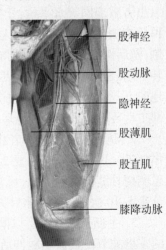

—— 股神经

—— 股动脉

—— 隐神经

—— 股薄肌

—— 股直肌

—— 膝降动脉

图下 5-29 隐神经解剖图

前内侧皮肤痛觉过敏或减退。

5. 痛点用低浓度普鲁卡因注射可鉴别之。如注入后,内收肌管内症状缓解即为隐神经卡压症,反之即为骨神经痛。

6. 动静触诊　在大腿内下方中下三分之一处内收肌管周围压痛、向下窜痛、麻木。

7. 在膝关节以下受卡压刺激者,如大隐静脉炎刺激隐神经引起则表现为小腿内侧及内踝区较弥散的持续疼痛,行走久站后加重,胫骨内缘及腓肠肌压痛并向踝及足内缘放射。

【治则治法】

松解粘连,解除压迫,活血化瘀,通络止痛。

【治疗步骤】

1. 松解液配方　麝香注射液 2ml、维生素 B_{12} 注射液 1000μg、利多卡因注射液 3ml 备用。

2. 针具　扁圆刃型水针刀或圆头筋骨针。

3. 针法　筋膜弹拨分离法和筋膜扇形分离法。

4. 体位　仰卧位。

5. 操作规程　按"一明二严三选择"的操作规程,令患者俯卧位,按三针法定位,局部皮肤常规消毒后,戴无菌手套,铺无菌洞巾,具体操作如下:

大腿内下方中下三分之一处内收肌管道阳性结节点为治疗点:选取扁圆刃水针刀,快速纵行垂直进针达筋膜层,运用筋膜弹拨分离法,松解 3~6 针,回抽无血,每点注射松解液 2ml,注射中浓度三氧 3~6ml,快速出针,贴创可贴(图下 5-30)。

神经卡压症状重者,选用圆头筋骨针,沿股内收肌管道向内下进针 5cm 左右,用筋膜扇形撬拨法松解,注射中浓度三氧 5~8ml,快速出针,贴创可贴。

一周 1 次,1~3 次 1 个疗程。

图下 5-30　隐神经卡压症进针示意图

缝匠肌(切开)
隐神经
隐神经管
缝匠肌(切开)
股薄肌

【中药方剂】

以活血祛瘀,舒筋通络为治法,方选活血通络汤加减:

当归 10g,赤芍 10g,丹参 30g,千年健 10g,鸡血藤 30g,姜黄 10g,云苓 15g,怀牛膝 15g,伸筋草 15g,丝瓜络 30g,甘草 6g,水煎服,日一剂。

【注意事项】

1. 水针刀松解时宜弹拨分离,避免横切,防止损伤神经、血管。

2. 筋骨针松解时不宜过多通透,防止损伤血管。

第十四节　腓浅神经卡压综合征

【概述】

本病多见于年轻女性患者,以习惯穿高跟鞋,靴筒边缘长期挤压或摩擦小腿前中下部,致使局部纤维组织增生变硬,皮下粘连,对腓浅神经产生压迫,或踝关节内翻扭伤、压迫引起致病。

【局部解剖】

腓浅神经自腓总神经发出后,穿行腓骨长短肌之间,下行至腓骨长肌和趾长伸肌之间,在小腿中下 1/3 处,穿小腿深筋膜浅出,到达皮下筋膜层,下行分布于足背与趾背皮肤。第 2、5 趾背面的相对缘,则由腓深神经的分支所分布(图下 5-31)。

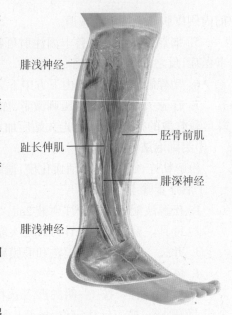

图下 5-31　腓浅神经解剖图

【病因病理】

1. 慢性损伤　慢性损伤可导致小腿前下方浅深筋膜受损,造成局部纤维软组织散在出血、炎性渗出、机化、粘连等,可造成神经卡压,引起临床症状。

2. 急性扭伤　急性扭伤使小腿浅深筋膜及韧带受累,从而引起临床症状。

【临床表现与诊断】

1. 外踝上方劳损外伤史。

2. 患者踝前及足背麻木、疼痛,行走时疼痛加重,严重时可呈跛行,休息后可缓解。

3. 局部叩击、按压时,足背可有放射样疼痛。

4. 严重者趾短伸肌可无收缩力,甚至出现软弱瘫痪。

5. 动静触诊　外踝上 8~10cm 处,腓骨长短肌的外下方,触及筋膜结节,伴压痛。

6. 足跖屈内翻试验阳性　足跖屈内翻试验可使局部疼痛加剧。

7. 应与前跗管综合征鉴别,患者强力伸患趾可受到卡压。

【治则治法】

松解粘连,解除压迫,活血化瘀,通络止痛。

【治疗步骤】

1. 松解液配方　伊痛舒注射液 2ml、维生素 B_{12} 注射液 1000μg、利多卡因注射液 3ml 备用。

2. 针具　扁圆刃水针刀或圆头巨型筋骨针。

3. 针法　筋膜弹拨分离法、筋膜旋转分离法。

4. 体位　仰卧位。

5. 操作规程　按"一明二严三选择"的规程,结合 X 线片或 CT 所示,令患者仰卧位于治疗床上,局部皮肤常规消毒后,戴无菌手套,铺无菌洞巾,具体操作如下:

在小腿外下三分之一处筋膜区阳性结节点:取扁圆刃水针刀,快速纵行进针达筋膜层,运用筋膜弹拨分离法,松解 3~6 针,回抽无血,每点注射松解液 1~2ml,快速出针,贴创可贴。

神经卡压症状重者,选用圆头筋骨针,沿腓骨长短肌向外下方,进针 2~3cm,用筋膜旋转分离法,注射中浓度三氧 3~5ml,快速出针,贴创可贴。

一周 1 次,1~3 次 1 个疗程(图下 5-32)。

【中药方剂】

以活血祛瘀,舒筋通络为治法,方选活血通络汤

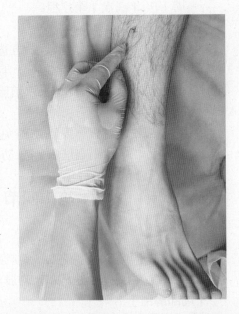

图下 5-32　腓浅神经卡压综合征入路图

加减：

当归 10g,赤芍 10g,丹参 30g,千年健 10g,鸡血藤 30g,姜黄 10g,云苓 15g,怀牛膝 15g,伸筋草 15g,丝瓜络 30g,甘草 6g,水煎服,日一剂。

【注意事项】

1. 水针刀松解时宜弹拨分离,避免横切,防止损伤腓浅神经。

2. 筋骨针松解时不宜过多通透,防止损伤血管。

第十五节 腓管综合征

【概述】

腓管综合征是由于膝关节外侧方腓骨小头处软组织外伤、劳损、炎性浸润、肿胀引起腓总神经受压,造成该神经支配区域的皮肤感觉异常、功能障碍等临床症状。

【局部解剖】

腓管在正常人体上是不存在的,腓总神经跨过腓骨上端外侧,是坐骨神经的分支之一。在腘窝上角自坐骨神经分出,沿腘窝外上壁下降,绕腓骨颈到其前面分为腓浅神经和腓深神经。其神经的浅层无韧带或腱膜组织覆盖,髂胫束的腱膜止于胫骨外髁缘并不向下延续(图下 5-33)。

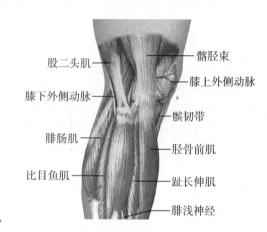

图下 5-33 腓管解剖图

【病因病理】

外伤劳损使腓骨小头处软组织充血水肿、炎性渗出,腓总神经管机化粘连,引起腓总神经受压,造成该神经支配区域的皮肤感觉异常、功能障碍。

【临床表现与诊断】

1. 有急、慢性损伤或外伤史。

2. 患侧腓骨小头或腓骨颈处疼痛、胀痛、发麻及向小腿前下方放射痛。

3. 小腿前外方第 1、2、3 趾背皮肤痛觉减退或过敏。

4. 部分严重患者跛行、足外翻无力或足下垂。

5. 动静触诊 腓骨颈处肌筋膜条索状结节,伴有压痛、向前下方放射痛。

6. X 线检查、实验室检查均正常。

【治则治法】

松解筋结,活血消肿,化瘀止痛。

【治疗步骤】

1. 松解液配方 三七注射液 2ml、维生素 B_{12} 注射液 1000μg、利多卡因注射液 3ml 备用。

2. 针具 圆头水针刀或圆头巨型筋骨针。

3. 针法 筋膜弹割分离法。

4. 体位 坐俯位。

5. 操作规程 按"一明二严三选择"的规程,结合 X 线片或 CT 所示,令患者仰卧位于

治疗床上,局部皮肤常规消毒后,戴无菌手套,铺无菌
洞巾,具体操作如下:

腓骨小头后上方腓神经管压痛结节处:选取扁圆
刃水针刀或圆头巨型筋骨针,由后上向前下快速斜行
进针,逐层松解分离筋膜结节,行筋膜弹割分离法松
解3~6针,回抽无血,注入松解液1ml,快速出针,贴创
可贴(图下5-34)。

神经卡压症状重者,选用圆头巨型筋骨针,沿腓
神经管道由后上向前下,进针2~3cm,用筋膜旋转松
解法,注射中浓度三氧3~5ml,快速出针,贴创可贴。

一周1次,1~3次1个疗程。

【中药方剂】

以活血祛瘀,通络消肿为治法,方选消肿化瘀汤
加减:

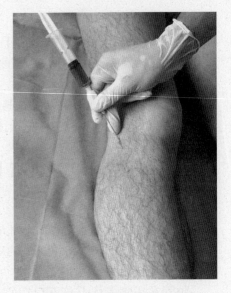

图下5-34　腓管综合征入路图

当归10g,赤芍10g,桃仁10g,红花9g,三七10g,
血竭6g,丹参30g,鸡血藤30g,姜黄10g,云苓15g,薏苡仁30g,甘草6g,水煎服,日一剂。

【注意事项】

1. 水针刀松解时宜弹拨分离,避免横切,以防损伤腓总神经。

2. 筋骨针松解时不宜过多通透,防止损伤血管。

第十六节　小腿筋膜间室综合征

【概述】

小腿筋膜间室综合征,是下肢肌筋膜间室病变的
常见病。多发生在小腿的四个筋膜间室中,各有肌群
和神经分布其间,尤以胫前筋膜间室最易发生本征。

【局部解剖】

胫前筋膜间室主要附着在胫前肌群上方,由浅深
筋膜构成。其损伤点和劳损点多在中上和中下1/3处。
胫前肌下方分布有胫前动脉和腓深神经,因此进针不
宜过深,防止损伤神经血管。

小腿外侧筋膜间室主要附着在小腿外侧方的腓
骨长短肌群上方,由浅深筋膜构成,其损伤点和劳损点
多在外侧方的中下1/3处。腓骨长短肌肌腹肌腱交汇
处、腓浅神经出口处,因此进针不宜过深,防止损伤腓
浅神经。

胫后筋膜间室主要是附着在小腿后方的小腿三头肌
上方,由浅深筋膜构成。其损伤点和劳损点多在后下方
的中下1/3处。小腿三头肌肌腹肌腱交汇处为胫神经投
影处,因此进针不宜过深,防止损伤胫神经(图下5-35)。

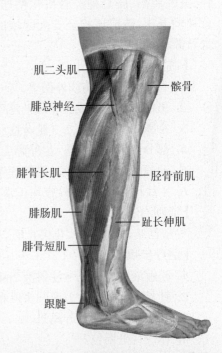

图下5-35　小腿筋膜间室综合征解剖图

【病因病理】

1. 软组织损伤　软组织外伤、劳损、充血水肿、炎性渗出、机化粘连,使小腿筋膜间室内压升高引起临床症状。

2. 外伤挫伤　严重挫伤、剧烈运动或长途行军后引起小腿筋膜间室炎性渗出、充血水肿、内压力增高。受损的静脉和淋巴回流导致进一步水肿,遂发生恶性循环,即间室内压力升高—循环障碍—组织水肿,引起临床症状。

【临床表现与诊断】

1. 有劳损外伤史或长途跋涉史。

2. 胫前区疼痛、肿胀、压痛、踝及趾背伸减弱,腓深神经皮支分布区有不同程度的感觉障碍。

3. 小腿外侧筋膜间室征　小腿外侧直接创伤或踝部扭伤,内翻性损伤或由于小腿肌肉剧烈活动后,于腓骨区发生肿胀、紧张、疼痛与压痛,局部皮肤红热。

4. 胫后筋膜间室征　小腿后部疼痛、肿胀,疼痛常很严重。

5. 小腿下端内侧、跟腱与胫骨间紧张,压痛,趾部感觉障碍,趾屈曲力量减弱,足趾足痉挛性屈曲,被动伸踝部或伸趾时出现牵拉痛。

6. 由于胫后筋膜间室分浅、深两个间室,所包含的内容物不同,临床可以出现不同的症状和体征。

诊断依据

1. 有外伤劳损手术史。一般从外伤到发生症状的平均时间为 2 小时至 6 天。

2. 主要出现被动牵拉痛,肌肉力量变弱,足趾感觉障碍,

3. 往往肌肉缺血已经发生,但足背动脉和胫后动脉仍可能搏动,不能等到动脉搏动消失后才考虑本征。

4. 鉴别诊断　本病应与小腿急性蜂窝组织炎、急性血栓性静脉炎、急性骨髓炎、腓神经损伤等相鉴别。早期需要提高警惕,这对患肢进行动态观察是十分重要的,以便尽早诊断,及时处理。

【治则治法】

松解粘连,解除压迫,活血化瘀,通络止痛。

【治疗步骤】

1. 松解液配方　三七注射液 2ml、维生素 B_{12} 注射液 1000μg、利多卡因注射液 3ml 备用。

2. 针具　扁圆刃水针刀或圆头巨型筋骨针。

3. 针法　筋膜弹拨分离法。

4. 体位　仰卧位。

5. 操作规程　按"一明二严三选择"的规程,结合 X 线片或 CT 所示,令患者仰卧位于治疗床上,按三针法定位,局部皮肤常规消毒后,戴无菌手套,铺无菌洞巾,具体操作如下:

a 针:胫前中下 1/3 筋膜间室点;

b 针:胫外中下 1/3 筋膜间室点;

c 针:胫后中下 1/3 筋膜间室点。

选用扁圆刃水针刀或圆头巨型筋骨针,快速纵行进针 1cm 左右,行筋膜弹拨分离法,松解筋膜间室,3~6 针,回抽无血,注入松解液 1ml,快速出针,贴创可贴。

也可以选用圆头巨型筋骨针,纵行进针 1cm 左右,用筋膜弹拨分离法松解 1~3 针,注药

2~3ml,注射中浓度三氧 3~5ml,快速出针,贴创可贴。

一周 1 次,1~3 次 1 个疗程(图下 5-36)。

【中药方剂】

以活血祛瘀,通络消肿为治法,方选消肿化瘀汤加减:

当归 10g,赤芍 10g,桃仁 10g,红花 9g,三七 10g,血竭 6g,丹参 30g,鸡血藤 30g,姜黄 10g,云苓 15g,薏苡仁 30g,甘草 6g,水煎服,日一剂。

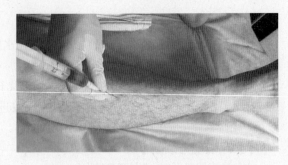

图下 5-36 小腿筋膜间室综合征入路图

【注意事项】

1. 术前中药热敷或蜡疗,术后中频治疗,每日 1 次,每次 10~30 分钟。

2. 水针刀松解时宜弹拨分离,避免横切,以防损伤神经。

3. 筋骨针松解时不宜过多通透,防止损伤血管。

第十七节 踝管综合征

【概述】

踝管综合征是指胫后神经或其分支,经过内踝后面屈肌支持带下方的骨纤维管时,受压而引起的综合征,多是由于踝管内压力过大或组织过多,造成踝关节背屈或跖屈时胫后神经及其分支受压所致,本病多见于经常站立或运动的人群,如理发师、登山运动员等。

【局部解剖】

踝管位于内踝下侧的一个骨纤维组织构成的狭窄骨性通道,是一个缺乏弹性的骨纤维管,由内踝后下方与距骨和屈肌支持带构成,由后上向前下方走行,并形成一个约 90° 的弯曲。其顶部由屈肌支持带组成,起于内踝尖,向下、向后止于跟骨内侧骨膜,宽 2~2.5cm,厚 1cm,自屈肌支持带发出数个垂直的纤维间隔止于跟骨。

其作用是防止肌腱滑脱。胫后神经在踝管内经常附着于一些纤维间隔,使肌腱和神经血管分隔开,相对固定,因而足部活动时,不易受到牵拉。踝管浅面为分裂韧带,屈肌支持带覆盖表面;深面由跟骨内侧面组成扁形管腔;中间有胫后动脉、胫后神经和蹬长屈肌通过,分裂韧带损伤挛缩会使管腔更为狭窄(图下 5-37)。

【病因病理】

1. 慢性劳损 踝部慢性劳损,引起踝关节筋膜挛缩,分裂韧带紧张性增加,管内充血水肿,压力增高,机化粘连,造成胫后神经血管、韧带的刺激压迫。

2. 外伤扭伤 踝关节的外伤扭伤,使周围的肌腱部分撕裂,散在出血水肿,炎性渗出,日久机化,增生肥厚,结节粘连,踝管内容物体积因此增大。因踝管为骨性纤维

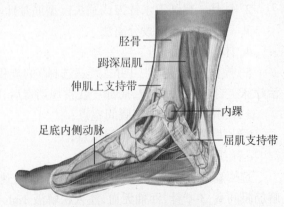

图下 5-37 踝管解剖图

管道,缺乏伸缩性,不能随之膨胀,管内压力增高,形成狭窄,引起胫后神经受压症状。

【临床表现与诊断】

1. 本病好发于体力劳动者及经常运动的青壮年男性。

2. 单侧者多于双侧。急性损伤多发于青壮年男性,慢性损伤多发于年龄较大者。

3. 患足的足底部疼痛、麻木或针刺感,活动后加重,休息后减轻。

4. 患足站立、行走时疼痛症状加重,部分可向小腿内侧放射,一般不超过膝关节。

5. 足底感觉减退或消失,其范围在足背内侧神经支配的足跟内侧三个半趾。

6. 持续日久,则出现跟骨内侧和足底麻木,或有蚁行感。重者可出现足趾皮肤干燥发亮、汗毛脱落及足部内在肌肉萎缩,走路跛行。

7. 早期 X 线片　无明显异常,晚期,X 线片可见距骨内侧有骨赘形成。

鉴别诊断

1. 踝关节内侧韧带损伤　有典型的足外翻扭伤史,局部肿胀、疼痛剧烈。压痛点多见于内踝前下方,踝关节活动受限较重,但无神经受压症状。

2. 内踝部的腱鞘炎　多是由于劳损或反复轻微的扭伤,造成内踝部的腱鞘发生无菌性炎症。内踝后下方肿胀、疼痛、行走不便,但症状均较轻且无足部麻木和自主神经功能紊乱的表现。

【治则治法】

松解压迫,活血化瘀,通络止痛。

【治疗步骤】

1. 松解液配方　复方当归注射液 2ml、维生素 B$_{12}$ 注射液 1000μg、利多卡因注射液 3ml 备用。

2. 针具　鹰嘴型水针刀。

3. 针法　筋膜弹割分离法。

4. 体位　侧卧位。

5. 操作规程　按"一明二严三选择"规程,结合 X 线片所示,令患者侧卧于治疗床上,患侧在下,将患足内踝朝上,脉枕垫平稳,按三针法定位,局部皮肤常规消毒后,戴无菌手套,铺无菌洞巾,具体操作如下:

a 针:在内踝后下缘,取鹰嘴型水针刀,垂直进针刺入,逐层分离筋膜结节,达骨面后应用筋膜弹割分离法,分离 3~6 针,回抽无血,注射松解液 1ml、中浓度三氧 5~10ml,快速出针,贴创可贴。

b 针:足跟骨内上缘。取鹰嘴型水针刀,垂直进针刺入,逐层分离筋膜结节,达骨面后应用筋膜弹割分离法,分离 3~6 针,回抽无血,注射松解液 1ml、中浓度三氧 5~10ml,快速出针,贴创可贴。

c 针:内踝前缘与跟骨底内侧踝管中。选用圆头筋骨针,皮肤局麻后,透皮后进针达踝管下方,扇形撬拨后放血,注射中浓度三氧 5~10ml,快速出针,贴创可贴。

每周 2 次,1~3 次 1 个疗程(图下 5-38)。

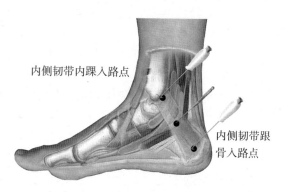

内侧韧带内踝入路点

内侧韧带跟骨入路点

图下 5-38　踝管综合征进针示意图

【手法治疗】

医生一手握足跟,一手握足内侧面,让患者做足外翻动作的同时,加力过度外翻几次,使分裂韧带彻底松解。

【中药方剂】

以活血祛瘀,通络消肿为治法,方选消肿化瘀汤加减:

当归 10g,赤芍 10g,桃仁 10g,红花 9g,三七 10g,血竭 6g,丹参 30g,鸡血藤 30g,姜黄 10g,云苓 15g,薏苡仁 30g,甘草 6g,水煎服,日一剂。

【注意事项】

在分裂韧带两端松解时,严防损伤胫后神经和胫后动脉。

第十八节　跟腱周围炎

【概述】

跟腱周围炎,是指跟腱周围组织在长期剧烈运动中多次受到急、慢性损伤,致使跟腱及腱周围部位发生充血发炎,引起跟腱内侧肿痛、麻木,部分向小腿、腘窝或足背放射等症状。

【局部解剖】

跟腱由腓肠肌和比目鱼肌组成,是人体最粗大的肌腱,长约 17cm。近端起始于小腿中部,形成弓状,远端止于跟骨结节部,可使足跖屈。

跟腱有内、外两个鞘,外鞘由肌腱的深部筋膜组成,内鞘直接贴附于跟腱,其结构很似滑膜,内外鞘之间可互相滑动、摩擦,过度活动可产生炎症,出现一系列病理变化(图下 5-39)。

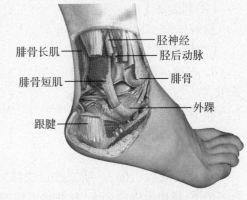

腓骨长肌　胫神经
腓骨短肌　胫后动脉
　　　　　腓骨
跟腱　　　外踝

图下 5-39　跟腱周围解剖图

【病因病理】

1. 急性扭伤　踝关节周围的扭伤损伤,除引起小腿三头肌的损伤外,还可造成跟腱周围组织散在出血,炎性水肿,渗出,机化粘连,引起临床症状。

2. 慢性损伤　在长期慢性行走运动中,尤其是田径运动员过度运动时,跟腱容易造成慢性损伤,跟腱发生散在出血,水肿,形成慢性炎症,引起跟腱周围的肿胀疼痛症状。

【临床表现与诊断】

1. 多有慢性劳损史,常见于体操、田径等运动员。

2. 跟腱周围炎性疼痛,患者不能用足尖跳跃,穿平底鞋时疼痛加剧。

3. 患者活动后感到小腿发紧,疼痛,有时在起跳或落地、站立时小腿后侧疼痛,重者在行走时就有小腿疼痛。

4. 动静触诊　跟腱周围可触及条索状硬结或肌束,压痛明显。晚期可感到跟腱增粗,小腿三头肌发僵、紧张。

5. 摩擦感　在急性炎症时,手握跟腱两侧,患者踝关节过度伸屈,可感到腱周围有摩擦感,如同手中握雪一样,此时并伴有疼痛。

【治则治法】

松解粘连,活血化瘀,通络止痛。

【治疗步骤】

1. 松解液配方　当归寄生注射液 2ml、维生素 B_{12} 注射液 1000μg、利多卡因注射液 3ml 备用。

2. 针具　扁圆刃水针刀。

3. 针法　筋膜弹拨分离法。

4. 体位　俯卧位。

5. 操作规程　按"一明二严三选择"的操作规程,结合 X 线片所示,令患者俯卧位,按三针法定位,局部皮肤常规消毒后,戴无菌手套,铺无菌洞巾,具体操作如下:

a 点:跟腱后内侧点;

b 点:跟腱后外侧点;

c 点:小腿三头肌筋膜交叉点。

选取扁圆刃水针刀,在跟腱后内、外侧结节点及小腿筋膜交叉点处,快速纵行进针达筋膜层,逐层松解跟腱周围筋膜结节,行筋膜弹拨分离法松解 3~6 针,回抽无血,注射松解液 1~2ml、中浓度三氧 1~2ml,快速出针,贴创可贴。

每周 2 次,1~3 次 1 个疗程(图下 5-40)。

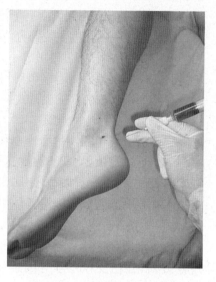

图下 5-40　跟腱周围炎入路图

【手法治疗】

术后患者仰卧在治疗床上,医生拇指按压在患侧跟腱部位,反复弹拨松解,随后沿走向按摩 3~5 分钟,每日 1 次,5~7 次 1 个疗程。

1. 减少活动,注意休息。

2. 较重患者要卧床休息,禁止活动,理疗早期采用超声波治疗。

3. 晚期伤腱多已变性,血管壁硬化,再用激素治疗效果往往不佳。

跟腱腱周炎,经非手术方法治疗无效时,应考虑水针刀全面松解粘连的腱周组织、发炎的滑囊及变性的跟腱部分,术后石膏固定 6 周。

【中药方剂】

以活血祛瘀,补肾消肿为治法,方选补肾消肿化瘀汤加减:

当归 10g,赤芍 10g,三七 10g,血竭 6g,丹参 30g,山药 10g,川断 15g,桑寄生 15g,怀牛膝 30g,姜黄 10g,云苓 15g,薏苡仁 30g,龟甲 15g,鳖甲 15g,甘草 6g,水煎服,日一剂。

【注意事项】

1. 跟腱起点处避免使用皮质激素,以防跟腱断裂。

2. 避免寒冷刺激。

第十九节　跟　痛　症

【概述】

跟痛症是骨伤科临床中的常见病、多发病,多见于长期站立行走的中老年人,主要由于足跟部的急慢性损伤,增生退变等因素,引起足底部跖腱膜下层充血发炎,机化粘连,形成筋膜结节、跖长韧带受损,硬化挛缩,引起足跟部疼痛症状。临床以跟后滑囊炎和跟骨骨刺较为常见。部分肥胖患者,可因跟骨高压等因素引起足跟部疼痛、行走困难。

【局部解剖】

跟骨为最大的跗骨,呈不规则长方形,前部窄小,后部宽大,边缘呈隆凸状,称跟结节。上部光滑,中部粗涩为跟腱的附着处,下部两侧较凸隆处为跟骨结节内侧突(较大)和跟骨结节外侧突(较小)。跟骨结节前下有跖长韧带、跖方肌、趾短屈肌和跖腱膜共同附着。跖腱膜位于足底皮下层之内,是足底深筋膜浅层中间部增厚的部分。跖腱膜与手掌掌腱膜相似,前宽后窄,后方最厚,可达2mm,附于跟骨结节,其深面与趾短屈肌愈合。前方宽面薄,分成五束伸向1~5趾。跖腱膜与皮肤间借许多纤维束连接,故皮肤移动性较小。跖长韧带强而厚韧,起自跟骨下面跟结节前方,深部纤维向前止于骰骨下,浅部纤维止于2~5跖骨底,跖长韧带与跖腱膜一同起到维持足弓的作用。

跟骨是人体负重的主要部分,在人体站立时至少有50%的体重需要跟骨与距骨来负担。为了行走和吸收震荡,足部形成了内、外两个纵弓和一个横弓,内纵弓较高,由跟骨、距骨、舟骨、楔骨和一二三跖骨组成,外纵弓较低,由跟骨、骰骨和四五跖骨组成。在足的前部,三个楔骨和五个跖骨基底部呈拱桥式排列,组成所谓横弓。足弓能起弹簧作用,以缓冲人在行走、跳跃及跑步时所产生的震荡。

跟后滑囊炎包括跟腱滑囊炎和跟下滑囊炎。跟骨体的后面呈卵圆形隆起,分上、中、下三部分。上部光滑;中部为跟腱起止部,跟腱止点上方的前方与后方均有小的滑囊;下部移行于跟骨结节,有姆展肌、趾短屈肌及距腱膜附着,起维持足弓的作用。跟骨结节的下方亦有滑囊存在。足跟部皮肤是人体中最厚的部位,其皮下组织由弹力纤维和致密而发达的脂肪构成,又称脂肪垫。

跟下滑囊位于跟骨结节与脂肪垫之间。足在劳损、外伤及风寒湿等因素作用下易发炎;跟腱滑囊位于跟骨背侧上方与跟腱之间,有完整的滑膜及脂肪垫(图下5-41)。

【病因病理】

跟后滑囊炎是由于跟腱止点的前、后部和前下部,各有微小的滑囊。若小腿三头肌过多收缩,如长途跋涉和奔跑、过久站立,使跟腱周围受到反复的牵拉和摩擦,引起跟部某个滑囊及其周围的损伤、瘀积等,引起跟部滑囊炎。

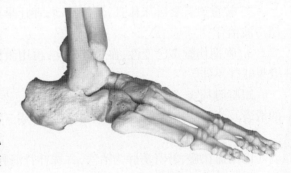

图下5-41 跟骨局部解剖图

1. 跟骨下脂肪垫炎 一般患者有外伤史,多因走路时不小心,足跟部被高低不平的路面或小石子损伤,引起跟骨负重点下方脂肪组织损伤,局部充血、水肿、增生。

2. 跟骨骨骺炎 本症只发生于跟骨骨骺出现到闭合这段时间内,跟骨第二骨化中心从6~7岁出现,13~14岁逐渐闭合,所以本病多发生在少年发育生长期。

3. 跖筋膜炎 本病因长期的职业关系站立在硬地面工作,或因扁平足,使距腱膜长期处于紧张状态,在其起点处因反复牵拉发生充血、炎性渗出,日久则骨质增生,形成骨刺。

中医认为,跟痛症主要是由于:年老体弱或久病卧床,肾气虚衰,则骨痿筋弛;肝肾亏虚,肾虚不能主骨,肝虚无以养筋,若有损伤或风寒湿邪乘虚外侵,而致气血瘀滞,日久瘀滞更甚,从而使骨质增大变硬,发生骨刺。

【临床表现与诊断】

跟后滑囊炎的诊断要点

1. 跟后滑囊局部肿胀疼痛,多为一侧跟部疼痛,跟腱后部肿痛,步行或站立时疼痛加重。

2. 若因脂肪垫萎缩引起,局部无红肿,疼痛多在足跟负重区偏内侧,可触及皮下的脂肪纤维块。

3. 动静触诊　跟骨后下方筋膜层压痛,可触及捻发音,压痛局限于跟骨大结节内侧的跖筋膜。

跟骨骨刺的诊断要点

1. 本病起病缓慢,多有慢性损伤史,多为一侧足跟痛,可有数年数月的病史,跟底部疼痛,走动后好转,晨起或休息后再开始走动时疼痛厉害,有的晨起后要一两个小时的预备活动后才能走路。

2. 足跟底部疼痛,行走时跟骨结节处疼痛明显。

3. 动静触诊　跟骨跖面的跟骨结节处压痛明显,如骨刺大,可触及骨性隆突。

4. 患足足弓加深,跖长韧带和跖腱膜(患足伸平时)像弓弦一样,在足弓处可清楚触及。

5. X 线片　跟下结节增生钙化,部分呈鸟嘴样突起。

鉴别诊断

本病根据病史、症状及相关检查可做诊断。但应注意与以下疾病进行鉴别:

1. 跟骨骨髓炎:跟骨骨髓炎虽有跟痛症状,但局部可有明显的红肿热痛等急性感染的征象,严重者伴有高烧等全身症状。化验和 X 线片检查可确立诊断。

2. 跟骨结核:本病多发于青少年,局部症状明显,肿痛范围较大,全身情况差,并有低热盗汗、疲乏无力、食欲缺乏等,化验及 X 线片检查可鉴别之。

【治则治法】

松解筋结,活血化瘀,消肿止痛。

【治疗步骤】

跟后滑囊炎的治疗

1. 松解液配方　骨肽注射液 2ml、胎盘注射液 2ml、利多卡因注射液 3ml 备用。

2. 针具　鹰嘴型水针刀。

3. 针法　一点三针通透法。

4. 体位　俯卧位。

5. 操作规程　按"一明二严三选择"的操作规程,局部皮肤常规消毒后,戴无菌手套,铺无菌洞巾,具体操作如下:

在跟骨后下点寻找阳性点:取鹰嘴型水针刀,垂直刺入囊内,按一点三针通透法松解、通透 3 针,回抽无血,注射松解液 1~2ml,快速出针,贴创可贴。

每周 2 次,1~3 次 1 个疗程(图下 5-42、图下 5-43)。

跟骨骨刺的治疗

1. 松解液配方　骨康宁松解液 3ml、胎盘注射液 2ml、利多卡因注射液 3ml 备用。

2. 针具　扁圆刃水针刀。

3. 针法　骨膜扇形松解法。

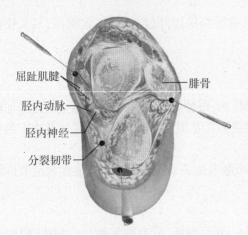

屈趾肌腱
腓骨
胫内动脉
胫内神经
分裂韧带

图下 5-42　跟后滑囊炎进针示意图

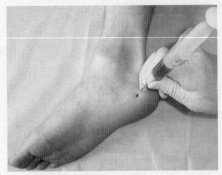

图下 5-43　跟后滑囊炎入路图

4. 体位　俯卧位。

5. 操作规程　按"一明二严三选择"的操作规程,结合 X 线片所示,令患者俯卧于治疗床上,踝关节前缘垫一枕头。皮肤常规消毒后,戴无菌手套,铺无菌洞巾,具体操作如下:

以跟骨底部下内外踝连线与足纵线交点处的压痛点为治疗点:此点为跖长韧带附着点,即骨刺的尖部,纵行垂直进针,快速透皮后,进针方向和跖长韧带平行,逐层松解筋膜结节,针达骨刺尖部,行骨膜扇形分离法,松解骨刺尖、跖长韧带 3~6 针,回抽无血,注射松解液 1~2ml,快速出针,贴创可贴。

每周 2 次,1~3 次 1 个疗程(图下 5-44、图下 5-45)。

【手法治疗】

1. 术后,医者双拇指紧贴于跟骨骨刺尖端部位,行反复背伸,以使韧带松解。然后让患者尽量背伸患足,医生给予助力,进一步松解韧带。

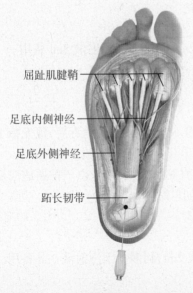

屈趾肌腱鞘
足底内侧神经
足底外侧神经
跖长韧带

图下 5-44　跟骨骨刺进针示意图

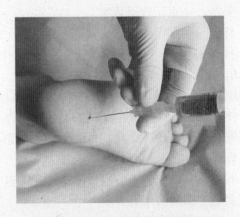

图下 5-45　跟骨骨刺入路图

2. 采用坐位足底滚木练习法，即患者坐位，以圆柱木棍置于患侧足底，不断来回滚动木棍，此法对本病的恢复可起一定作用。

【中药方剂】

以活血祛瘀，消肿止痛为治法，方选补肾消肿化瘀汤加减：

当归 10g，赤芍 10g，三七 10g，血竭 6g，丹参 30g，山药 10g，川断 15g，桑寄生 15g，怀牛膝 30g，姜黄 10g，云苓 15g，薏苡仁 30g，龟甲 15g，鳖甲 15g，甘草 6g，水煎服，日一剂。

【注意事项】

1. 跟下结节不宜向前内侧进针，防止损伤血管、神经。

2. 术后适当休息，减少负重，避免剧烈运动。

第二十节　跖　痛　症

【概述】

跖痛症，又称跖神经痛。是由于跖神经的趾间分支发生局限性退变及其周围纤维结缔组织增生所致的一种足底疼痛，临床上分为松弛性跖痛症和压迫性跖痛症，多见于长期穿高跟鞋女性。

【局部解剖】

跖神经由胫神经分出两终支，即较大的跖内侧神经和较小的跖外侧神经，除支配相应的足底肌肉外，跖内侧神经分布于足底内侧和趾底 - 趾半皮肤，而跖外侧神经分布于足底外侧和趾底 - 趾半的皮肤。

跖内侧神经共有 4 个分支，最内侧的是固有神经，分布于踇趾内侧缘，其余 3 支为第 1、2、3 趾的趾底总神经。这 3 条神经由相应的跖骨间隙内穿行于跖腱膜与趾短屈肌之间，并在接近跖骨头处又各分为两条趾底固有神经，分别至第 1~4 趾的相对缘。其中，第 3 趾底总神经尚接受来自跖外侧趾底神经的交通支，分布于第 3、4 趾底。跖外侧神经的浅支也分出两条趾底总神经：外侧支是小趾的趾底固有神经，分布于第 4、5 趾的相对缘，并与内侧神经的第 3 跖总神经之间有交通支(图下 5-46)。

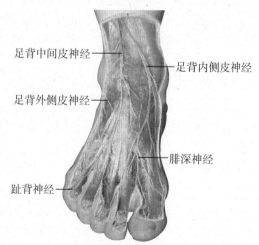

图下 5-46　足底跖筋膜局部解剖图

足背中间皮神经
足背内侧皮神经
足背外侧皮神经
腓深神经
趾背神经

【病因病理】

多与局部慢性机械压迫和缺血有关，如经常穿高跟鞋、紧窄小鞋，长期在坚硬地面上站立、行走等。最易发病的是位于第 3~4 趾骨之间的第 3 趾底总神经，后者是跖内、外侧神经的交通支，其次是位于第 2~3 跖骨间的第 2 趾底总神经，第 1 趾底总神经受累较少。本病之所以好发于第 3 趾底总神经，是由于第 3~4 跖骨间隙是内侧和外侧足纵弓的连接处，第 4 跖骨头较不稳定之故，因而在活动时易使邻近的第 3 趾底总神经远端遭受机械摩擦刺激，久之则发生退变及其周围结缔组织增生。

【临床表现与诊断】

1. 松弛性跖痛症　多见于 30~50 岁的中、老年妇女。主要由于第 1 跖骨先天发育异常导致横弓慢性损伤,为原发性跖骨内翻症和跖骨过度活动症,是引起足底部疼痛的常见原因之一。

2. 压迫性跖痛症　由于跖骨头部长期被外力挤压导致趾神经长期受压或刺激引起间质性神经炎或神经纤维瘤。

3. 典型症状　足底前部疼痛和感觉异常,坐卧疼痛减轻,走路和站立时出现或加重。

4. 当穿不合适的鞋时,疼痛更加明显,疼痛多位于3~4跖骨,其次为2~3跖骨间,以局部疼痛为重,疼痛严重时可向相应的足趾端放射,呈针刺样、刀割样或烧灼样疼痛,脱鞋按摩后,症状减轻。

5. 动静触诊　除跖骨头之间有明显的局限压痛和趾底痛觉过敏外,无其他阳性体征。

6. X线检查可作为鉴别诊断之方法,以排除跖骨脱位、骨折等症。

【治则治法】
松解筋结,筋骨并重,活血化瘀,消肿止痛。

【治疗步骤】
1. 松解液配方　麝香注射液2ml、维生素B_{12}注射液1000μg、利多卡因注射液3ml备用。
2. 针具　扁圆刃水针刀。
3. 针法　筋膜弹拨分离法。
4. 体位　仰卧位。
5. 操作规程　按"一明二严三选择"的操作规程,令患者仰卧于治疗台上,皮肤常规消毒后,戴无菌手套,铺无菌洞巾,具体操作如下:

在3~4或2~3跖骨间寻找阳性结节点为治疗点:取扁圆刃水针刀,垂直进针刺入病灶区,穿透局部结节,行筋膜弹割分离法松解3~6针,回抽无血,注射松解液1~2ml,可注射中浓度三氧3~5ml,快速出针,贴创可贴。

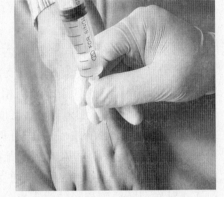

每周2次,1~3次1个疗程(图下5-47)。

图下5-47　跖痛症入路图

【手法治疗】
术后给予足部过伸背屈3~5次,然后给予足部按摩,每次15~20分钟,每日1次,10次1个疗程。

患者仰卧位,医生立于患侧,一手握住患者足趾部做跖屈背伸动作反复数次,然后用拇指按压病变部位进行反复弹拨3~5分钟,再放松跖关节周围的软组织。手法后,跖痛症状往往大为减轻,活动改善。每日按摩1次,每次5~15分钟,5~7次1个疗程。

患者跖屈运动练习:足尖起立运动,后跟提起,也可起到跖屈的练习作用,运动疗法对术后痊愈起到一定作用。

嘱患者穿平底、软垫、宽大的鞋子,避免过多的行走和久站。

【中药方剂】
以活血祛瘀,舒筋止痛为治法,方选活血通络汤加减:

当归10g,赤芍10g,桃仁10g,红花9g,姜黄10g,千年健10g,怀牛膝15g,金银藤15g,伸筋草15g,丝瓜络30g,甘草6g,水煎服,日一剂。

【注意事项】
进针方向与血管神经平行,防止损伤趾神经。